DIE
ALZHEIMER
LÖSUNG

DR. DEAN SHERZAI & DR. AYESHA SHERZAI

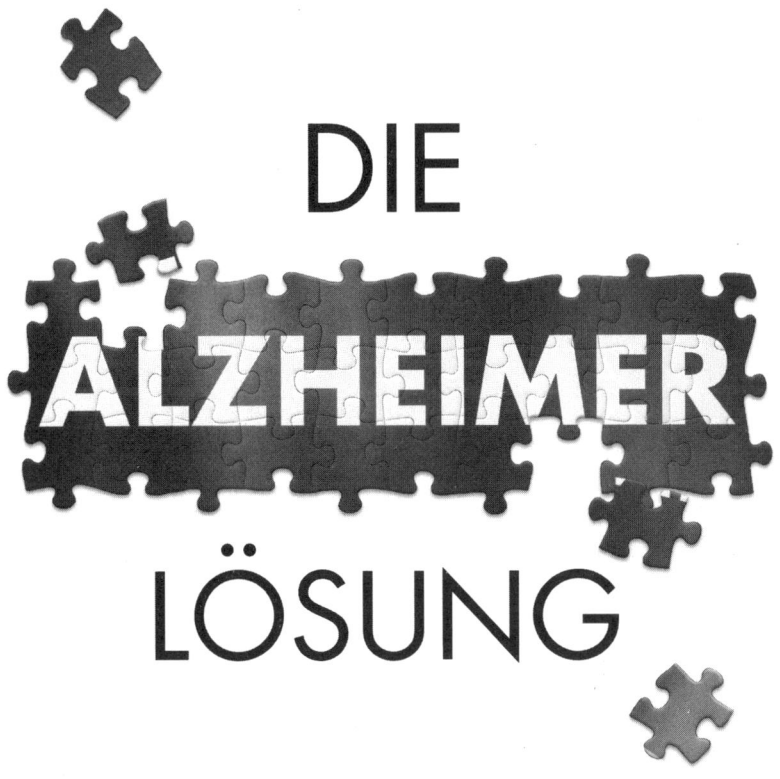

DIE

ALZHEIMER

LÖSUNG

Das wissenschaftlich erprobte
Programm zur **Prävention** und
Behandlung von Alzheimer

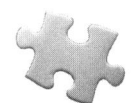

südwest

Dieses Buch widmen wir den beiden wunderbarsten Menschen überhaupt, unseren Großvätern Dr. Zahir und F. M. Zikria. Sie haben den Grundstein für unseren Wissensdurst und unsere Entdeckerfreude gelegt. Am Ende verloren sie ihr Leben genau an jene Krankheit, die wir vorhaben zu heilen.

INHALT

Einführung

Die Alzheimer-Epidemie

Wenn Sie uns vor 15 Jahren gesagt hätten, dass wir das erste Buch mit einer wissenschaftlich fundierten Lösung für die Alzheimer-Krankheit schreiben würden, hätten wir Ihnen das nie und nimmer geglaubt. Vor 15 Jahren waren wir zwei junge Neurologen, die so praktizierten, wie man es erwarten sollte. Wir waren natürlich voller Hoffnung, dass die milliardenschweren Forschungsgelder bald zu einer Heilungsmöglichkeit führen würden, einer Tablette, die den Krankheitsverlauf stoppen könnte, über den wir so viel gelernt hatten. Wir hatten immerhin die besten Stipendien, die es in unserem Fach gibt, und zwar an einem der renommierten National Institutes of Health an der Universität California, San Diego. Im Kampf gegen Alzheimer arbeiteten wir an vorderster Front mit den führenden Forschern. Wir wollten eine Lösung, und die fanden wir auch – allerdings anders als gedacht.

Während dieser 15 Jahre entdeckten wir sehr viel Vielversprechendes über jene Faktoren, die Alzheimer entscheidend beeinflussen. Über diese wissenschaftliche Forschung, die unseren ganzen medizinischen Ansatz grundlegend verändert hat, werden wir Ihnen im zweiten Kapitel berichten. In diesen 15 Jahren haben wir eine der umfangreichsten Studien zur Demenz durchgeführt und in diesem Zusammenhang einen wegweisenden Behandlungs- und Präventionskatalog zu Alzheimer erstellt. Diese Arbeit begann zunächst an der Uni Loma Linda, führte uns dann zu Cedars-Sinai in Los Angeles, bevor wir wieder nach Loma Linda zurückkehrten, wo wir unsere Forschung fortsetzten und in ganz Südkalifornien im Einsatz waren. In diesen 15 Jahren sollten wir Tausende Patienten von leichten kognitiven Störungen bis hin zu einer ausgewachsenen Alzheimer-Erkrankung mit unserem NEURO-Plan behandeln. Wir haben dazu beigetragen, dass sich Symptome zurückbilden, der Verfall aufgehalten wird, Lebensjahre gewonnen werden und die Gesundheit einen positiven Verlauf nimmt.

Viele Patienten haben uns ihre Geschichten erzählt, davon, dass ihre Eltern oder Großeltern erkrankt waren, davon, dass auch sie Angst davor hatten, die Krankheit zu bekommen. Dass es demütigend ist, wenn man selbst bei den einfachsten Verrichtungen auf Pflege angewiesen ist. Viele glaubten, dass es keine Therapie gebe, dass sie ausgestoßen würden, wenn die Leute herausfanden, was mit ihnen los war. Manche Patienten verdrängen auch schlicht. Sie können sich Namen schlecht merken, andere sind irgendwo an einem schönen Ort. Manche haben bereits eine Alzheimer-Diagnose, wenn sie in unsere Klinik kommen. Sie konnten sich nicht mehr artikulieren und auch ihre Angehörigen haben sie nicht erkannt. Da Sie sich dieses Buch ausgesucht haben, ist es sehr wahrscheinlich, dass auch Sie oder eine Ihnen nahestehende Person ebenfalls eine Geschichte zu erzählen hat. Wahrscheinlich haben Sie nicht gerade viel Vertrauen in die Zukunft. Wir sind uns im Klaren, dass Sie etwas suchen, dass Sie irgendetwas machen wollen, dass Sie Angst haben.

Und das ist auch berechtigt. Alle nur denkbaren chronischen Erkrankungen sind auf dem Rückzug, ob das die koronare Herzerkrankung ist, Diabetes, Krebs, Schlaganfall oder HIV. Nur die Sterblichkeitsrate bei Alzheimer ist in den letzten zehn Jahren beinahe um 87 Prozent gestiegen. In Deutschland leben laut der Deutschen Alzheimer Gesellschaft e. V. zur Zeit rund 1,7 Millionen Menschen mit einer Form der Demenz, bis zum Jahr 2050 wird sich die Krankenzahl voraussichtlich auf 3 Millionen erhöhen. Betroffen sind vor allem die über 65-jährigen. Die meisten von uns werden höchstwahrscheinlich dieses Alter erreichen, insbesondere, weil es bei der Behandelbarkeit von Krebs und anderen wichtigen Erkrankungen Fortschritte gibt. Das aber bedeutet, dass fast jeder, und sicherlich jede Familie, in irgendeiner Weise von Alzheimer betroffen sein wird.

Im Jahre 2015 waren Demenzerkrankungen und Alzheimer bereits die häufigste Todesursache in England und Wales (genau genommen 11,6 Prozent aller amtlich registrierten Todesursachen).[1] Auch in Deutschland nahm die Sterblichkeit durch Alzheimer zu. Es gibt Forscher, die Alzheimer auf Totenscheinen für stark unterrepräsentiert halten. Oftmals ist die offizielle Todesursache einer Person mit Alzheimer eine demenziell bedingte Erkrankung wie die Aspirationspneumonie. Die Frage ist also nicht, *ob* wir diese Krankheit bekommen, sondern *wann*.

Als ob die emotionalen Kosten nicht schon hoch genug wären, kommen noch die finanziellen hinzu. Alzheimer ist eine teure Erkrankung, sie schlägt mit jährlichen Kosten von 36 700 Euro zu Buche.[2] Diese Kosten werden eher noch ansteigen und unser ohnehin schon strapaziertes Gesundheitswesen herausfordern. 2015 schätzte die Weltgesundheitsorganisation, dass die Zahl der Menschen, die weltweit an Alzheimer erkranken, 2050 auf 135,5 Millionen ansteigen wird. Dann werden sich die globalen Kosten auf über 20 Billionen Dollar belaufen, wobei die Kosten der vielen unbezahlten Pflegekräfte noch gar nicht eingerechnet sind. Durch die finanziellen Erfordernisse dieser Erkrankung könnte nicht nur unser Gesundheitssystem Schaden nehmen, sondern sogar unser ganzes Finanzsystem.

————

Vor 15 Jahren hätten wir uns nicht träumen lassen, dass unser Forschungsgebiet einmal eine so wichtige Rolle für die menschliche Gesundheit spielen würde. Damals akzeptierten wir den klassischen neurologischen Ansatz, auch wenn wir mitbekamen, dass er für Menschen mit leichten kognitiven Defiziten schmerzlich wenig ausrichten konnte. Der Ansatz ging etwa so: Man untersuchte die Patienten mit einer Reihe neurologischer Standardtests und machte gelegentlich Aufnahmen mittels MRT vom Gehirn. Anhand des Stadiums der kognitiven Einschränkungen erfolgte die Diagnose, und in einem Folgetermin mit den Familienangehörigen wurde den Patienten dann gesagt, dass ihre Krankheit chronisch und unheilbar sei. Dann gab es noch Prospekte zu Pflegeheimen und den Hinweis, wichtige Dinge bald zu regeln, solange die Patienten im Vollbesitz ihrer geistigen Fähigkeiten waren. Schließlich wurden die Patienten an den Hausarzt überstellt, denn die gängige Meinung war, dass Neurologen nicht viel mehr machen könnten als eine Diagnose stellen und die Symptome behandeln. Aufgrund dieses Ansatzes waren die Patienten der Meinung, ihre Symptome seien aussschließlich das Werk schlechter Gene. Sie glaubten, dass der Niedergang unausweichlich sei und nichts dagegen getan werden könne.

Die ganze Angelegenheit war nicht nur niederschmetternd für unsere Patienten, sondern auch für uns.

Wenn Ihnen das bekannt vorkommt, dann können wir Ihnen sagen, dass es Hoffnung gibt. Es gibt in der Tat einen Weg, dem kognitiven Niedergang vorzubeugen, das Fortschreiten zu verlangsamen und die Lebensqualität derjenigen zu erhöhen, die bereits eine Diagnose bekommen haben. Was man Ihnen und Ihren Angehörigen, den 1,7 Millionen Demenzkranken in Deutschland und den 47 Millionen Demenzkranken weltweit nicht gesagt hat: 90 Prozent aller Alzheimer-Fälle können innerhalb der normalen Lebensspanne verhindert werden. Das muss man sich auf der Zunge zergehen lassen: 90 Prozent aller Großeltern, Eltern, Ehemännern und Ehefrauen hätten eigentlich verschont werden können. 90 Prozent der Betroffenen hatten entweder nicht die Mittel oder das Wissen, um diese schlimme Krankheit zu verhindern. 90 Prozent von uns können es aber. Und die restlichen 10 Prozent, die Menschen mit einem starken genetischen Risiko für kognitiven Verfall, können die Erkrankung um zehn bis 15 Jahre hinauszögern.

Dies ist nicht bloß eine Schätzung oder Wunschdenken: Es ist eine Zahl, die auf strenger Wissenschaft und den bemerkenswerten Ergebnissen basiert, die wir in unserer Klinik gesehen haben und die wir Ihnen hier vorstellen. Wie sich zeigt, haben wir bei der Alzheimer-Erkrankung den Wald vor lauter Bäumen nicht gesehen. Heute wissen wir, dass die Alzheimer-Krankheit und die kognitive Gesundheit überhaupt maßgeblich von fünf wichtigen Lebensstilfaktoren beeinflusst werden, die wir abgekürzt NEURO nennen. Diese Abkürzung steht für die englischen Begriffe „Nutrition", „Exercise", „Unwind", „Restore" und „Optimize" (auf Deutsch: Ernährung, Bewegung, Entspannung, Erholung und Optimierung). Denn es gibt tatsächlich einen unmittelbaren Zusammenhang zwischen schlechter Ernährung, Bewegungsmangel, chronischem Stress, schlechtem Schlaf, dem Ausmaß, in dem wir unser Gehirn herausfordern und beschäftigen, und einer neurodegenerativen Erkrankung. Unser kognitives Schicksal wird tatsächlich durch die Entscheidungen bestimmt, die wir Tag für Tag treffen. Aber dieser wichtige Faktor ist kaum jemandem bewusst, und das, obwohl wir uns mitten in einer Alzheimer-Krise befinden.

Warum ist das so? Warum gibt es keine öffentlichen Hinweise über die kognitiven Auswirkungen einer zuckerreichen Ernährung und Bewegungsmangel? Warum sagen die Ärzte ihren Patienten nicht, dass diese selbst den Prozess des kognitiven Verfalls kontrollieren und sogar die Leistungsfähigkeit und Widerstandskraft ihres Gehirns steigern können? Wie war es möglich, dass so viele unserer Patienten von einem Arzt zum anderen gegangen sind und doch nie jemanden fanden, der wusste, was zu tun war, und genau auf jene Verhaltensweisen eingewirkt hätte, die für das Fortschreiten der Erkrankung maßgeblich sind?
Wer Antworten auf diese Fragen möchte, ist hier genau richtig:

- Wenn Sie einen Angehörigen haben, der an Alzheimer erkrankt ist, und Sie etwas tun wollen, um den Fortgang der Krankheit zu verlangsamen, dann haben Sie hier eine wissenschaftlich belegte Lösung vor sich.
- Wenn Sie selbst schon leichte kognitive Defizite an sich feststellen, dann hilft Ihnen unser NEURO-Plan dabei, dass sich die Symptome zurückbilden und es bei Ihnen nicht zu einer umfänglichen Alzheimer-Diagnose kommt.
- Wenn Sie sich um Ihr Hirn sorgen, weil Sie zum Beispiel hohen Blutdruck, hohes Cholesterin, ja selbst Diabetes oder eine Herzerkrankung haben. Unser Programm behandelt alle Risikofaktoren chronischer Erkrankungen, einschließlich Alzheimer und andere Demenzkrankungen.
- Wenn Sie jemanden pflegen, die oder der Alzheimer hat: Ehegatten von Menschen mit Alzheimer haben ein 600-fach erhöhtes Risiko, selbst zu erkranken. Dieses Buch zeigt Ihnen auf, wie Sie Ihren Lebensstil ändern und das Risiko für kognitive Einschränkungen drastisch vermindern können.
- Wenn Sie zwar keine Anzeichen kognitiver Beeinträchtigung haben, Ihre Denkfunktion aber stärken und im Alter erhalten wollen, dann finden Sie hier ebenfalls Anregungen.

Nach 15 Jahren Forschung und Praxis sind wir sicher, dass der Lebensstil einen tief greifenden Einfluss auf die Hirngesundheit hat. Wir wissen auch, dass die Lebensstilmedizin, ein Bereich der Medizin, der sich den Faktoren widmet, die zu chronischen Krankheiten beitragen, der einzige Weg ist, Alzheimer zu vermeiden und zu behandeln. Das Gehirn ist ein lebendiges Ganzes. Es reagiert darauf, wie Sie es pflegen, wie Sie es nähren und wie Sie es fordern beziehungsweise sich erholen lassen. Mit dem modernen Leben erhöht sich das Risiko eines kognitiven Verfalls erheblich. Verarbeitete Lebensmittel mit hohem Zuckergehalt und gesättigten Fettsäuren sind Gift für das Gehirn. Die meisten von uns sitzen den ganzen Tag über am Schreibtisch oder stecken im Verkehr, obwohl wir regelmäßig Bewegung brauchen, um gesund zu bleiben. Wir haben viel Stress und doch nicht die Mittel, um diesen Stress zu bewältigen. Kaum jemand von uns schläft regelmäßig gut, auch erfordern unsere Berufe oftmals sich wiederholende Tätigkeiten – das genaue Gegenteil dessen, was das Gehirn braucht, um im Alter gesund zu bleiben. Doch trotz all dieser Herausforderungen haben wir selbst es in der Hand, die Funktion unseres Gehirns zu erhalten und sogar zu steigern.

Lange Zeit hat man geglaubt, dass dies unmöglich sei, und das war das Problem. Fast alle in der Medizin gehen davon aus, dass Veränderungen der Lebensweise sinnlos sind. Auch in unserer medizinischen Ausbildung haben wir das gelernt. Und die Alzheimer-Forschung basiert auf der Annahme, dass Menschen sich nicht ändern können. Deshalb mussten wir vor 15 Jahren eine Entscheidung treffen: weiter das beherzigen, was uns gelehrt wurde und einem System erliegen, das die Rolle des Lebensstils bei der kognitiven Gesundheit ausklammert – oder einen anderen Weg finden.

Wir haben uns schließlich geschworen, den Menschen so gut wie möglich zu helfen. Dean hat ein Aufbaustudium in Gesundheitswirtschaft gemacht, um mehr über die Feinheiten der Verhaltensänderung zu erfahren und darüber, wie man Einzelpersonen und ganze Gemeinschaften unterstützen kann. Ayesha hat ein Doppelstipendium für Gefäßneurologie und Epidemiologie an der Columbia University erhalten und sich mit Public Health sowie den vaskulären Aspekten neurologischer Erkrankungen beschäftigt. Dabei hat sie sogar eine Kochschule besucht. Schließlich war ihr klar, dass Patienten nur dann ihre Ernährung umstellen würden, wenn das gesunde Essen auch schmeckte. Unsere ganzen neuen Erkenntnisse haben wir dann an der Loma-Linda-Universität zusammengeführt, wo wir retrospektive Studien zum Einfluss des Lebensstils durchgeführt haben. Diese haben gezeigt, dass ein gesunder Lebensstil mit Langlebigkeit und deutlich niedrigeren Demenzraten verbunden ist. Das konnten wir im Übrigen auch in unserer Klinik beobachten, wo wir die einmalige Gelegenheit hatten, zwei sehr verschiedene Patientenkollektive zu versorgen: Zum einen waren das unsere Patienten aus Loma Linda, unter denen viele Siebenten-Tags-Adventisten sind. Diese setzen auf vegetarische Ernährung, regelmäßige Bewegung und gemeinnütziges Engagement und gehörten zu den gesündesten Menschen der Welt. Zu den mit am ungesundesten gehörten die Leute in San Bernardino. Diese Gegend zeichnet sich durch medizinische Unterversorgung und eine hohe Rate an chronischen Erkrankungen aus. Immer wieder haben wir festgestellt, dass bei Menschen, die einen gesunden Lebensstil pflegen, Demenz deutlich seltener vorkam. Im Gegensatz dazu werden Menschen mit einem ungesunden Lebensstil nicht nur häufiger, sondern auch früher dement. Da wir jeden Tag aufs Neue gesehen haben, wie stark sich Ernährung, Bewegung, Stressbewältigung, Schlafqualität und kognitive Aktivität auswirken, hat das unsere Sichtweise auf Alzheimer verändert. Es war ganz einfach: Ein hirngesunder Lebensstil ist ein Schutz vor Alzheimer.

Mittlerweile haben wir als Co-Direktoren des Brain Health & Alzheimer's Prevention Program an der Loma-Linda-Universität Tausende von Menschen bei einer höchst individuell zugeschnittenen Veränderung des Lebensstils begleitet. Jeden Tag setzen wir uns mit unseren Patienten zusammen und suchen nach dem Anknüpfungspunkt einer möglichen Veränderung, irgendeinem kleinen gesunden Aspekt des Alltags, mit dem wir anfangen und auf den wir aufbauen können. Wir haben Menschen mit einer Vielzahl von geistigen und körperlichen Einschränkungen geholfen, wobei wir zu wahren Meistern der Verhaltensänderung gerade bei den Patienten geworden sind, die zunächst nicht so begeistert davon waren. Schritt für Schritt haben wir bewiesen, dass das medizinische Establishment falschlag: Menschen können sehr wohl ihr Leben ändern. Und wenn Sie zu diesem Buch gegriffen haben, weil Sie vielleicht Angst haben, dass Sie ein kognitives Risiko tragen, oder weil Sie etwas gegen die Symptome tun wollen, die Sie bereits haben, dann ist der NEURO-Plan genau das Richtige für Sie.

Unser Plan ist nicht lediglich ein einfacher Drei-, Fünf- oder Sieben-Tage-Plan. Er ist komplexer als die Ratschläge eines viel beschäftigten Arztes, der Ihnen im Vorbeigehen rät, dass Sie „Stress abbauen", „mehr Schlaf bekommen" oder „auf Ihre Ernährung achten" sollen. Unser NEURO-Plan definiert nicht nur, wie eine hirngesunde Ernährung aussieht, sondern zeigt Ihnen auch, wie Sie Ihre eigene Variante zusammenstellen können. Wie reduzieren Sie zum Beispiel systematisch den Verzehr raffinierten Zuckers, besonders wenn Sie gerne naschen? Wie können Sie Ihren Fleischkonsum verringern, indem Sie die gewohnte Fleischbeilage nicht einfach nur weglassen, sondern sie gleichzeitig durch gesunde und leckere Alternativen ersetzen? Die Antworten darauf finden Sie hier. Wie vermeiden Sie viel zu langes Sitzen, obwohl Sie nun einmal einen klassischen Schreibtischjob haben und den ganzen Tag sitzen müssen? Wie haben wir den übergewichtigen Mann mittleren Alters mit Diabetes und Gleichgewichtsproblemen dazu gebracht, Rad zu fahren, eine Tätigkeit, die schließlich sein Leben verändert hat? Die Antworten finden Sie hier. Warum ist Schlaf so wichtig für die Hirngesundheit und was müssen Sie praktisch tun, damit Sie den erholsamen Schlaf bekommen, den Sie brauchen? Welche Medikamente könnten Ihr Demenzrisiko drastisch erhöhen? Auch die Antworten darauf sind hier zu finden. Alles, was wir hier in diesem Buch anbieten, ist wissenschaftlich fundiert, und jedes Kapitel („Ernährung", „Bewegung", „Entspannung", „Regeneration" und „Optimierung") wird von einem persönlich gestalteten Programm begleitet, mit dem Sie Ihre besonderen Stärken und verfügbaren Mittel bewerten können. Mit dem NEURO-Plan haben sogar wir bei uns etwas verändert. Die ganze Familie, einschließlich unserer Kinder, hat sich mittlerweile dem hirngesunden Lebensstil verschrieben. Deshalb haben wir unsere persönlichen Geschichten zusammen mit zahlreichen Patientengeschichten als Beispiele dafür aufgenommen, wie man das Gelernte umsetzen kann. Diese Methoden sind im Übrigen die gleichen, die wir auch in Loma Linda anwenden, wo wir im Moment ein weitgehendes Forschungsprojekt durchführen, das sich mit lebensstilbedingten Risikofaktoren und der Entwicklung von neurodegenerativen Erkrankungen befasst. Was wir entdeckt haben, wird Ihr Denken über Alzheimer ändern.

Es gibt keine Heilung für die Alzheimer-Krankheit, sobald sie sich erst einmal manifestiert hat, aber Sie können geistig aktiv sein, bestimmte Symptome rückgängig machen und Ihrem Leben glückliche gesunde Jahre hinzufügen – und das selbst *mit* einer Alzheimer-Diagnose. Es ist der Lebensstil, der zählt. Er ist die beste Verteidigung, die wir haben, und ihn zu ändern ist einfacher, als man denkt. Als Ärzte sehen wir uns beide in der Pflicht, unser Wissen weiterzugeben. Wir hoffen, dass Sie dieses Buch nutzen, um Ihr Leben zu verändern und das Blatt in Sachen Alzheimer zu wenden.

TEIL EINS

Alles über Alzheimer

Im November 1901 arbeitete ein junger deutscher Arzt namens Alois Alzheimer in der Frankfurter Psychiatrie, als ihm eine neue Patientin zugewiesen wurde.[3] Ihr Name war Auguste Deter, und ihr Mann berichtete, dass sie unter paranoidem Verhalten, Gefühlsausbrüchen und zunehmender Verwirrung litt. In manchen Nächten, so sagte er, schrie sie stundenlang. Dann wieder war sie nicht ansprechbar. Als sie gebeten wurde, ihren Namen zu schreiben, kämpfte Deter mit den Buchstaben, wobei sie immer wieder sagte: „Ich habe mich selbst verloren." Sie schien kein Verständnis von Zeit und Ort und wenig bis gar kein Kurzzeitgedächtnis zu haben. Obwohl Gedächtnisprobleme im Alter seit Jahrhunderten – von den alten Ägyptern, Römern und Griechen – dokumentiert worden waren, hatte Alzheimer noch nie einen Patienten mit Gedächtnisverlust in einem so frühen Alter gesehen oder gelesen: Deter war erst 50 Jahre alt. Alois Alzheimer interessierte sich besonders für ihren Fall und untersuchte sie auch noch, als er in ein anderes Krankenhaus in München versetzt wurde. Leider ging es Deter immer schlechter und sie starb 1906. Als Alzheimer ihr Gehirn untersuchte, fand er sowohl Amyloid-Plaques (abnormale Proteinfragmente, die sich außerhalb der Gehirnzellen ansammeln) als auch Tau-Knäuel (verdrehte Proteinfasern, die die Nährstoffversorgung der Gehirnzellen unterbrechen). Genau diese Plaques und Knäuel gelten als die charakteristische Pathologie dessen, was wir heute als Alzheimer-Krankheit bezeichnen.

Seit dieser erste Alzheimer-Fall vor über einem Jahrhundert entdeckt wurde, haben Ärzte, Wissenschaftler und Forscher über die Ursache, die physischen Erscheinungsformen und die Heilung dieser schrecklichen Krankheit Hypothesen aufgestellt. Wird sie durch ein bestimmtes Gen verursacht? Kann sie medikamentös geheilt werden? Verläuft sie schubweise oder entwickelt sie sich über einen längeren Zeitraum hinweg? Hat sie mit Umwelteinflüssen zu tun? Ist sie veränderbar oder für Umwelteinflüsse zugänglich? Sind wir den Symptomen ausgeliefert, wenn die Krankheit erst einmal zum Ausbruch gekommen ist?

Weil es auf all diese Fragen vonseiten der Forschung noch keine endgültige Antwort gibt, haben Wissenschaftler und Ärzte dazu beigetragen, dass sich gewisse Mythen über die Alzheimer-Krankheit verfestigt haben, die viel Verwirrung und Angst stiften. Deshalb wollen wir als Erstes diese Mythen entlarven und zeigen, was die Forschung uns lehrt. Wie Sie bald erfahren werden, ist die Prognose gar nicht so schlimm oder ausweglos, wie Sie vielleicht gedacht haben. Alzheimer hat viele Ursachen, die ein komplexes Krankheitsbild ergeben. Alzheimer gleicht eher einem dreidimensionalen Schachspiel als einem einfachen Drei-gewinnt-Spiel: Worauf es ankommt, ist eine Mischung aus Alter, dem genetischen Risikoprofil und ob Ihr Lebensstil dem Hirn guttut oder ihm schadet. Nun haben Sie keinen Einfluss auf Ihr Alter. Und auch nicht auf Ihr genetisches Risikoprofil. Auf Ihren Lebensstil jedoch sehr wohl. Auf die Gesundheit und Widerstandsfähigkeit Ihres Gehirns haben Sie Einfluss und können somit die Alzheimer-Krankheit deutlich verzögern oder ganz vermeiden. Wenn wir nur alle – Ärzte, Patienten und führende Forscher – verstehen, dass unsere Weichenstellungen beim Lebensstil einen tief greifenden Einfluss auf die kognitiven Funktionen haben, dann können wir einen ganzen kostenintensiven Ansatz aufgeben, der zum Scheitern verurteilt ist. Unnötiges Leiden können wir dann ebenfalls stoppen.

KAPITEL 1

Mythen und Missverständnisse

Der schlimmste Alzheimer-Mythos überhaupt ist die Annahme, dass der Lebensstil nichts mit der Krankheit zu tun hat. Die meisten unserer Patienten sind davon überzeugt, dass Gene alles bestimmend sind und dass ihr Verhalten im Alltag wenig bis gar keinen Einfluss darauf hat, was mit ihrem Gehirn passiert. Wenn sie in unsere Klinik kommen, haben sie bereits Gedankennebel, Kurzzeitgedächtnisprobleme und andere Symptome einer kognitiven Beeinträchtigung. Sie meinen, dass der Verfallsprozess begann, als ihre Symptome zum ersten Mal auftraten. Die Krankheit und die Symptome müssen, so nehmen sie an, parallel verlaufen. Aber die Wahrheit ist, dass Alzheimer sich schon Jahrzehnte *vor* der Diagnose entwickelt. In diesen Jahren wird das Gehirn immer anfälliger für das, was wir essen, wie viel Sport wir machen oder wie wir mit chronischem Stress umgehen, wie gut wir schlafen und auf welche Weise wir uns geistig fordern. Später dann, wenn wir erst einmal 60 oder 70 Jahre alt sind und darüber hinaus, ist unser Gehirn nicht mehr so gut in der Lage, das ungesunde Leben wegzustecken, und nun fangen wir auch an, Veränderungen im Denken und Gedächtnis zu bemerken. Das Ziel dieses Buches – und unseres Lebenswerkes – ist es, diesen Zusammenhang zu verdeutlichen und Ihnen zu zeigen, warum die lebensstilorientierte Medizin und insbesondere unser NEURO-Plan so effektiv bei der Behandlung und Prävention neurodegenerativer Erkrankungen ist.

HIRNREGIONEN

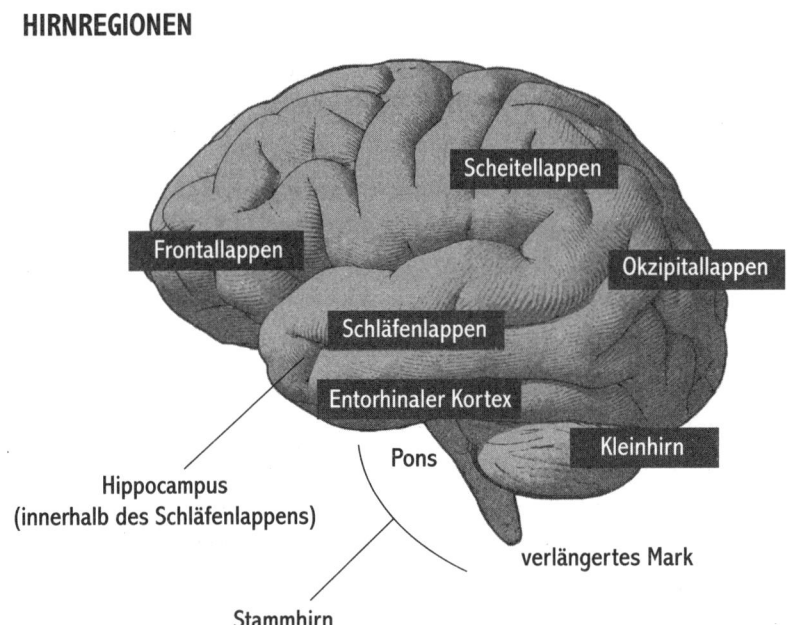

Die vier Hauptwege der Alzheimer-Erkrankung

Vier miteinander verbundene biologische Prozesse sind hauptsächlich für die Degeneration verantwortlich, die zu Alzheimer und anderen Demenzerkrankungen beiträgt. Da Sie in diesem Zusammenhang immer wieder auf bestimmte Begriffe stoßen werden, ist es wichtig zu verstehen, was diese bedeuten. Der erste Begriff ist die „Entzündung". Entzündung ist eine natürliche Schutzfunktion des Immunsystems gegen schädliche Bakterien und Viren. Eine akute Entzündung – die Rötung und Schwellung einer Schnittfläche am Finger beispielsweise – erhöht die Durchblutung der verletzten Stelle und erleichtert die Heilung. Diese Art Entzündung ist unerlässlich – ohne sie würden wir nicht heilen. Chronische

Entzündungen hingegen treten auf, wenn die Entzündungsreaktion langfristig aktiviert ist, oft aufgrund ständiger Reizstoffe wie zuckerreiche Ernährung, ständigem Stress und andere ungesunde Lebensgewohnheiten. Wenn eine Entzündung chronisch ist, dann wirkt sie nicht mehr schützend, sondern schädlich. Denn dann werden Gewebe geschädigt statt geheilt. Der Körper greift sich selbst an, wenn die Entzündung unkontrolliert verläuft. Schaut man sich das Gehirn von Menschen mit Alzheimer in einem sehr frühen Stadium an[4], sieht man selbst dann schon Hinweise auf chronische Entzündungen in Form von Zytokinen und Chemokinen (Proteine, die das Immunsystem durch Angriffe auf Fremdstoffe unterstützen) und aktivierten Mikroglia (kleine Zellen, die bei der Beseitigung von Abfällen und geschädigten Gehirnzellen helfen). Aktivierte Mikroglia werden bei der Beseitigung von Zellmüll irgendwann überempfindlich, sodass sie Neuronen (die Zellen des Nervensystems) und ihre unterstützenden Strukturen schädigen, was sowohl zum Zelltod als auch zu strukturellen Schäden führt. Aus diesem Grund gilt die chronische Entzündung als einer der Hauptfaktoren bei der Entstehung der Alzheimer-Krankheit.

Der zweite Vorgang ist die Oxidation. Oxidation tritt natürlichweise auf, wenn Sauerstoff mit anderen Stoffen reagiert und diese dadurch verändert. Eine Banane wird braun, wenn man sie liegen lässt – das ist Oxidation. Die gleiche chemische Reaktion findet in unserem Körper statt. Bei der Oxidation entstehen oxidative Nebenprodukte, die als freie Radikale bezeichnet werden. Freie Radikale sind Moleküle, denen ein Elektron fehlt und die daher instabil und hochreaktiv sind. Diese hohe Reaktivität führt dazu, dass sie Elektronen von anderen Molekülen stehlen. Im Gehirn stehlen freie Radikale Elektronen aus Neuronen, Glia (Zellen, die Neuronen unterstützen) und Organellen (kleine Zellstrukturen, die sich innerhalb von Zellen befinden) sowie Proteine, Lipide, Fettsäuren und sogar DNA, was zu dauerhaften Schäden führt. Weil das Gehirn härter arbeitet als alle anderen Organe im Körper und allein 25 Prozent des Sauerstoffs verbraucht, ist es besonders anfällig für oxidative Reaktionen.[5] Das Gehirn ist in gewisser Weise auch vakuumiert. Die Energie zur Beseitigung oxidativer Nebenprodukte muss aus diesem System kommen – es scheint nur eine minimale Hilfe von außen zu geben. Obwohl das Gehirn über spezielle Zellen und

Moleküle verfügt, die freie Radikale abbauen und neutralisieren, werden diese im Laufe der Zeit durch schlechte Ernährung, Bewegungsmangel, chronischen Stress, Schlafmangel und Alterung geschädigt.[6] Wenn jedoch das natürliche Reinigungssystem des Gehirns beeinträchtigt ist, sind freie Radikale besonders schädlich.

Die Fehlsteuerung im Zuckerstoffwechsel ist ein weiterer biologischer Prozess, der zur Alzheimer-Krankheit beiträgt und besonders in den frühen Stadien der Erkrankung häufig vorkommt. Das System, das hier regulierend wirkt, ist mit zunehmendem Alter stärkeren Schwankungen unterworfen, besonders wenn wir eine Ernährung mit hohem Zuckergehalt und raffinierten Kohlenhydraten zu uns nehmen (obwohl es manchmal auch eine genetische Komponente bei der Fehlsteuerung des Zuckerstoffwechsels gibt). Erhöhte Glukosespiegel haben Einfluss auf die Bauchspeicheldrüse, auf Hormone, Enzyme und Zellen, die allesamt am Zuckerstoffwechsel beteiligt sind. Und weil Glukose eine wichtige Energiequelle für den Körper ist, sind die Folgen – etwa eine mangelhafte Immunfunktion oder die verminderte Fähigkeit, schädliche Abfallprodukte zu beseitigen – weitreichend. Diese negativen Effekte werden jedoch im Gehirn aufgrund seines hohen Energiebedarfs noch potenziert.

Eine schlimme Folge eines gestörten Zuckerstoffwechsels ist die Insulinresistenz. Damit verbunden ist eine verminderte Aufnahmefähigkeit von Insulin (ein Hormon, mit dessen Hilfe der Körper die Energie der Glukose nutzt, und der wichtigste Steuerungsmechanismus der Glukose überhaupt).[7] Glukose treibt unsere Gehirnzellen an, aber sie kann nur in Gegenwart von Insulin aktiv aufgenommen oder in die Zelle eingebracht werden. Wenn Insulin sich an die Zelle bindet, werden die Rezeptoren der Zelle instruiert, Glukose aufzunehmen. Ist nun aber zu viel Glukose im Blut vorhanden, dann treten zwei Probleme auf: Ersten steigt der Insulinspiegel und die Zellen werden weniger empfindlich. Das ist dann so, als gäbe es weniger Schlösser (Rezeptoren) für den Schlüssel (Insulin) zu öffnen. Im Ergebnis steigt der Glukosespiegel außerhalb der Zellen, aber weil die Rezeptoren nicht richtig funktionieren, kann die Glukose nicht aufgenommen werden. Das Ende vom Lied ist, dass die Zellen aus einem Mangel an Glukose hungern, selbst wenn die Blutbahn mit ihr geflutet ist. Und

ALLGEMEINE BEGRIFFE, DIE MIT ALZHEIMER IN VERBINDUNG STEHEN

Acetylcholin: Ein chemischer Botenstoff, der an Lernprozessen und dem Gedächtnis beteiligt ist.

Aktivierte Mikroglia: Kleine Zellen, die bei der Beseitigung von Abfällen und schadhaften Neuronen helfen.

ApoE4: Ein Gen, das für die Produktion des Proteins Apolipoprotein E verantwortlich ist.[181] Eine seiner Funktionen besteht darin, den Cholesterinspiegel im Gehirn zu regulieren. Es gibt drei Arten von Apolipoprotein-Genen (ApoE2, ApoE3 und ApoE4). ApoE4 scheint das Risiko, an Alzheimer zu erkranken, zu erhöhen, während ApoE2 vor Alzheimer schützt.

APP: Amyloid-Precursor-Protein (Amyloid-Vorläuferprotein) ist das abnormale Protein, das in vielen Zellmembranen zu finden ist und für die Herstellung von Amyloid verantwortlich ist – und das mit der Alzheimer-Krankheit assoziiert ist.

Arteriosklerose: Verhärtung und Verengung der Arterien durch den Aufbau von Cholesterin-Plaques, die den Blutfluss im Körper beeinträchtigen.

Atrophie: Das Schrumpfen eines Organs durch Zelldegeneration.

Beta-Amyloide: Abnormale Proteinfragmente, die sich zwischen den Gehirnzellen anlagern und die neuronale Funktion beeinträchtigen.

Dopamin: ein chemischer Botenstoff, der am Belohnungssystem und an der Motorik beteiligt ist. Die verminderte Produktion von Dopamin ist *das* Merkmal der Parkinson-Erkrankung.

Entzündung: Eine natürliche Schutzfunktion des Immunsystems gegen schädliche Bakterien und Viren. Akute Entzündungen helfen uns, uns von Verletzungen zu erholen. Chronische Entzündungen führen zu einem Risiko für Diabetes, Herzerkrankungen und zu kognitivem Verfall.

Freie Radikale: Moleküle, denen ein Elektron fehlt und die daher instabil und hochreaktiv sind. Im Gehirn können freie Radikale Neuronen und DNA schädigen.

Gefäßgesundheit: Der Gesundheitszustand des Gefäßsystems (Arterien, Venen und kleinere Gefäße). Ist das Gehirn durch Arteriosklerose (Verhärtung der Arterien) nicht optimal durchblutet, kann es im Gehirn zu einem Mangel an Sauerstoff und Glukose kommen, womit die Entwicklung der Alzheimer-Krankheit beschleunigt wird.

Gliazellen: Am häufigsten vorkommende Gehirnzellen, deren Funktion es ist, Neuronen zu schützen und zu unterstützen.

Glutamat: Der häufigste Neurotransmitter im Gehirn.

Mikrogefäße: Die kleinsten Blutgefäße im Körper.

Myelinisierung: Der Prozess, durch den die Verbindungen eines Neurons mit Myelin beschichtet werden, eine fetthaltige Membran, die die Kommunikation zwischen den Zellen erleichtert.

Neuronen: Zellen, aus denen sich das Nervensystem zusammensetzt. Das sind Nerven, Rückenmark und Gehirn.

Neurotransmitter: Ein chemischer Botenstoff im Gehirn, der die Kommunikation zwischen Neuronen erleichtert.

Oxidation: Ein chemischer Vorgang, bei dem Elektronen übertragen werden und dadurch freie Radikale entstehen.

Tau-Knäuel: Verdrehte Proteinfasern in Neuronen, die neuronale Schäden verursachen und zur Alzheimer-Krankheit beitragen.

Wachstumsfaktor BDNF: Ein Protein, das für das Wachstum und die korrekte Funktion der Neuronen verantwortlich ist, (direkt übersetzt: hirnabgeleiteter neurotropher Faktor).

Zytokine und Chemokine: Signalmoleküle des Immunsystems, die Fremdstoffe angreifen.

zweitens lösen hohe Insulinspiegel im Blut eine Kaskade anderer schädlicher Prozesse aus, einschließlich Entzündung, Oxidation, Fettstoffwechselstörungen und Tau-Phosphorylierung (die genau die anormale Form von Tau-Protein erzeugt, die mit der Alzheimer-Krankheit in Verbindung gebracht wird). Mehr Informationen zur Insulinresistenz und zum Gehirn finden Sie in Kapitel 3. Viele Menschen wissen nicht, dass sie insulinresistent sind, aber allein das kann schon zu kognitivem Verfall und Alzheimer führen. Sobald Sie von der Insulinresistenz zur Diagnose Diabetes, der gefährlichsten Folge der Glukose-Fehlsteuerung, übergegangen sind, ist Ihr Risiko für kognitive Einbußen noch größer. Studien haben gezeigt, dass Menschen mit Diabetes in der Hirnregion des Hippocampus, einem wichtigen Gedächtnisareal[8], eine Schrumpfung erfahren.

Fettstoffwechselstörungen gelten als der vierte an der Entstehung von Alzheimer beteiligte Prozess.[9] Lipide sind fettartige Substanzen, die die Bausteine von Zellwänden, Hormonen und Steroiden ausmachen. Sie sind ein integraler Bestandteil der Zellstruktur, der Energiespeicherung und Signalgebung – allesamt lebenswichtige Funktionen. Lipide kommen überall im Körper vor und machen mehr als 50 Prozent der Trockenmasse des Gehirns aus.

Zu einer Fettstoffwechselstörung kommt es, wenn der Körper überschüssigen Lipiden, Entzündungen, oxidativen Schäden und anderen Stressformen ausgesetzt ist. Dies führt zu einer Beeinträchtigung des Lipidtransports und des Stoffwechsels, was zu einer Oxidation von Fetten führt (wodurch noch mehr schädliche oxidative Nebenprodukte entstehen). Nun gibt es viele krankheitsfördernde Effekte eines fehlregulierten Fettstoffwechsels, wir aber wollen hier zwei der für Alzheimer relevanten Vorgänge in diesem komplexen System näher beleuchten: Erstens ist Cholesterin zum Beispiel ein Lipid, dessen Verstoffwechselung in Stresssituationen verändert wird. Dann nämlich fängt freies Cholesterin an, sich in den Blutgefäßen anzulagern, woraufhin es schließlich zu Plaques kommt, die die Arterien verstopfen und die Blutzufuhr der kleinen Gefäße unterbrechen. Die Folge ist eine mikrovaskuläre Erkrankung (eine Schädigung der kleinsten Blutgefäße). Im Laufe der Zeit können sich auch makrovaskuläre Erkrankungen (Schäden an größeren Blutgefäßen) entwickeln. Sowohl

RISIKOFAKTOREN

Diabetes · Schlechte Ernährung · Hoher Zuckerkonsum · Viele gesättigte Fette · Fettleibigkeit · Alkoholmissbrauch · Hoher Cholesterinwert · Oxidation · Entzündung · Stress · Sitzende Lebensweise · Hoher Blutdruck · Fettstoffwechselstörung · Zuckerstoffwechselstörung · Rauchen · Schlechter Schlaf · Mikroangiopathie · Kopfverletzung

SCHÜTZENDE FAKTOREN

Tageslichtaufnahme · Regelmäßiger Sport* · Bewegung/ Stehen · Vorwiegend pflanzliche Ernährung*** · Omega-3-Fettsäuren · Sport · Meditation** · Stressmanagement · Ernährung · Regeneration · 7–8 Stunden Schlaf · Optimierung · Stressmanagement · Ständiges Lernen · Soziales Engagement · Freiwillige Arbeit · Gezielte Aktivitäten

*Krafttraining, verbessertes Gleichgewicht. Mehr dazu in Kapitel 4.

** Gehmeditation, achtsames Atmen, Yoga und anderes. Mehr dazu in Kapitel 5.

*** Mehr über gesunde und schädliche Nahrung auf den Seiten 154f.

WISSENSWERTES ÜBER ALZHEIMER

In den letzten 100 Jahren hat die Forschung folgende Fakten über Alzheimer zusammengetragen:

- Alzheimer ist eine fortschreitende Erkrankung des Gehirns, die Gedächtnis, Denken, Stimmung und die Problemlösungskompetenz beeinträchtigt.
- Die Alzheimer-Krankheit ist eine Form der Demenz, die 60 bis 80 Prozent der Demenzfälle ausmacht.
- Die meisten Patienten bemerken die ersten Symptome der Alzheimer-Krankheit, wenn sie zwischen Mitte 60 und Anfang 70 sind.
- In Deutschland leben gegenwärtig 1,5 Millionen Demenzkranke. Zwei Drittel von ihnen haben bereits das 80. Lebensjahr vollendet, nur etwa 20000 sind jünger als 65. Sofern kein Durchbruch in Prävention und Therapie gelingt, wird – so die Deutsche Alzheimer Gesellschaft e. V. – die Zahl der Erkrankten jedes Jahr um 40000 zunehmen und bis 2050 auf etwa drei Millionen steigen.
- Zum Krankheitsbild gehören:
  – Amyloid-Plaques und Tau-Knäuel im Gehirn,
  – Verlust von Neuronenverbindungen,
  – Atrophie beziehungsweise Schrumpfung des Gehirns.
- Entzündung, Oxidierung, Störungen des Zucker- und des Fettstoffwechsels sind die wichtigsten biologischen Prozesse, die die Entwicklung der Alzheimer-Erkrankung vorantreiben.

mikro- als auch makrovaskuläre Erkrankungen sind nachgelagerte Folgen eines fehlgesteuerten Fettstoffwechsels im Gefäßsystem, und wie Sie in diesem Buch erfahren werden, gehören Gefäßerkrankungen zu einem wesentlichen Risikofaktor für eine Demenz. Zweitens führt die unsachgemäße Beseitigung und Verarbeitung von Cholesterin und anderen Lipiden zu einer ganzen Reihe von Folgeschäden, die letztendlich zur Bildung von Amyloid-Plaques (dem Hauptkrankheitsmerkmal der Alzheimer-Erkrankung) beitragen. ApoE4, das am meisten erforschte Gen im Zusammenhang mit Alzheimer, ist am fehlerhaften Fettstoffwechsel im Gehirn beteiligt.[10] Dieses Gen codiert ein Protein, das für den Abtransport von Lipiden und Amyloid verantwortlich ist. Weil aber diese Proteinvariante nicht richtig arbeitet, sammeln sich Lipide und Amyloid außerhalb der Gehirnzellen an, wo sie Nervengewebe schädigen. Später kann sich dann das Negativzusammenspiel von Fettstoffwechselentgleisung, Gefäßerkrankung und mangelhafter Entfernung von Amyloid, in Tateinheit mit jahrelanger Entzündung und oxidativem Stress, als Alzheimer-Erkrankung äußern.

Alle vier biologischen Prozesse sind miteinander verbunden, wobei die Alzheimer-Erkrankung durch einen oder mehrere von ihnen ausgelöst wird. Das heißt, Alzheimer hat verschiedene Einfallsrouten, wobei das Ergebnis jeweils das Gleiche ist. Eine Person, die vielleicht viel Cholesterin und gesättigte Fettsäuren über die Nahrung zu sich nimmt, bekommt zuerst eine Gefäßerkrankung, die wiederum zu Entzündungen und dann zu Oxidationsprozessen führt. Jemand anderes dagegen ernährt sich zuckerreich und fängt mit einer Insulinresistenz an, die zu Gefäßerkrankungen und zu Entzündungen führt.

Die kombinierte Wirkung dieser Prozesse im Körper führt zur Bildung von Amyloid und Tau-Protein: Die Kaskade der biologischen Veränderungen steht also an erster Stelle, woraufhin sich die Krankheit entwickelt. (Das gilt nicht für den seltenen Fall, bei dem Amyloid und Tau-Protein sehr früh selbst den Krankheitsprozess voranzutreiben scheinen). Alzheimer ist also tatsächlich ein Zusammenspiel verschiedener Krankheitsbilder, die sich letztlich in den Symptomen und dem Krankheitsfortgang zeigen, den wir dann Alzheimer nennen. Das Unglaubliche ist, dass alle vier Entwicklungswege stark vom Lebensstil beeinflusst sind. Von den ersten Anzeichen der Krankheit bis zu ihrem Fortschreiten ist das alltägliche Verhalten die treibende Kraft. Wie wir im zweiten Teil noch sehen werden, ist jeder dieser vier Entwicklungswege durch den Lebensstil beeinflussbar.

Wenn sich diese biologischen Prozesse jahrzehntelang im Gehirn abspielen, warum treten kognitive Symptome dann nicht früher auf? Auf welche Weise schafft es das Gehirn, den täglichen Angriffen standzuhalten, ohne Stresssymptome zu zeigen? Die Antwort ist, dass das Gehirn von Natur aus belastbar ist – und zwar sehr. Redundanz gehört zu seiner eleganten Machart. Mit 80 bis 90 Milliarden Neuronen und fast 1000 Milliarden Verbindungen sowie sich überlappenden Arterien, die eine Vielzahl von Gehirnregionen mit Nahrung und Sauerstoff versorgen, ist das menschliche Gehirn in der Lage, um Schäden herum alternative Wege zu bahnen. Es kann geschlossene Gefäße und durch Plaques, Entzündungen und Oxidation zerstörte Neuronen umgehen. Wenn es einen Schlaganfall oder eine Verletzung erleidet, können andere Teile des Gehirns die Funktion des geschädigten Areals übernehmen. Studien haben gezeigt, dass beispielsweise bei Schlaganfällen Teile des Gehirns in der Nähe des geschädigten Gewebes, aber auch Spiegelbereiche auf der gegenüberliegenden Seite des Gehirns die verlorene Funktion kompensieren. Das Gehirn ist auch in der Lage, Zellen zu regenerieren, obwohl diese Kapazität begrenzt ist. Bei Alzheimer-Patienten treten kognitive Symptome erst dann auf, wenn der Schaden so groß ist, dass die angeborene Resilienz des Gehirns das nicht mehr kompensieren kann. Und das ist es, was an Alzheimer so heimtückisch ist: Uns wird die Krankheit erst bewusst, wenn der Schaden beträchtlich ist.

Auch wenn das Gehirn sehr gut Schäden widerstehen kann, so ist es doch extrem empfindlich gegenüber Stress auf der zellulären Ebene. Das gilt besonders für Areale wie dem CA1 des Hippocampus und dem entorhinalen Kortex, die beide als Teil des Schläfenlappens mit dem Gedächtnis zu tun haben. Wie wir bereits weiter oben in diesem Kapitel erläutert haben, hat das Gehirn eine sehr schwierige Aufgabe: Es verbraucht einerseits mehr Energie als jedes andere Organ im Körper, da es Input verarbeitet und die Welt um uns herum interpretiert. Doch es hat auch den größten Output, und zwar in puncto Wärme, Energie und Abfallprodukte. Einschließlich der oxidativen Nebenprodukte sind diese besonders schädlich, wenn sie nicht beseitigt werden. Aber noch einmal: Auch hier können wir den Schaden nicht unmittelbar beobachten. Es dauert Jahre, bis es zu einem nennenswerten Trauma kommt, und während dieser Zeit konzentrieren wir uns meist auf andere Körperbereiche. Bei Patienten mit Diabetes zum Beispiel überwachen wir Nierenschäden, die Filtrationsrate und die Bildung von Kreatinin – alles Hinweise auf eine Glukose-Fehlsteuerung. Zur gleichen Zeit zerstört zu viel Glukose im Blut auch die Mikrogefäße des Gehirns (die kleinsten Blutgefäße darin) sowie Milliarden von Neuronen und Gliazellen. Bei Patienten mit Herz-Kreislauf-Erkrankungen behandeln wir

direkte Schäden an Herz, Gefäßen, Arterien und Venen. In der Zwischenzeit jedoch verhärten sich die Arterien im Gehirn und die Durchblutung
nimmt ab. Tatsächlich ist das Gehirn so etwas wie das „Endorgan" des Körpers. Stress, der sich irgendwo im Körper ereignet, verdichtet sich mit der
Zeit im Gehirn, wo er schließlich exponentiell größeren Schaden anrichtet.

Alzheimer und Gene

Unsere Körper sind von vornherein mit einer Reihe von Schlüsseldaten-
punkten in Form von DNA ausgestattet. Diese genetische Information ist
ein Produkt der biologischen Geschichte unserer Familie – wir erben sie
von unseren Vorfahren. Die meisten Menschen haben gehört, dass Alzheimer eine erbliche Krankheit ist, und deshalb gehen sie davon aus, dass sie
nicht verhindert oder beeinflusst werden kann. Tatsächlich spielen unsere Gene eine Rolle im Krankheitsprozess, aber sie sind bei Weitem nicht
allein bestimmend. Bis heute hat man mehr als 20 verschiedene an der
Alzheimer-Krankheit beteiligte Gene bestimmt, die vor allem die Immunantwort, die Beseitigung von schädlichen Stoffwechselprodukten und die
Gefäßgesundheit beeinflussen. Doch keins davon ist alleine die Ursache,
ob Sie an Alzheimer erkranken werden oder nicht.[11]

ApoE4, das am meisten erforschte Alzheimer-Gen, ist verantwortlich
für die Produktion von Apolipoprotein E, einem Protein, das an der Re-
gulierung von Fetten beteiligt ist.[12] Diejenigen, die dieses Gen tragen, sind
weniger resistent gegen Alzheimer und können auch einen früheren Ausbruch erleben (um 15 bis 20 Jahre). Obwohl ApoE4 bedeutet, dass Sie ein
größeres Erkrankungsrisiko haben, ist Alzheimer keine Selbstverständlich-
keit. Risiko bedeutet nicht unbedingt Krankheit. Um zu verstehen, wie
ApoE4 unser Alzheimer-Risiko beeinflusst, müssen wir zunächst verstehen, wie Gene funktionieren.

Gene sind DNA-Abschnitte, die bestimmte Eigenschaften bestimmen.
Jedes Elternteil stellt Ihnen eine bestimmte Form eines bestimmten Gens
zur Verfügung. Diese Genvarianten werden Allele genannt und können
dominant oder rezessiv sein (wobei nur ein Satz Allele das Merkmal be-

stimmt), additiv (wobei sich die Charakteristika eines Allels addieren, um das Merkmal zu bestimmen) oder multiplikativ, wie bei es bei ApoE4 der Fall ist (wobei die Wirkung mehrerer Allele exponentiell ist). Schauen wir uns ein paar Beispiele an. Erstens, wie dominante und rezessive Allele die Augenfarbe bestimmen: Ihr Vater vererbt ein dominantes Allel für braune Augen (B) und Ihre Mutter ein rezessives Allel für blaue Augen (b). Da (B) das rezessive (b) dominiert, haben Sie braune Augen. Die Hautfarbe wird additiv bestimmt. Das Hauptgen, das für die Hautfarbe verantwortlich ist, produziert das Pigment Melanin, dessen Menge den genauen Farbton unserer Haut bestimmt. Weniger Allele – und damit weniger Melanin – bedeutet hellere Haut. Mehr Allele – und damit mehr Melanin – bedeutet dunklere Haut. ApoE4 verhält sich multiplikativ, sodass mehr Allele das Alzheimer-Risiko exponentiell erhöhen und lässt damit die Krankheit schon in einem früheren Alter auftreten:

- Wenn Sie keine ApoE4-Gene haben, haben Sie das normale 50-prozentige Risiko, im Alter von 85 Jahren Alzheimer zu bekommen.
- Wenn Sie eine Kopie des ApoE4-Gens haben, haben Sie ein 50-prozentiges Risiko, bereits im Alter von 75 Jahren Alzheimer zu bekommen.
- Wenn Sie zwei Kopien des ApoE4-Gens haben, haben Sie ein 50-prozentiges Risiko, bereits im Alter von 65 Jahren Alzheimer zu bekommen, 20 Jahre früher als Menschen ohne dieses Gen. Menschen mit zwei Genen haben ein zwölf- bis 20-faches höheres Risiko, an Alzheimer zu erkranken, als Menschen ohne ApoE4-Gene.

Dabei ist es wichtig, zu beachten, dass keines dieser Szenarien – selbst wenn man wie 2 Prozent der Weltbevölkerung zwei Kopien des ApoE4-Gens hat – festschreibt, ob man Alzheimer auch bekommt. Selbst wenn Sie nicht gesund leben, haben Sie bloß ein 50-prozentiges Erkrankungsrisiko. Und für die große Mehrheit, etwa 90 Prozent von uns, kann ein hirngesunder Lebensstil das Risiko gänzlich ausschalten.

Für die anderen 10 Prozent, Menschen, die Gene wie Präsenilin 1, Präsenilin 2 oder Amyloid-Vorläuferprotein (APP) haben, welche mit einem besonders hohen Risiko verbunden sind, ist die Wirkung des Lebensstils sogar noch erstaunlicher.[13] Nehmen wir einmal Menschen mit Downsyndrom.[14] Jeder Dritte zwischen 50 und 59 Jahren leidet an Alzheimer. Von den über 60-Jährigen erkranken 50 Prozent. Dieses erhöhte Alzheimer-Risiko hat damit zu tun, wie das Downsyndrom entsteht. Menschen mit Downsyndrom haben das Chromosom 21 gleich dreimal (Trisomie 21). Der genetische Code in Chromosom 21 jedoch produziert APP, ein Transmembranprotein, das für die Herstellung von Amyloid verantwortlich ist, dem abnormen Protein, das mit der Alzheimer-Krankheit assoziiert ist. Deshalb weisen diese Menschen eine überdurchschnittlich hohe Menge an APP auf und haben damit das Potenzial für höhere Amyloidwerte.

Ob APP normal funktioniert oder zur Krankheitsentstehung von Alzheimer beiträgt, hängt von der Arbeitsweise bestimmter Enzyme ab (Proteine, die chemische Reaktionen im Körper auslösen oder vermehren). Im Zuge des natürlichen Amyloid-Abbaus spalten diese Enzyme APP. Verläuft dieser Prozess reibungslos, wird Amyloid durch das angeborene Abfallentsorgungssystem des Gehirns herausgetrennt und entfernt. Geht dieser Prozess jedoch schief, dann lagert sich Beta-Amyloid zunächst in kleinen Einheiten außerhalb der Neuronen an, wo es verklumpt und schließlich Beläge – Plaques – bildet. Diese Plaques verursachen eine Entzündung, die sowohl die Zellen als auch ihre tragenden Strukturen schädigt.

Angesichts der Rolle von APP bei der Bildung von Amyloid-Plaques würden wir erwarten, dass fast alle Menschen mit Downsyndrom Alzheimer bekommen – aber das tun sie nicht. Studien haben gezeigt, dass bei einem geringeren Vorherrschen von Diabetes und Herzerkrankungen auch das Alzheimer-Risiko geringer ist beziehungsweise dass die Krankheit erst später auftritt. Und das trotz einer genetischen Anomalie, die jemanden eigentlich für die Alzheimer-Krankheit prädestiniert. Im Rahmen unserer Arbeit an der Universität Loma Linda untersuchen wir derzeit, welche gesundheitlichen Maßnahmen bei Menschen mit Downsyndrom einen besonders großen Schutz vor der Erkrankung bieten. Wir beschäftigen uns mit den Risikofaktoren, die allen chronischen Krankheiten zugrunde liegen – Fettleibigkeit, Entzündung, Cholesterinstoffwechsel –, und wollen so herausbekommen, wie sich das Alzheimer-Risiko unabhängig vom genetischen Profil senken lässt.

FRAUEN UND ALZHEIMER

Viele unserer Patienten sind überrascht zu erfahren, dass zwei Drittel der Alzheimer-Kranken Frauen sind.[182] Jede sechste Frau erkrankt ab 65 Jahren an Alzheimer, bei den Männern ist es nur jeder elfte. Bei Frauen in den Sechzigern ist das Risiko, an Alzheimer zu erkranken, doppelt so hoch wie das für Brustkrebs. Wir wissen nicht genau, warum das so ist. Langlebigkeit ist zumindest ein Teil des Problems: Frauen leben länger als Männer und damit erhöht sich die Wahrscheinlichkeit, die Krankheit zu bekommen. Aber selbst wenn man die Langlebigkeit berücksichtigt, scheinen Frauen immer noch ein höheres Risiko zu haben. Frauen, die das ApoE4-Gen haben, entwickeln doppelt so häufig Alzheimer wie Männer mit dem gleichen Gen. Manche Forscher meinen, dass Frauen traditionell weniger Zugang zu intellektuell fordernden Berufen und höherer Bildung haben, beides Schutzfaktoren gegen Alzheimer. Bei Frauen, die mehrere Kinder haben, ist das Risiko für einen Schlaganfall in späteren Jahren erhöht (und zwar sowohl was Minischlaganfälle (TIAs) als auch klassische Schlaganfälle betrifft). Auch gibt es einen klaren Zusammenhang zwischen der Anfälligkeit für einen Schlaganfall und einem für kognitiven Verfall. Hormonelle Veränderungen während der Menopause haben ebenfalls einen Einfluss auf das Gehirn, und zwar sowohl auf neuronaler als auch auf vaskulärer Ebene. Dies wiederum könnte den kognitiven Abbau befördern.

Dass Gene nicht zwingend zu einer Erkrankung führen, belegt eindrucksvoll die Erforschung eineiiger Zwillinge in den 1960er- und 1970er-Jahren. Forscher am King's College in London beobachteten dabei 324 weibliche Zwillingen über zehn Jahre, um zu untersuchen, ob die muskuläre Fitness Veränderungen bei der Kognition vorhersagte.[15] Trotz des genau gleichen genetischen Profils war bei dem Zwilling mit größerer Beinmuskelkraft weniger kognitiver Verfall festzustellen als bei dem, der körperlich weniger fit war. Als die Forscher die Gehirne der Zwillinge mittels MRT (Magnetresonanztomografie) betrachteten, zeigte sich, dass diejenigen mit kräftigeren Beinen die größeren Gehirne hatten. Diese Studie beweist einmal mehr, dass Änderungen im Lebensstil – in diesem Fall Bewegung und Muskelkraft – das genetische Risiko überlagern und die kognitive Leistungsfähigkeit sehr stark beeinflussen.

Die verbleibenden circa 20 Gene, die man mit der Alzheimer-Erkrankung in Verbindung gebracht hat, beeinflussen die Vorgänge, die die Krankheit auslösen und in der Folge vorantreiben. Von ihnen steuern manche das Immunsystem und können entweder seine Reaktion verlangsamen, was zur Bildung von Stoffwechselendprodukten führt, die das Gehirn schädigen, oder zu einer übersteigerten Immunantwort führen, die das Gehirn einer chronischen Entzündung aussetzt. Andere Gene wiederum beeinträchtigen die Entsorgung von Stoffwechselendprodukten, woraufhin sich Moleküle anlagern, die neuronale Verbindungen schädigen. Darüber hinaus haben Gene, die mit dem Fettstoffwechsel und den Gefäßen verbunden sind, einen Einfluss auf die Sauerstoff- und Nährstoffversorgung des Gehirns und können darüber Gefäßerkrankungen, Gefäßverkalkungen und neuronale Schäden fördern.

Unsere Gene können wir uns nicht aussuchen, aber wir können beeinflussen, wie diese Gene exprimiert werden. Dieses relativ neue wissenschaftliche Konzept steht im Zentrum der Epigenetik, der Erforschung von Umweltfaktoren, die die Genexpression regulieren, indem sie Gene ein- und ausschaltet.[16] Die Epigenetik befasst sich mit allen Einflussfaktoren, die die Expression Ihrer Gene beeinflussen können, und zwar jenseits der streng genetischen Ausgangsgrundlage. Wir wissen, dass die Genetik zumindest einen Teil des Alzheimer-Risikos ausmacht, aber die Epigenetik spielt eine noch größere Rolle bei der Bestimmung unseres kognitiven Schicksals. Die Forschung hat gezeigt, dass sich unser Genom im Laufe der Zeit verändert[17], wenn es schädlichen Umweltauslösern ausgesetzt ist. Dazu gehören schlechte Ernährung, eine sitzende Lebensweise, Umweltverschmutzung und Chemikalien sowie chronischer Stress (sowohl mentaler als auch körperlicher Art). All diese Faktoren können die Gene von sich entwickelnden Embryonen und älteren Menschen gleichermaßen beeinflussen. Welcher Umgebung wir auch immer ausgesetzt sind, sei es dem Mutterleib oder einem alternden Körper, der jahrzehntelang ungesund gelebt hat, wir sind ständig epigenetischen Prozessen unterworfen. Neue

EPIGENETIK IN AKTION

Mehrere wichtige Studien illustrieren die Rolle der Epigenetik bei der Entwicklung neurodegenerativer Erkrankungen. Die Honolulu-Asia Aging Study etwa hat ergeben, dass bei Japanern, die in den USA leben, Alzheimer stärker verbreitet ist als in Japan.[183] Da es bei den Männern in dieser Studie wenig genetische Abweichung gab, muss das beobachtete erhöhte Alzheimer-Risiko vor allem mit der Epigenetik zu tun haben, also mit schlechter Ernährung, Bewegungsmangel und anderen ungesunden Verhaltensweisen, wie sie im modernen amerikanischen Leben üblich sind. Andere Studien haben gezeigt, dass in den Vereinigten Staaten Kinder von Einwanderern aus China und Japan häufiger unter chronischen Erkrankungen leiden als die Kinder, die in Asien geblieben sind.[184] Auch hier deutet die genetische Ähnlichkeit der Probanden darauf hin, dass es krankheitsfördernde epigenetische Prozesse geben muss.

In Ländern wie China und Indien sehen wir die epigenetischen Folgen, wenn Menschen sich traditionellen Lebensstilen entfremden und modernere Lebensweisen annehmen. Ernährungsformen mit hohem Gemüse- und Getreideanteil werden zugunsten tierischer Produkte, raffiniertem Zucker und gesättigten Fetten aufgegeben. Anstatt sich den ganzen Tag über zu bewegen, sitzen die Menschen viel. All diese ungesunden Verhaltensweisen verändern unsere Genexpression und befördern chronische Erkrankungen. Diese dramatischen – und nachteiligen – Veränderungen des Lebensstils führen zum Wohlstandsparadox, dem sogenannten Fortschritt, der krank macht. China etwa verzeichnet mit einer Rate von 11,6 Prozent bei den Erwachsenen mittlerweile die weltweit

Studien zeigen, dass sich Umweltstressoren mit zunehmendem Alter aufbauen, was die Epigenetik besonders relevant macht für Menschen um die 60 oder 70, die gut altern und chronische Krankheiten vermeiden wollen.

Einer der wichtigsten biologischen Prozesse, die in der Epigenetik untersucht werden, ist der der Methylierung. Das ist ein Stoffwechselvorgang, bei dem eine Methylgruppe (eine Verbindung, die aus einem Kohlenstoffatom und drei Wasserstoffatomen besteht) von einem Molekül zum anderen geleitet wird und letztlich die Genexpression verändert. Dieser Prozess

größte Diabetes-Epidemie. Dazu kommen Millionen Menschen mit einer Diabetes-Vorstufe. (Hier sind lediglich die Glukosewerte permanent erhöht, aber noch nicht so hoch, dass ein Diabetes diagnostiziert wird.) Bei der Fettleibigkeit steht China an zweiter Stelle gleich nach den Vereinigten Staaten. Sowohl Diabetes als auch Fettleibigkeit sind wichtige Risikofaktoren für Demenz, die ebenfalls exponentiell zunehmen. Alzheimer's Disease International[185] schätzt, dass China im Jahr 2009 mehr als 6,4 Millionen Alzheimer-Patienten hatte; eine weitere Studie aus dem im Jahr 2010 ergab, dass etwa 9,19 Millionen Chinesen mit Demenz lebten. China hat eine schnell alternde Bevölkerung, es mangelt an Pflegeeinrichtungen und Spezialisten und an Verständnis für die Herausforderungen der Alzheimer-Erkrankung beziehungsweise darüber, wie der Lebensstil die Krankheit beeinflusst. Indien erlebt eine ähnliche Zunahme von Alzheimer-Fällen[186] – mehr als vier Millionen Menschen in Indien haben eine Form der Demenz, und diese Zahl wird wahrscheinlich noch weiter stark zunehmen, wenn die Bevölkerung urbaner und stärker vom westlichen Lebensstil beeinflusst wird. In Indien, wie in so vielen anderen Entwicklungsländern, wird Alzheimer noch selten diagnostiziert und ist kaum verstanden. Wir befürchten, dass diese Länder nicht in der Lage sind, mit den explosionsartig ansteigenden lebensstilbedingten Krankheiten fertigzuwerden, die auf sie zukommen. Deshalb ist es so wichtig, die Rolle der Epigenetik bei neurodegenerativen Erkrankungen zu verstehen, wenn man die Alzheimer-Epidemie global bekämpfen will.

spielt gleich mehrfach eine wichtige Rolle: so bei der Veränderung und Beseitigung von Schwermetallen (die in Gehirn und Körper toxisch sein können), der Regulation der Genexpression, der Regulation der Proteinfunktion und der RNA-Verarbeitung (Umwandlung der genetischen Information der DNA in Proteine). Veränderungen in den Methylierungsmustern in bestimmten Regionen unserer DNA werden mit dem Altern in Verbindung gebracht und scheinen besonders mit neurodegenerativen Erkrankungen wie Alzheimer assoziiert zu sein. Zum Beispiel ist ein Mangel an B-Vitaminen (verursacht durch schlechte Ernährung) ein wichtiger Faktor für fehlerhafte Methylierungsmuster. Denn dadurch kommt es zu einer fehlerhaften DNA-Reparatur mit der Folge einer möglichen Demenz.

Die Epigenetik hat große Auswirkungen auf schwer behandelbare chronische Krankheiten wie Herzerkrankungen, Diabetes, Krebs und Demenz. All diese Krankheiten können wir einfach dadurch bekämpfen, dass wir die Umweltfaktoren vermindern, die uns am meisten gefährden: zuckerhaltige und verarbeitete Lebensmittel, Umweltschadstoffe und Schwermetalle, Bewegungsmangel und Stress. Allein eine deutliche Verringerung der Zuckermenge in Ihrer Ernährung verhindert beispielsweise die Glykosylierung. Das ist noch so ein epigenetischer Vorgang, der für chronische Entzündung, eine gestörte zelluläre Immunantwort sowie oxidativen Stress verantwortlich ist, bei dem Proteine sowie die DNA von Nervenzellen geschädigt werden. Körperliche Bewegung indessen reguliert viele zelluläre Prozesse, was zu Methylierungsveränderungen führt, die wiederum den Abbau von Amyloid und oxidativen Nebenprodukten im Gehirn steigern. Sportliche Betätigung regt auch die Gene an, die den Wachstumsfaktor BDNF (ein Protein, das für das neuronale Wachstum verantwortlich ist) codieren und so die Verbindungen zwischen Hirnzellen fördern. Jeden Tag erfahren wir aufs Neue, wie unsere Lebensweise sowohl auf die Expression unserer Gene als auch auf unser Risiko Einfluss nimmt, eines Tages chronisch zu erkranken.

Alzheimer und Alter

Als Jeanne Calment 90 Jahre alt wurde,[18] beschloss sie, ihre Wohnung im französischen Arles zu verkaufen, da sie dachte, sie hätte nur noch ein paar Jahre zu leben. Ihr 47-jähriger Anwalt erwarb ihre Wohnung günstig und versprach ihr im Gegenzug eine lebenslange monatliche Rente. 30 Jahre später starb Calments Anwalt an Krebs und hatte bis dahin mehr als den doppelten Wohnungswert an sie ausgezahlt. Zur allgemeinen Überraschung war Calment selbst immer noch am Leben. Noch an ihrem 110. Geburtstag lebte sie allein. Mit 118 schließlich unterzog sie sich einem neuropsychologischen Test und einem Gehirnscan. Ihre kognitiven Werte entsprachen denen von Menschen mit 80 oder 90, auch zeigte ihr Gehirn keinerlei Anzeichen einer neurologischen Erkrankung.

Ein Mythos um Alzheimer, der sich hartnäckig hält, ist, dass die Erkrankung eine natürliche Folge des Alterns sei. Die Forschung zeigt hier jedoch ganz eindeutig, dass es sich um einen ganz spezifischen Degenerationsprozess handelt. So haben wir zahlreiche Beispiele von Menschen, die lange, ja sogar extrem lange leben und nicht mal im Ansatz einen kognitiven Verfall erleben. Alter ist nur deshalb ein Hauptrisikofaktor für Alzheimer, weil mit dem Altern die Wahrscheinlichkeit zunimmt, dass wir die kumulativen Effekte von Entzündung, Oxidation sowie Entgleisungen des Zucker- und Fettstoffwechsels zu spüren beginnen.

Jede Lebensdekade birgt das Potenzial für signifikanten Stress auf das Gehirn und macht uns anfällig, später einmal an Alzheimer zu erkranken: In der frühen Kindheit können körperliche und emotionale Traumata erheblichen Stress verursachen.[19] Arteriosklerose (Verhärtung der Arterien, die den Körper mit Sauerstoff versorgen) kann schon in der Kindheit beginnen, wenn der Lebensstil entsprechend ist (etwa schlechte Ernährung und Bewegungsmangel).[20] Vielleicht überrascht es nicht, dass körperliche Vernachlässigung und emotionaler Missbrauch in jungen Jahren mit Gedächtnisdefiziten im Erwachsenenalter in Verbindung gebracht wurden. Die Myelinisierung des Gehirns (das ist die Beschichtung von neuronalen Verbindungen mit einer Fettmembran namens Myelin, die die Kommunikation zwischen den Zellen erleichtert) und das Zellwachstum finden vor allem in den ersten fünf Jahren statt (auch wenn die Myelinisierung noch bis weit ins Teenageralter und danach stattfindet). Myelinisierung und die Anzahl der Nervenverbindungen machen das Gehirn späteren Traumata gegenüber widerstandsfähig. So hat sich gezeigt, dass das Wachstum junger Gehirne durch Stress signifikant beeinflusst wird. Das bedeutet, dass man, wenn man mit weniger Verbindungen und weniger kognitiver Belastbarkeit startet, im Alter zwischen 60 oder 70 ein viel höheres Risiko hat, dement zu werden. Kinder, die früh traumatisiert wurden, haben ein höheres Risiko für lebensstilassoziierte Erkrankungen wie Bluthochdruck, Diabetes oder hohes Cholesterin. Und diese erhöhen wiederum ihr Risiko für Schlaganfall und Alzheimer in fortgeschrittenem Alter. Sportbedingte Kopftraumata sind ein weiterer Risikofaktor, der Kinder für kognitive Probleme anfällig machen kann. Eine Studie aus *Radiology*[21] von 2013 ergab, dass wiederholte „Kopfeinsätze" im Fußball mit strukturellen Veränderungen der weißen Substanz (Substantia alba) im Gehirn verbunden sind; diese können später zum kognitiven Verfall beitragen.

Im Alter zwischen Anfang 20 bis Ende 30 vertieft sich der früh erlittene Hirnstress, der unser Risiko weiter verstärkt.[22] Auch ist diese Lebensphase von Ausbildungsstress und beruflichen Sorgen geprägt. Wir essen vielleicht ungesund, bewegen uns wenig und schlafen schlecht. All das zusammen schafft die Voraussetzungen für eine sich verschlechternde Gesundheit in der Lebensmitte.

Weiter geht es bis etwa Mitte oder Ende 40. Womöglich sehen wir jetzt die ersten Anzeichen einer chronischen Erkrankung – hohen Blutdruck, einen erhöhten Cholesterinspiegel, eine Diabetes-Vorstufe. Sie alle haben nachteilige Auswirkungen auf das Gehirn. Später, wenn wir in unseren Fünfzigern und Sechzigern sind, zeigen sich die kumulativen Effekte in Form von Gefäßerkrankungen. Hier zeigen sich Cholesterinablagerungen, mikrovaskuläre Schäden und Minischlaganfälle, so klein, dass wir sie bei regelmäßigen Hirnscans gar nicht bemerken. Das Abfallbeseitigungssystem des Gehirns wird nun mit entzündlichen Nebenprodukten und anderen Toxinen geflutet, was den Aufbau von Amyloid und Tau-Protein fördert.

Sobald wir ein Lebensalter jenseits der 60 und 70 erreichen, beginnen sich die charakteristischen Anzeichen der Krankheit in MRTs und anderen Labortests zu zeigen.[23] Die erste Indikation der Alzheimer-Krankheit ist das Vorhandensein von Beta-Amyloid-Plaques (die normalerweise etwa ab dem 60. Lebensjahr entstehen); kurz darauf bilden sich intrazelluläre Tau-Knäuel innerhalb der Zellen (normalerweise um die 70). Diese beiden toxischen Proteine führen zu einer Verlangsamung des Hirnstoffwechsels, bei dem die Gehirnzellen Glukose (ihren Hauptnährstoff) nicht mehr so gut nutzen, vor allem in den Schläfen- und Scheitellappen nicht, zwei Bereichen des Gehirns, die ganz besonders anfällig für Alzheimer sind. Die Veränderungen im Stoffwechsel führen schließlich zu Strukturveränderungen. Das Gehirn verliert Nervenverbindungen, Neuronen und Gesamtvo-

ALZHEIMER-MEDIKAMENTE

Bis heute hat die europäische Arzneimittel-Agentur (EMA) fünf Medikamente zur Behandlung der Symptome von Alzheimer zugelassen. Da
sind die Cholinesterasehemmer (Donepezil, Rivastigmin und Galanta-
min). Sie werden bei in jüngerern Jahren auftretenden und in mittel-
schweren Fällen von Alzheimer eingesetzt und zielen auf eine Verminderung von Kurzzeitgedächtnisverlust, Verwirrung und Denkstörungen
ab. Diese Medikamentenklasse verhindert den Abbau von Acetylcholin,
einem chemischen Botenstoff, der für Lernen und Gedächtnis bedeutsam
ist. Cholinesterasehemmer können das Fortschreiten von Alzheimer nicht
verhindern, aber sie können die Symptome für eine gewisse Zeit lindern (bei der Hälfte aller Patienten um durchschnittlich sechs bis zwölf
Monate, obwohl es seltene Fälle gibt, bei denen die Symptome sich für
bis zu vier Jahre vermindern; bei der anderen Hälfte der Patienten zeigt
sich keine Wirkung). Bei Alzheimer-Patienten mit fortgeschrittener Erkrankung kann Memantin einen bestimmten neuronalen Rezeptor, den
NMDA-Rezeptor, blockieren helfen, der sich an Glutamat (den häufigsten
Neurotransmitter im Hirn) bindet. Bei manchen Menschen kommt es dadurch zu einer Verlangsamung der Symptome der kognitiven Leistungseinbußen, wobei dieser Effekt nur vorübergehend ist. Namzaric ist ein
neues Kombinationspräparat (eine Mischung aus Donepezil und Memantin) und wird manchmal für Menschen mit mittelschwerer bis schwerer
Alzheimer-Krankheit verschrieben. Es ist in Europa nicht zugelassen. Alle
diese Medikamente können starke Nebenwirkungen haben (Übelkeit, Erbrechen, Schwindel, Albträume, Kopfschmerzen), auch haben sie keinerlei Einfluss auf das Fortschreiten der Alzheimer-Krankheit.

Das neueste Medikament in der Entwicklung, Aducanumab, hat sich
in einer Gruppe von 166 Personen als vielversprechend erwiesen: Es hat
effektiv Amyloid entfernt, und das ohne die schweren Nebenwirkungen
anderer Medikamente. In einer kleinen Untergruppe von 40 Personen
konnte gezeigt werden, dass dieses Medikament das Fortschreiten der
Alzheimer-Krankheit signifikant verlangsamt. Allerdings haben mehrere
Studien ähnliche Ergebnisse gezeigt, die in einer größeren Gruppe nicht
repliziert werden konnten. Eine klinische Studie der Phase 3 ist im Gan-
ge. Ihre Ergebnisse werden bis 2020 erwartet.

lumen, und der Hippocampus (der die Emotionen und das Kurzzeitgedächtnis reguliert) und andere Schlüsselregionen des Gehirns fangen an
zu verkümmern. Das ist der Augenblick, in dem wir schließlich die psycho-
logischen und kognitiven Auswirkungen von Alzheimer direkt erfahren:
das schlechtere Gedächtnis (vor allem das Kurzzeitgedächtnis), eine verminderte exekutive Funktion (unsere Fähigkeit, anspruchsvolle Aufgaben
zu erfüllen), und unser visuell-räumlicher Sinn (die Fähigkeit, schnell und
genau zu interpretieren, was wir sehen).

Tatsächlich gibt es Fälle, in denen die Erkrankung sehr früh mit Ende
40 oder Anfang 50 einsetzt (und sich Amyloid und Tau-Protein bereits in
einem Alter um die 30 und 40 bilden). Doch diese Fälle sind äußerst selten.
Im Allgemeinen tritt die Krankheit nach dem sechsten Lebensjahrzehnt
auf, wenn das Gehirn genug Traumen erfahren hat und der Schaden allmählich sichtbar wird. Wenn wir die 80 überschritten haben, erhöht sich
noch die Wahrscheinlichkeit für die beschriebenen kognitiven Veränderungen. Je länger wir leben, desto größer ist unser Risiko.

Das Versagen der Alzheimer-Forschung

Eine in *Alzheimer's Research & Therapy* veröffentlichte Studie[24] hat alle klinischen Studien zwischen 2002 und 2012 untersucht. Die Forscher fanden dabei heraus, dass in diesem Jahrzehnt 244 Substanzen in insgesamt
413 klinischen Studien getestet wurden. Von diesen Verbindungen wurde
nur *ein* Medikament zugelassen: Memantin, ein Glutamin-Blocker oder
Glutamat-Antagonist, der einige der Symptome vorübergehend lindern
kann, aber keinerlei Einfluss auf das zugrunde liegende Krankheitsgesche-
hen hat. Die Erfolgsquote der gesamten Forschung in dieser Dekade lag bei
nur 0,4 Prozent. Die Misserfolgsrate mit 99,6 Prozent stellt eine der höchsten in der Medizin dar. Wollte man die Alzheimer-Krankheit verlangsamen
oder stoppen, dann läge die aktuelle Erfolgsquote bei 0 Prozent.

Die Alzheimer-Forschung ist das größte – und das teuerste – Missverständnis überhaupt. Man muss kein hochbegabter Neurowissenschaftler
sein, um zu sehen, dass mit der Art und Weise, wie wir forschen, etwas

nicht stimmt. Wie konnten wir so viel wissenschaftliches Know-how und so viel Geld investieren – allein die NIH (National Institutes of Health) in den USA haben Milliarden Dollar für die Alzheimer-Forschung ausgegeben und werden 2017 wahrscheinlich allein 991 Millionen Dollar (849,4 Millionen Euro) ausgeben – nur um ein weiteres Mal zu scheitern? Warum geht das schon ewig so und warum halten wir trotz dieser eklatanten Misserfolge hartnäckig an diesem Ansatz fest?

Die Antwort ist einfacher, als Sie denken – zumindest wenn Sie wissen, wie die Forschung funktioniert. Im Folgenden führen wir die wichtigsten Missverständnisse über Alzheimer auf. Diese haben die Forschung behindert und unsere Suche nach einer Heilung erheblich verzögert.

Auf der Suche nach dem einen Molekül

Die moderne medizinische Forschung ist, wenn es um die Heilung einer chronischen Erkrankung wie Alzheimer geht, gänzlich auf dem Holzweg.[25] Das fängt damit an, dass beinahe unsere gesamte Forschung krankheitsbezogen ist, was bedeutet, dass sich die Wissenschaft auf die Entwicklung einer Heilung in Form eines Einzelwirkstoffs konzentriert. Die US-amerikanischen National Institutes of Health, die wichtigste medizinische Förderungsinstitution in den USA und weltweit dahingehend bestimmend, welche Art Forschung finanziell unterstützt wird, halten sich immer noch an ein vereinfachtes Modell aus dem 18. Jahrhundert: Infekt – Bakterium – Wirkstoff. Diese Methode hat zu vielen spektakulären Durchbrüchen geführt. Im frühen 20. Jahrhundert sorgten Infektionskrankheiten für die höchsten Sterblichkeitsraten. Die Cholera hat weltweit zehn Millionen Menschenleben gekostet, bevor ein Antibiotikum gefunden wurde. Heute wissen wir, dass eine einzige Dosis Doxycyclin reicht, um diese einst gefürchtete Krankheit zu behandeln. Die Cholera spielt auch heute noch in Entwicklungsländern eine Rolle, ebenso Malaria oder Tuberkulose, ebenfalls Infektionskrankheiten – und deshalb hat dieses Modell Bestand. Auch wenn die Behandlung von Infekten manchmal mehrere Schritte erfordert, ist der zugrundeliegende Wirkmechanismus zumeist ein einziges Medikament. Damit wird der Erreger ausgerottet.

Bei komplexen chronischen Erkrankungen des Alterns, insbesondere bei Erkrankungen des Gehirns, ergibt die daraus abgeleitete Forschungsmethode jedoch keinen Sinn. Akute Infektionen wie Cholera haben in der Regel mit einem Element zu tun, das erscheint und Gewebe unmittelbar schädigt, was wiederum eine starke Immunantwort hervorruft. Chronische Krankheiten hingegen muss man sich eher wie ein Schichtsystem vorstellen, bei dem es zu Schäden kommt, die sich mit der Zeit addieren und komplexer werden. Das Problem ist, dass Wissenschaftler diesen großen und komplexen Schaden nicht in seiner Gesamtheit untersuchen. Stattdessen machen sie einzelne kurzsichtige Momentaufnahmen, greifen sich einen Faktor aus einem sehr vielschichtigen Krankheitsbild heraus.

Bei Alzheimer heißt dieser Einzelfaktor Amyloid (und in geringerem Maße Tau). Es gibt tatsächlich Hinweise, dass Amyloid etwas mit Alzheimer zu tun hat. Amyloid-Plaques wurden vor Jahrzehnten identifiziert, als wir die Gene entdeckten, die in den ersten Stadien von Alzheimer eine Rolle spielen: Präsenilin 1, Präsenilin 2 und APP. Es ist schon klar, dass sich Amyloid beim Fortschreiten der Krankheit auf einer bestimmten Ebene vermehrt, aber es gibt viele andere Prozesse parallel dazu, die ebenfalls zur Alzheimer-Erkrankung beitragen (wie eben die Entzündungsprozesse, die Oxidation, die Entgleisung des Zucker- und des Fettstoffwechsels).

Weiterhin gibt es auch eine anhaltende Verwirrung über die Rolle von Amyloid versus Tau beim Fortschreiten der Erkrankung. Bereits in den 1990er-Jahren stellten Forscher die These auf, dass es vor allem intrazelluläre Tau-Knäuel sind, die mit den Symptomen des kognitiven Verfalls verbunden sind. Neue Erkenntnisse deuten jedoch darauf hin, dass Tau-Knäuel erst später entstehen und bessere Prädiktoren für Alzheimer und sein Fortschreiten sind als Amyloid-Plaques. In einer Studie aus dem Jahr 2017, veröffentlicht von Forschern der Mayo Clinic in der Fachzeitschrift *Brain*, kamen die Wissenschaftler zu dem Schluss, dass Tau-Protein in der Tat den Prozess des kognitiven Verfalls einleiten kann, was bedeutet, dass Medikamente, die auf Amyloid abzielen, möglicherweise nicht wirksam genug sind, um die Krankheit zu behandeln beziehungsweise zu heilen.

Trotz der Beweise, über die wir mittlerweile verfügen, scheint sich die Wissenschaft immer noch blind auf das Amyloid zu konzentrieren, wobei alles ignoriert wird, was nicht mit der eingleisigen Sicht auf ein Molekül übereinstimmt. Entweder ist man unwillig oder unfähig, die Alzheimer-Erkrankung so zu sehen, wie sie wirklich ist: als eine komplexe, multifaktorielle, fortschreitende Erkrankung, die eine komplexe, multifaktorielle Lösung erfordert. Durch diese Unfähigkeit, die Komplexität von Alzheimer zu verstehen, sind Milliarden von Dollar verschwendet worden, wurde das Leiden um Jahrzehnte verlängert.

Ungeeignete Modelle

Alzheimer-Medikamente werden an Tiermodellen entwickelt und getestet – vor allem an Ratten und genetisch veränderten Mäusen.[26] In gewisser Weise sind diese Tiere geeignete Modelle für menschliche Erkrankungen, weil wir viele Gene gemeinsam haben. Bis heute wurden etwa 4000 Gene bei Menschen und Mäusen untersucht, von denen nur wenige nicht in beiden Arten vorkommen. Und doch führen diese besonderen Gene zu einer Vielzahl biologischer Unterschiede, die von der Ein- und Abschaltung von Genen bis hin zu wichtigen Eigenschaften wie der Lebensdauer reichen. Mäuse leben zwei bis drei Jahre. Ihre Lebensdauer bringt es mit sich, dass sie nicht die Art von Stress aushalten müssen, wie ein Mensch dies in 70 oder 80 Lebensjahren tut. Mäuse sind nicht in dem Maße wie wir Entzündungsvorgängen, Oxidierungen, Insulinresistenz und Angriffen auf die Gefäße ausgesetzt. Darum können sie nicht die komplizierte Biologie der Alzheimer-Erkrankung im menschlichen Gehirn nachbilden.

Das andere große Problem bei gentechnisch veränderten Mäusen ist, dass sie von ihrer Auslegung her das späte Erkrankungsstadium bei Alzheimer – Amyloid-Anlagerung und Atrophie des Hippocampus – zeigen sollen, jedoch keine der langfristigen Entwicklungen, die ebenfalls zur Alzheimer-Erkrankung beitragen (eben Entzündung, Oxidierung, Zucker- und Fettstoffwechselstörungen). Maus-Modelle können zwar das gleiche Krankheitsergebnis darstellen, die hinführende Ursache kann aber eine ganz andere sein. Den Forschern ist durchaus bewusst, dass es keine Gemeinsamkeit in den Entwicklungsschritten zwischen genetisch veränderten Mäusen und Menschen gibt, und dennoch arbeiten sie weiterhin mit einem fehlerhaften Modell. Das ist auch der Grund, warum so viele klinische Studien scheitern: Unsere Tiermodelle repräsentieren nicht annähernd die Krankheit, die wir zu heilen versuchen.

In den letzten Jahren haben sich die Alzheimer-Modelle teilweise weiterentwickelt, insbesondere mit iPSCs (induzierte pluripotente Stammzellen).[27] IPSCs sind adulte Zellen, die so genetisch manipuliert wurden, dass sie zu jeder beliebigen Art von Zelle werden können, die wir untersuchen wollen: Herz, Leber, Bauchspeicheldrüse, Gehirn. So können wir naszierende Zellen von Alzheimer-Patienten nehmen und sie in Neuronen umwandeln. Aus diesen Neuronen erzeugen Wissenschaftler sogenannte Neurogitter, Minigehirne, die aus menschlichem Gewebe gezüchtet werden. Auch wenn ein menschliches genetisches Modell ein großer Schritt nach vorn ist, fehlt diesen Neurogittern immer noch die Dreidimensionalität des Gehirns sowie alles, was nichts mit Genetik zu tun hat – Ernährung, Bewegung und Stress – und was unseres Wissens so wichtig ist bei chronischen Krankheiten wie Alzheimer.

Keines der Modelle, die wir derzeit verwenden, repräsentiert diese komplexe Krankheit auch nur annähernd genau. In Maus-Modellen führen falsche Amyloid-Läsionen zu falschen Ergebnissen. In Neurogittermodellen führt ein unvollständiges Bild zu einer unvollständigen Behandlung. Ungenaue Modelle führen eben zu ungenauen Ergebnissen.

Die Wiederherstellung der kognitiven Leistungsfähigkeit durch den Abbau von Amyloid

Ein weiterer Fehlschluss der Alzheimer-Forschung ist die Annahme, dass sich durch den Abbau von Amyloid und Tau die kognitive Funktion wiederherstellen lässt. Deshalb entwickelt man Medikamente, die das Amyloid angreifen. Es gibt extra Maus-Modelle, die Amyloid anlagern. Und wir schauen dann nach verschiedenen Wegen, es abzubauen. Aber zu dem Zeitpunkt, an dem sich Amyloid und Tau im Gehirn angereichert haben, sind schon Hunderttausende Nervenzellen abgestorben. Strukturen im Gehirn haben sich permanent verändert und die Gehirnmasse hat abgenommen.

Sicherlich hat die Entfernung von Amyloid und Tau-Protein einen gewissen vorübergehenden Einfluss auf die geistige Leistungsfähigkeit, aber das hat noch nichts mit einer Heilung zu tun. Sobald der Schaden erst einmal längere Zeit fortbesteht, ist die Chance zur Wiederherstellung der kognitiven Funktion äußerst gering. In den meisten klinischen Studien werden Individuen mit leichter bis mittelschwerer Demenz behandelt, also lange nachdem sich neben anderen Strukturschädigungen im Gehirn Amyloid und Tau angereichert haben. Das ist auch der Grund, warum bisher keines der Alzheimer-Medikamente je die Kognition gesteigert hat. Wenn wir die Krankheit beeinflussen wollen, dann müssen wir viel früher ansetzen. Auch müssen wir begreifen, dass Amyloid und Tau nur je ein kleines Puzzlestück im großen Gesamtbild sind, wahrscheinlich die Folge von Anfällen, die sich über Jahre und vielleicht Jahrzehnte im Gehirn ereignet haben.

Sieht man die Begrenzungen des herrschenden Forschungsmodells, dann überrascht es nicht, dass die Ausfallrate bei den klinischen Studien so hoch ist. Was sich bislang als wirksam gezeigt hat, weil es den kognitiven Verfall aufhält und das Fortschreiten der Erkrankung verlangsamt, ist eine Änderung des Lebensstils auf Grundlage des NEURO-Plans, wie er hier im zweiten Teil vorgestellt wird. Nichts mit Amyloid-Antikörpern, nichts mit einem schrägen Maus-Modell, das Milliarden Dollar und kostbare Zeit für Testreihen verschlingt, sondern eine bloße Änderung der Lebensgewohnheiten. Wir haben eine Lösung für Alzheimer und wir haben Beweise dafür. Warum machen wir also nicht das, was funktioniert? Warum wird das hoffnungsvollste Mittel zur Vorbeugung und Verlangsamung der Alzheimer-Krankheit sowohl von der Forschung als auch von den Klinikern fast gänzlich ignoriert?

Die einfache Antwort: Es gibt eine alte Tradition, die besagt, dass ein so komplexes Organ wie das Gehirn nicht vom Lebensstil beeinflusst werden kann. In gewisser Weise ist das Gehirn außerhalb des Körpers und unterliegt anderen Regelwerken. Doch nichts könnte weniger wahr sein. Wie wir bereits in diesem Kapitel erläutert haben, ist das Gehirn das „Endorgan" des Körpers. Es bekommt all den körperlichen Stress und alle Traumata zu spüren – oder umgekehrt, all die Belastbarkeit und Widerstandsfähigeit. In den Kapiteln zum Thema Lebensstil hier im Buch wird klar gezeigt, auf

welche Weise das Gehirn Teil des Körpers ist und wie wir mit einem ungesunden Lebensstil vor allem unserem Hirn Schaden zufügen.

Die beunruhigendere Antwort ist, dass die etablierte Forschung die
intervenierende Maßnahmen am Lebensstil aufgegeben hat, ohne es überhaupt versucht zu haben – und das trotz der vielen Forscher, die mittlerweile anerkennen, dass der Lebensstil die Alzheimer-Krankheit beeinflusst.[28] Die staatlichen US-Forschungsinstitute NIH und die National
Science Foundation (NSF) und ähnliche führende Forschungsorganisa-
tionen lehnen eine Änderung der Lebensweise kategorisch ab. Sie meinen, es lohne sich nicht. Sie behaupten, dass Interventionen für die Allge-
meinheit schwierig, wenn nicht gar unmöglich sind und dass Programme
zur Lebensführung keine nachhaltige Veränderung bewirken. Obwohl
bescheidene Forschungsmittel für einfache Interventionen bereitgestellt
werden, um die Auswirkungen des Lebensstils auf die geistige Gesundheit
zu untersuchen (zum Beispiel eine bestimmte Ernährung oder ein einfaches Bewegungsprogramm), sind diese nicht umfassend genug. Deshalb
werden sie auch nie wirklich den Einfluss beleuchten können, den der Lebensstil in Wahrheit hat. Das große Geld fließt in Einzelmolekülstudien,
die, wie wir gesehen haben, in vielerlei Hinsicht fehlerhaft sind. Und selbst
wenn manche Forscher die Krankheit breiter untersuchen wollten, wären
sie nicht in der Lage, eine vielschichtige, multivariable Forschung aufzustellen. Die Finanzierung kommt natürlich von Pharmaunternehmen, die
an der Patentierung von Medikamenten in Tablettenform interessiert sind,
und über Forschungsstipendien, ausschließlich an Forscher vergeben, die
an das Einzelmolekülmodell der chronischen Krankheit glauben.

Jeder, der schon einmal zu einem Hausarzt oder Neurologen gegangen
ist, weiß, dass diese Einstellung auch die klinische Praxis prägt. Ärzte erfahren in ihrer Ausbildung praktisch nichts über Prävention. Sie durchlaufen zwölf Jahre (oder mehr) Ausbildung auf höchstem Niveau, was Krank-
heitserkennung und -management angeht, und hatten dabei vielleicht zwei
Pflichtvorlesungen über Prävention. Dieser stark verengte kurzsichtige
Ansatz in Sachen Allgemeingesundheit führt dazu, dass Ärzte nur das glauben, was sie auch gelernt haben, und das ist der Grund, warum fast alle von
ihnen Prävention und Verhaltensänderung ablehnen. Die meisten Ärzte

haben noch nie ein Beispiel für gut konzipierte, effektive Lebensstil-Anpassungen gesehen, und das Gesundheitssystem bietet ihnen weder Zeit noch Raum, dies einmal zu versuchen (der durchschnittliche Hausarzt verbringt zwischen zehn und 15 Minuten mit jedem Patienten). Den wenigen Ärzten, die sich dann doch mit dem Lebensstil beschäftigen wollen, läuft die Zeit davon oder sie wissen einfach nicht, wie. Jeder Patient, der unter kognitiven Beeinträchtigungen leidet, sollte jedoch die Risikofaktoren kennen. Nur tut das keiner. Und wegen des allwissenden, starren Ansatzes der Ärzte sind die Patienten oft zu eingeschüchtert, um sich zu äußern und Fragen zu stellen.

In der Tat gibt es ein paar mutige Wissenschaftler, die trotz der hohen Hürden Lebensstilforschung betreiben, und die Daten, die wir jetzt haben, sind wirklich bemerkenswert: Die richtige Ernährung und Bewegung senken das Risiko, dass aus einer leichten kognitiven Beeinträchtigung eine Demenz wird. Es verringert auch Ihr Risiko, dass Sie überhaupt kognitive Einbußen erleiden. Und doch hält sich die Medienberichterstattung darüber in Grenzen, genauso wie das wissenschaftliche Interesse. Eine Verschwörung ist das nicht: Es handelt sich einfach nur um eine kulturelle Abspaltung. Die Forschung ist einseitig, die klinische Umsetzung ist es und unser Verständnis nicht minder. Aber wenn wir unser Verständnis erweitern, wenn wir die Mythen und Missverständnisse über Alzheimer hinter uns lassen, dann können wir den Ansatz revolutionieren, wie wir diese Krankheit bekämpfen.

Die Lösung liegt auf der Hand

Trotz aller Mythen und Missverständnisse, trotz der zahlreichen gescheiterten klinischen Studien und fehlgeleiteten Theorien ändert sich etwas. Die Forschung hat die Modifikation des Lebensstils ganz klar als Heilmittel gegen kognitiven Verfall erkannt. Wir erfahren jeden Tag mehr darüber, wie sich unser Verhalten auf die Gesundheit unseres Gehirns auswirkt. Die Menschen sind zunehmend frustriert über den konventionellen Ansatz im Gesundheitswesen, vor allem wenn es um Alzheimer und Demenz geht.

Das Bewusstsein nimmt zu und das System verändert sich. Progressive Mediziner sind zunehmend daran interessiert, die Ursache einer Krankheit zu finden, anstatt nur Symptome und Risikofaktoren zu behandeln. Bei fast jeder chronischen Erkrankung lässt sich die Ursache auf einen ungesunden Lebensstil zurückführen. Und wenn Patienten ihren Lebensstil ändern, erleben sie bei allen möglichen Erkrankungen eine Besserung der Symptome.

Wir haben auch einen Präzedenzfall dafür, wie man die Veränderung des Lebensstils untersucht und in der klinischen Praxis umsetzt. Dank Dean Ornishs unglaublichem Lifestyle Heart Trial von 1990 wissen wir heute, dass sich die koronare Herzerkrankung – die Todesursache Nummer eins in Amerika und anderen Industrieländern – nicht nur verhindern, sondern in den meisten Fällen durch pflanzliche Ernährung, gemäßigte Bewegungsroutinen und Stressbewältigung sogar zurückbilden lässt.[29] Eine andere Studie ergab, dass Menschen mit einem gesunden Lebensstil ein um mehr als 90 Prozent geringeres Risiko hatten, eine schwere Herzerkrankung zu entwickeln. Dasselbe gilt für Diabetes. Die Forschung belegt mittlerweile, dass Pflanzenkost das Risiko verringert, an Diabetes zu erkranken, und auf jeden Fall den Blutzuckerspiegel verbessert. Eine wegweisende Studie, 2002 im *New England Journal of Medicine* veröffentlicht, ergab, dass eine Lebensstilintervention das Risiko von Diabetes effektiver reduziert als die medizinische Standardtherapie.[30] Eine vier Jahre später durchgeführte Folgestudie hat gezeigt, dass die Teilnehmer ihren veränderten Lebensstil samt reduziertem Diabetes-Risiko auch nach Abschluss ihrer Gesundheitsberatung beibehalten haben.[31] Mit anderen Worten: Sie blieben bei ihrer neuen Lebensweise und waren dadurch gesünder. Neue Forschung zeigt diese lebensstilbedingten Effekte auch bei der Krebstherapie und -prävention auf.

Mittlerweile gibt es Hunderte von Forschungsprojekten und reichlich Forschungsförderung, um Studien über Lebensstil, Herz-Kreislauf-Erkrankungen, Diabetes und Krebs zu unterstützen. Auch schlagen Ärzte nun routinemäßig Lebensstiländerungen bei Patienten mit einem hohen Risiko für diese chronischen Krankheiten vor. Es ist nur eine Frage der Zeit, bis wir das gleiche Gespräch über Lebensstil und Alzheimer führen, und im nächsten Kapitel erfahren Sie mehr über die Forschung, die diesen Zusammenhang ganz zweifelsfrei belegt.

Was die Lebensstilforschung im Zusammenhang mit Herz-Kreislauf-Erkrankungen und Diabetes betrifft, haben wir durchaus Hoffnung. Das gilt auch für die allgemeine Akzeptanz anderer Faktoren als der genetischen im Zusammenhang mit einem hohen Risiko für die Entstehung chronischer Krankheiten. Und vor allem sehen wir Hoffnung in unseren Patienten. Wir glauben nämlich nicht, dass die Leute träge sind oder unfähig, sich zu ändern. Die Menschen, denen wir jeden Tag begegnen, haben Angst. Und sie tun alles, von dem sie glauben, dass es nur irgendwie hilft. In unserer Praxis in Loma Linda haben wir eine proaktive Haltung gegenüber dieser Krankheit beobachtet: das Bedürfnis, die Kontrolle wiederzuerlangen und die Krankheit direkt anzugehen. Das Problem ist jedoch, dass sich unsere Patienten auf die falsche Art und Weise anstrengen. Sie sind überzeugt, dass sie mit Vitaminen und Nahrungsergänzungsmitteln für das Gehirn weiterkommen. Sie geben Milliarden für Denkspiele aus. Sie nehmen an aufwendigen, intensiven Trainingsprogrammen teil, wenn doch ihr tägliches Bewegungssoll gerade einmal 20 Minuten beträgt (die WHO rät zu 150 Minuten moderater Bewegung pro Woche). Sie bringen ihre Angehörigen in renommierte Krankenhäuser, beraten sich mit den besten Neurologen des Landes, während die Lösung sich zu Hause im Kühlschrank präsentiert. Aber niemand sagt ihnen das. Niemand klärt sie über nachhaltige Verhaltensänderungen auf. Niemand glaubt daran, dass sie diszipliniert, und motiviert genug sind, um ein wirklich gesundes Leben zu führen.

Dieses Buch bietet eine andere Perspektive. Wir wissen, dass der derzeitige medizinische hauptsächlich praktizierte Ansatz nicht funktioniert, und wir haben keine Zeit zu verlieren. Warum die gute Lebensstilforschung, die wir haben, weiter ignorieren? Warum annehmen, dass sich die Menschen sich nicht ändern können, dass ein gut durchdachtes Lebensstilprogramm nicht zu einer neuen Sicht auf chronische Krankheiten wie Alzheimer führt? Ja, es stimmt schon, eine Veränderung des Lebensstils macht Arbeit, aber wie wir Ihnen in den kommenden Kapiteln zeigen werden, ist das die einzige Lösung für ein gesundes Gehirn. Und mithilfe unseres NEURO-Plans ist sie für jeden umsetzbar.

KAPITEL 2

Lebensstil als Medizin

Angesichts der vielen Mythen und Missverständnisse, die sich um Alzheimer und die Demenz ranken, kann man leicht verzweifeln. Allein wenn man an die verschwendete Zeit und das viele Geld all der Ärzte, Patienten und Pfleger denkt. Aber dieses Buch heißt nicht umsonst *Die Alzheimer-Lösung*. In diesem Kapitel stellen wir Daten vor, die eindeutig belegen, dass Alzheimer von Faktoren wie der Nahrung, der körperlichen Bewegung und der Schlafqualität abhängen. Sicher könnten wir auch einfach einem Gen die Schuld an dieser schlimmen Erkrankung zuweisen, mit tödlichen Folgen für Millionen. Die Wahrheit ist da schon schwerer zu verdauen, nämlich dass wir Alzheimer durch unser Alltagshandeln hervorrufen und selbst in unsere Haushalte bringen. Aber sie ist auch befreiend, weil sie uns die Kontrolle zurückgibt.

Loma Linda

Das Erste, was uns auffiel, war das Essen. Wir hatten nach unserem Vorstellungsgespräch an der Loma-Linda-Universität in der Cafeteria des Krankenhauses angehalten und das übliche Sortiment erwartet. Jeder, der schon einmal im Krankenhaus war, weiß, dass das meiste Kantinenessen sehr ungesund ist. Da gibt es zwar die obligatorische Salatbar, aber man bekommt auch Burger, Pommes frites, fettige Pizza, zuckerhaltige Desserts, also im Grunde das Ungesundeste, was man sich vorstellen kann und das genaue Gegenteil dessen, was man essen sollte, wenn man krank ist. In Loma Linda aber gab es gegrilltes Gemüse, Bio-Sandwiches, nahrhafte

Suppen – alles vegetarisch. Die gesündesten Dinge waren mit „Nachhaltig leben" gekennzeichnet, damit die Leute genau wussten, was sie sich aussuchen sollten.

Auf der anderen Straßenseite fanden wir den Loma-Linda-Supermarkt vor, mit einer Riesenauswahl an frischen Produkten sowie losen Nüssen, Getreide und Bohnen. Eine Fleischtheke gab es dort nicht. Ein paar Häuser weiter befand sich eins der größten und modernsten Fitnessstudios, die wir je gesehen hatten, und in der Ortsmitte stand die Kirche. Deren Türen standen offen, und wir konnten sehen, wie Menschen jeden Alters einen Moment innehielten, um ihrem Glauben Raum zu geben.

Anschließend besuchten wir ein Pflegeheim und trafen dort Margaret, eine 102-jährige Frau, die noch jeden Tag drei Kilomenter zu Fuß ging. Besser gesagt: Sie machte Power-Walking. Margaret kaufte immer noch selbst ein, engagierte sich in der Kirche der Siebenten-Tags-Adventisten und wusste die Namen aller Schwestern und ihrer Mitbewohner im Heim. Bei vielen älteren Menschen jenseits der 80 und 90 ist das Denken spürbar verlangsamt, aber Margaret war beim Reden so wendig wie eine Frau, die halb so alt war. Sie verkörperte geradezu den gesunden Lebensstil – vegetarisch essen, regelmäßig Sport machen und der Gemeinschaft dienen. Außerdem war sie von Menschen umgeben, die genau wie sie ein erfülltes Leben lebten – bis zum Alter von 90 Jahren oder sogar noch länger.

Loma Linda, eine kleine Stadt etwa 100 Kilometer östlich von Los Angeles in Kalifornien, gilt als einer der gesündesten Orte der Welt. Ein Drittel der rund 25 000 Einwohner sind Siebenten-Tags-Adventisten, deren gelebter Glaube stark mit Gesundheit und Wohlbefinden verbunden ist.[32] Die Religionsgemeinschaft hält den Vegetarismus hoch, außerdem regelmäßige Bewegung, Stressbewältigung und gemeinnützige Arbeit. Rauchen, Trinken und sogar Koffeinkonsum sind nicht erwünscht. Diese ungewöhnlich gesunde, puritanische Lebensweise führt dazu, dass die Adventisten im Schnitt zehn Jahre länger und gesünder leben als die Normalbevölkerung.[33] Diese statistische Aussage allein hat sie weltweit bekannt gemacht. Seit den 1950er-Jahren suchen medizinische Institutionen wie die amerikanische Krebsgesellschaft oder die bereits erwähnten National Institutes of Health in Loma Linda nach Antworten auf die chronischen

Krankheiten, die überall auf dem Vormarsch sind sind, aber diese Gemeinschaft relativ unberührt gelassen zu haben scheinen. Die im Laufe der Jahrzehnte entstandene Forschung hat uns tiefe Einblicke in den Zusammenhang zwischen Lebensstil, Langlebigkeit und der Vermeidung von chronischen Krankheiten gegeben:

- Eine Studie aus dem Jahr 2007[34] ergab, dass die Adventisten, die sich pflanzlich ernährten und auch keine Eier und Milchprodukte aßen, ein geringeres Risiko für Fettleibigkeit hatten als die beiden anderen Gruppen – Vegetarier, die Eier und Milchprodukte aßen, sowie Nichtvegetarier. Die Prävalenz von Diabetes betrug bei den Vegetariern 2,9 Prozent gegenüber 7,6 Prozent bei den Nichtvegetariern. Insgesamt hatten Vegetarier damit im Vergleich zu Nichtvegetariern ein um etwa 50 Prozent geringeres Risiko, an Diabetes zu erkranken.
- Eine weitere Studie an den Adventisten[35] ergab, dass Vegetarier im Vergleich zu Nichtvegetariern ein geringeres allgemeines Krebsrisiko hatten. Das Risiko für spezifisch weibliche Krebserkrankungen lag bei Vegetariern bis zu 34 Prozent niedriger.
- In einer Studie von 2003, veröffentlicht im *American Journal of Clinical Nutrition*[36], verglichen Forscher der Loma-Linda-Universität sechs Studien in puncto niedriger Fleischkonsum und Lebensdauer mit den *Adventist Health Studies*. Letztere sind eine Reihe von Langzeitstudien, die sich mit Lebensstil und Krankheit in einem Patientenkollektiv umfassen, das über 96 000 Personen umfasst. Dabei fand man heraus, dass Menschen, die sich überwiegend vegetarisch ernährten, in vier der sechs Studien eine längere Lebensdauer hatten. (In den beiden anderen Studien konnten sie keine positive oder negative Verbindung zwischen Fleischkonsum und Langlebigkeit ausmachen.)
- Eine Studie von 1993 mit dem Titel *The Incidence of Dementia and Intake of Animal Products*[37] (Demenzhäufigkeit und Konsum tierischer Produkte, Anm. d. Ü.) hat gezeigt, dass in einer Gruppe von über 3000 Personen, die Fleisch aßen – einschließlich derjenigen, die nur Geflügel und Fisch aßen – das Risiko einer Demenz im Vergleich zu Vegetariern doppelt so hoch lag.

Aber es gibt noch viel mehr Studien, die ähnliche Zusammenhänge zwischen der Lebensweise in Loma Linda und der Vermeidung so mancher unserer gefürchtetsten Krankheiten gefunden haben.[38]

Loma Linda ist auch Amerikas einzige sogenannte blaue Zone (Blue Zone)[39], ein Begriff, der durch Dan Buettners Bestseller über Lebensstil und Langlebigkeit, *The Blue Zones*, populär wurde. Blaue Zonen sind Gegenden, in denen Menschen durch optimale Ernährung, Bewegung, Stressbewältigung und sozialen Zusammenhalt messbar länger und gesünder leben. Wie Buettner erklärt, gehören zu den neun Prinzpien des gesunden Lebens in den blauen Zonen:

1. natürliche Bewegung während des Tages,
2. Sinnerfüllung und Zweckbestimmung im Leben,
3. eine gute Stressbewältigung,
4. kein Essen im Übermaß und spät am Abend,
5. eine vorwiegend pflanzliche Ernährung,
6. ein, zwei Gläschen mit Freunden
   (obwohl Adventisten auf Alkohol verzichten),
7. die Verbindung zu einer Glaubensgemeinschaft,
8. das Leben in der Nähe der Familie und ein lebenslanger Partner und
9. den Zugang zu sozialen Netzwerken, die ein gesundes Leben unterstützen.

Derartige Gemeinschaften sind außerordentlich selten. Es gibt nur fünf davon auf der Welt: auf Sardinien, in Okinawa in Japan, auf der Ägäisinsel Ikaria, Nicoya in Costa Rica und Loma Linda in Kalifornien. Buettners wegweisende Forschung über die dort zu beobachtenden Gemeinsamkeiten im Verhalten haben seitdem Wissenschaftler inspiriert, all das wissenschaftlich zu belegen. Städte überall auf der Welt haben Elemente aus den blauen Zonen in der Hoffnung übernommen, dass sich bei ihren Bewohnern das Risiko für chronische Erkrankungen verringert und diese sich einer gleichermaßen guten Gesundheit und Langlebigkeit erfreuen.

Als wir Loma Linda entdeckten, standen wir karrieretechnisch an einem Scheideweg. Wir hatten unser Studium absolviert, weil die Neurologie unsere Berufung war, und dann mit dem praktischen klinischen Teil weitergemacht. Wir bekamen stipendienfinanziert die beste klinische Ausbildung überhaupt und hatten die Gelegenheit, an der Spitzenforschung teilzunehmen. Wir glaubten immer noch, dass die einzige Hoffnung auf Heilung bei chronischen Erkrankungen wie Alzheimer in der medikamentösen Behandlung läge. Beide hatten wir die mechanistische Einzelfallbetrachtung verinnerlicht, genau jenen einseitigen Forschungsansatz, den wir im ersten Kapitel beschrieben haben. Aber allmählich machte sich doch Unbehagen in uns breit.

Ayesha war Forschungsassistentin und Mitkoordinatorin einer vom University College in San Diego beauftragten Studie, bei der mithilfe funktioneller MRT-Bildgebung alzheimerbezogene Veränderungen im Gehirn ermittelt wurden. Die Teilnehmer – bei allen war bereits in der engeren Verwandtschaft Demenz aufgetreten – wurden im Alter von 50 oder 60 Jahren untersucht. Und obwohl davon auszugehen war, dass man Alzheimer in seiner Entwicklung sehen konnte, waren weder Interventionen noch Behandlungen Teil der Studie. Als Ayesha die Gehirnscans überprüfte, sah sie, dass manche Probanden frühe Anzeichen von Alzheimer aufwiesen, und doch gab es nichts, was sie tun konnte. Sie wusste, dass diese Menschen irgendwann die Krankheit bekommen würden, dass sie fortschreiten würde, bis sie der Tod ereilen würde. Es gab keine Möglichkeit, etwas aufzuhalten oder zu verlangsamen. Alle wiederholten beständig, was man auch ihr beigebracht hatte: Die Alzheimer-Krankheit lässt sich nicht verhindern.

Auch Dean machte ähnlich ernüchternde Erfahrungen als Fellow einer Sektion für experimentelle Heilungsansätze bei den National Institutes of Health (NIH), *der* landesweiten amerikanischen medizinischen Instanz. Bei seiner Mitarbeit an vielen klinischen Studien war alles, was er sah, genau jener mechanische Ansatz, der weder den Menschen als Ganzes noch die Krankheit als Ganze und genauso wenig den ganzen komplexen zeitlichen Ablauf berücksichtigte. Alzheimer-Patienten bekamen Medikamente, die auf einzelne Aspekte der Erkrankung abzielten, doch wussten er und die anderen Forscher, dass die Krankheit viel komplexer war als das. Er betreute Patienten mit vielen verschiedenen Demenzformen (darunter die progressive supranukleare Blickparese, eine neurodegenerative Erkrankung mit Parkinson-Merkmalen und Demenz). Manche Patienten bekamen Infusionen direkt ins Gehirn. Alle diese Versuche scheiterten. Dabei spielte es keine Rolle, ob es sich um eine Pille, einen Antikörper oder eine Hirnoperation handelte. Nichts schien zu funktionieren.

Die Forschung führte zu nichts, aber das war längst nicht so frustrierend wie die klinische Praxis. Im Grunde konnten wir unseren Patienten nicht viel mehr bieten als eine Diagnose. Wir mussten ihnen sagen, dass es für ihre Krankheit keine Therapie gab. Jedes Mal, wenn wir den Ausdruck des Schreckens auf ihren Gesichtern wahrnahmen – jeder einzelne Familienangehörige malte sich aus, was jetzt kommen würde –, fühlten wir uns immer hilfloser. Die Realitäten unseres Berufes wurden uns allmählich bewusst. Wir saßen in einem krankheitsbasierten System fest, das kaum etwas mit Gesundheit zu tun hatte – und doch haben wir nie daran gedacht, aufzugeben. Wir hatten es uns zur Lebensaufgabe gemacht, nach einem Heilmittel für diese verheerende Krankheit zu suchen. Als junge Ärzte hatten wir uns im Ausland kennengelernt, und schon als wir uns das erste Mal unterhielten, fanden wir heraus, dass unsere beiden Großväter an Demenz gelitten hatten. Das war also der Weg, den wir beschreiten sollten, aber wir fragten uns doch, ob es eine gangbare Alternative gebe, um die Menschen zu erreichen und etwas zu tun, bevor die Symptome auftauchten und alles verloren war.

Eines Abends, das war noch an am University College San Diego, besuchten wir einen Vortrag von Dr. Elizabeth Barrett-Connor, der Initiatorin und Leiterin der Rancho Bernardo Heart and Chronic Disease Study. Sie und ihr Forscherteam hatten über 20 Jahre lang Daten über Lebensstil und kognitive Funktionen bei Männern und Frauen gesammelt. Dabei hatten sie geschlechtsspezifische Unterschiede bei älteren Menschen mit kognitivem Verfall festgestellt.[40] Auch hatten sie herausgefunden, dass es eine Verbindung zwischen Demenz und Rauchen sowie Alkoholkonsum gab. An diesem Abend waren wir fasziniert von dem, was Wissenschaftler über alzheimerrisikobezogene Gewohnheiten und Alltagsverhalten in Erfahrung gebracht hatten. Wir fragten uns, wie viel Literatur es wohl über die Risikofaktoren für kognitiven Niedergang geben mochte.

Nun fingen wir an, systematisch Publikationen in hochrangigen Fachzeitschriften zu sichten, untersuchten ganze Jahrgänge von Studien über den Zusammenhang von Lebensstil und chronischen Erkrankungen wie die koronare Herzerkrankung, Schlaganfall, Diabetes und Krebs. Dabei hofften wir immer auf Erkenntnisse, die auch bei Alzheimer eine Rolle spielten. Eine Studie etwa zeigte, dass der Verzehr von Nüssen das Risiko von Herzerkrankungen senkt,[41] eine andere, dass der Verzehr von Früchten das Risiko von Lungenkrebs senkt. Die Nurses' Health Study und die Health Professionals Follow-Up Study haben uns gezeigt, dass die schrittweise Erhöhung des Obst- und Gemüsekonsums das Schlaganfallrisiko jeweils um 6 Prozent senkte. Eine separate Nachanalyse der Nurses' Health Study hatte ergeben, dass das Schlaganfallrisiko von Frauen, die eine überwiegend mediterrane Ernährung mit hohem Anteil an Obst, Gemüse, Hülsenfrüchten, Nüssen und Fisch aßen, um 29 Prozent geringer war als bei Frauen, die eine westliche Standardernährung mit hohem Zuckergehalt und vielen verarbeiteten Lebensmitteln aßen.[42] Die Cardiovascular Health Study[43] wiederum zeigte, dass Fettleibigkeit in der Lebensmitte das Risiko einer Demenz um 40 Prozent erhöht. Wissenschaftler der Columbia University kamen zu dem Schluss, dass allein der Faktor hoher Insulinspiegel bei älteren Menschen für 39 Prozent aller Alzheimer-Fälle sorgte.[44]

All diese chronischen Krankheiten schienen in einem Zusammenhang zu stehen. Was gut für das Herz und die Nieren war, schien auch gut für das Gehirn zu sein. Eine Vollwerternährung auf pflanzlicher Basis war bei Weitem die beste Ernährung bei all diesen Krankheiten – nicht eine einzige Studie zeigte Vorteile des Fleischverzehrs. Je länger wir darüber nachdachten, desto sinnvoller schien das. Der Körper besteht aus miteinander verbundenen Teilsystemen, und das Gehirn ist eins davon. Warum sollte es nicht durch unsere Ernährung, unsere Bewegung und unseren allgemeinen Gesundheitszustand beeinflusst werden? Menschen, die gesünder lebten, konnten offensichtlich bestimmte chronische Krankheiten vermeiden. Was wäre, wenn es auch einen Weg gäbe, Alzheimer zu vermeiden?

Ein paar Monate später lasen wir *The Blue Zones* und stellten fest, dass es gleich nebenan so einen Hotspot der Gesundheit gab. So viel war über Loma Linda und Herzerkrankungen, Diabetes und sogar Krebs veröffentlicht worden, aber es gab nur wenige frühe Studien über Demenz. Seit fast zehn Jahren war nichts mehr zu Alzheimer und der Loma-Linda-Population veröffentlicht worden, und wir fragten uns, ob man den Zusammenhang zwischen kognitivem Verfall und Lebensstil näher untersucht hatte. War es möglich, die bisherigen Ergebnisse zu replizieren oder mehr darüber zu erfahren, welches Verhalten gesundheitlich den größten Schutz bot? Und wenn es so einen deutlichen Zusammenhang gäbe, hätten wir dann nicht schon davon gehört?

Wir wussten, dass die Lebensstilforschung uns mit dem Forschungsestablishment in Konflikt bringen würde. Unsere Mentoren warnten uns, dass wir unsere Karriere, unseren Ruf als Kliniker und Forscher riskieren würden. Gleichzeitig war uns klar, dass wir, wenn wir uns dem gleichen kurzsichtigen Ansatz widmen würden, niemals etwas Substanzielles beitragen und unseren Patienten nicht helfen würden. Für uns als Ärzte grenzte es an Verantwortungslosigkeit, diese Option nicht zu prüfen und zu erfahren, was sie im Kampf gegen Alzheimer bedeuten würde. Also gingen wir das hohe Risiko ein. Wir fuhren nach Loma Linda, neugierig, aber zugleich auch mit gedämpften Erwartungen. In unserer Forschung würden wir objektiv sein und unnachgiebig. Die Ergebnisse müssten schon sehr überzeugend sein, um uns von der Bedeutung des Lebensstils zu überzeugen.

An die Arbeit

Unsere Klinik – das Memory and Aging Center am Loma Linda University Medical Center – gab uns damals die Möglichkeit, die Dinge anders zu machen. Zunächst machten wir die Standard-Bluttests und suchten nach den typischen Anzeichen wie Vitamin B_{12}, Folsäure, HDL („gutes") Cholesterin und LDL („schlechtes") Cholesterin, allgemeine Entzündungszeichen, Nüchternblutzucker, Insulin, glykiertes Hämoglobin (HbA1, ein Maß für den Zuckerspiegel der letzten drei Monate) sowie Schilddrüsenhormone und wir führten viele andere Labortests durch. Hinzu kamen ausführliche neuropsychologische Tests und Hirnscans, um das Ausmaß und die Art des Rückgangs der kognitiven Leistungsfähigkeit eines Patienten zu bestimmen. Darüber hinaus wollten wir auch umfassende Daten über das Leben unserer Patienten erheben, etwa wie sie im Alltag lebten und wie ihre Lebensweise das Risiko, an Alzheimer zu erkranken, beeinflusst haben mochte. Dazu haben wir detaillierte Fragebögen zu Ernährung, körperlicher Aktivität, Schlafgewohnheiten, Stress und allgemeiner psychischer Gesundheit (einschließlich Depressionen) erstellt.

Wir haben unser medizinisches Vorgehen so gestaltet, dass die Familie darin als System vorkommt. Jeder, der aufgenommen wurde, musste mindestens zwei Familienmitglieder mitbringen, gerne auch mehr. Wir wussten, dass Familien ein ganz wesentliches Unterstützungssystem für diejenigen sind, die mit Alzheimer zu kämpfen haben, und wir wussten auch, dass der Lebensstil oft von der Familie geprägt wird. Wenn wir mehr über die Kultur der Ernährung und Bewegung innerhalb einer familiären Einheit erführen, könnten wir mehr Einblick in das Verhalten gewinnen, das die kognitive Gesundheit beeinflusst, und vielleicht sogar verhindern, dass noch jemand anderes in der Familie Alzheimer bekommt. Ehepartner waren besonders wichtig. Wie bereits erwähnt, haben die Partner von Demenzkranken ein um 600 Prozent höheres Erkrankungsrisiko im Vergleich zur Normalbevölkerung (Kontrollgruppe), und das hat nicht nur mit dem Stress zu tun.[45] Gemeinsame Lebensstilrisiken sind ein wichtiger Faktor für die Gesundheit von Langzeitpaaren. Einer der Hauptschwerpunkte unserer Forschung in Loma Linda ist daher die Erkrankungshäufigkeit von Ehepartnern, bei denen einer oder beide an kognitiven Beeinträchtigungen leiden.

Alte Leute sahen wir überall in Loma Linda. Frühmorgens gingen wir immer in das supermoderne Fitnessstudio auf dem Campus und bekamen dort mit, dass 90-Jährige mehr Bizepscurls schafften als wir. Man musste nur in die Innenstadt von Loma Linda gehen, um zu sehen, wie sich die statistischen Werte bei der Langlebigkeit im wahren Leben anfühlten. Zunächst hatten wir das Gefühl, dass wir kein Problem haben würden, Patienten zu finden. Immerhin waren wir die einzige Demenzeinrichtung in der Gegend um Loma Linda. Und weil die Bevölkerung gut gebildet und gesundheitlich interessiert war, würden die Leute schon kommen. Das jedenfalls nahmen wir an. Wir warteten und warteten.

Damals gingen wir zunächst die bestehende Fachliteratur zum Thema Lebensstil und Alzheimer durch. Wir wollten alles in Erfahrung bringen, was jemals veröffentlicht wurde. Zusammen haben wir dann umfassende Reviews zum Thema Ernährung und den drei wichtigsten Erkrankungen des Gehirns verfasst: Demenz, Parkinson und Schlaganfall.[46] Eine Studie von Forschern der Columbia-Universität zum Beispiel besagte,[47] dass bei den Probanden, die sich nach der Mittelmeerdiät ernährten, das Risiko, an Alzheimer zu erkranken, 40 Prozent niedriger war als bei denen, die die amerikanische Standarddiät zu sich nahmen. Diese besteht aus viel Fleisch, Milchprodukten und raffiniertem Getreide, Zucker und Fett, wenig Obst und Gemüse.

Die gleiche Forschungsgruppe schaute sich auch das Essverhalten im Hinblick auf das Risiko an, eine leichte kognitive Beeinträchtigung (MCI, Mild Cognitive Impairment) zu bekommen.[48] Auch hier reduzierte die Mittelmeerdiät das Risiko um 28 Prozent. Bei den Probanden, die trotzdem unter MCI litten, war das Risiko, an Alzheimer zu erkranken, um 29 Prozent niedriger. Eine andere Studie in unserer umfassenden Literaturbewertung fand ein ähnliches Muster bei Parkinson[49]: Bei einer fast ausschließlich vegetarischen Mittelmeerdiät war das Risiko, an Parkinson zu erkranken, um 14 Prozent verringert. Eine Studie von 2012, in *Movement Disorders* veröffentlicht, verglich 249 Parkinson-Patienten mit einer Kontrollgruppe. Die Forscher fanden heraus, dass eine höhere Aufnahme von Vitamin-E-reicher Nahrung das Parkinson-Risiko um ganze 55 Prozent verminderte. Uns war klar, dass es nicht einen einzigen pharmazeutischen Wirkstoff auf der Welt gab, der es mit diesem Ergebnis aufnehmen konnte.

Außerdem hatten wir Zugriff auf die Datenbank der Adventist Health Studies, die Grundlage all der Studien bezüglich des Lebensstils über die Loma-Linda-Gemeinschaft. Dabei konnten wir auf ein breites Spektrum von Teilnehmern blicken, die den California Verbal Learning Test mitgemacht hatten. Das ist ein bewährter neuropsychologischer Test zur Bestimmung von verbalen Fähigkeiten und Gedächtnis. Nachdem wir die Parameter von Alter, Nationalität/Herkunft und Bildungsniveau herausgerechnet haben, konnten wir feststellen, dass – für zwei der kognitiven Variablen, die wir getestet haben – die Menschen, die sich pflanzlich ernährten, im Durchschnitt ein um 28 Prozent geringeres Risiko einer kognitiven Beeinträchtigung hatten. Vegetarier schnitten besser ab als Pescetarier (Vegetarier, die auch Fisch essen) und Allesesser. Was die Aufnahme von tierischem Eiweiß und dessen Wirkung auf die Gehirnfunktion betraf, gab es einen Anhaltspunkt: Je weniger Fleisch jemand aß, desto gesünder blieb das Gehirn im Laufe der Zeit.

In der Klinik zeichnete sich schon bald ein Muster ab: Bei unseren Alzheimer-Patienten kamen nur ganz wenige von den Adventisten, und je mehr Leute wir zu Gesicht bekamen, desto neugieriger wurden wir auf die Bevölkerungsgruppen und deren kognitive Gesundheit in der Nachbarschaft. Wir führten Gespräche über gesundes Altern, unsere Klinik und unsere Forschung. Eines Nachmittags hielt Dean einen Vortrag in einer katholischen Kirche am Stadtrand von Loma Linda, einer sozioökonomisch schwächeren Gegend. Das Publikum war sehr gemischt, die Kirche voll. Nach dem Vortrag gab es eine Riesenschlange – alle hatte Fragen. Als Dean mit all diesen Leuten sprach, wurde ihm klar, dass er hier genau das Ergebnis eines ungesunden Lebens vor sich hatte. Bei fast allen älteren Leuten hier gab es die eine oder andere Form einer Demenzerkrankung. Ein älterer Afroamerikaner erzählte Dean, dass bei ihm und seiner Frau Demenz festgestellt worden war. Fielen in der Adventistengemeinde Langlebigkeit und Wohlbefinden ins Auge, dann konnte man hier sehen, wie es aussah, wenn chronische Erkrankungen überhandnahmen. Der Unterschied zwischen den beiden Bevölkerungsgruppen war erschütternd: Eine der gesündesten Gemeinden in den Vereinigten Staaten überhaupt lebte unmittelbar neben einer der kränksten.

Die Bewohner von San Bernardino litten, wie wir bald schon erfuhren, in einem viel größeren Ausmaß an Diabetes, Herz-Kreislauf-Erkrankungen, Schlaganfall und Demenz als ihre Nachbarn von Loma Linda. Sie hatten mehr Krankenhausaufenthalte und starben in deutlich jüngeren Jahren. Auch gab es bei der Prävalenz von Alzheimer deutliche rassische und ethnische Unterschiede. Im Jahr 2010 stellte die Alzheimer's Association fest, dass Afroamerikaner zwei- bis dreimal häufiger an Alzheimer erkrankten als

Kaukasier, Hispanics fast doppelt so häufig. In dem Maße, wie wir immer mehr Kirchen und Gemeindezentren erreichten, sahen wir, dass sich der Faktor schlechter gesundheitlicher Allgemeinzustand wie ein roter Faden durch die betroffenen Gemeinden zog. Bei einem Gespräch über gesundes Altern in einer Baptistengemeinde in San Bernardino stellten wir fest, dass dort alle Leute in Führungspositionen Frauen waren. Dean fragte, wo die Männer seien, und der Pastor erklärte, dass von 14 Frauen fünf ihren Mann durch einen Schlaganfall oder eine Herzerkrankung verloren und andere eine Demenz hatten. Das Gesundheitsbewusstsein war insgesamt niedrig, vor allem was den Rückgang der kognitiven Leistungsfähigkeit anging. In puncto Lebensstil hatten die Bewohner von San Bernardino weder Mittel noch Wissen. Das Gefühl der allgemeinen Verwirrung war enorm.

Schon bald arbeiteten wir jedes Wochenende ehrenamtlich und versuchten, das, was wir über Lebensstil gelernt hatten, unter die Leute zu bringen. Immer mehr Patienten kamen in die Klinik, aber kaum jemand aus der Adventistengemeinde. Wen wir vor allem sahen, waren die Menschen aus den umliegenden Gemeinden, die wir durch unsere Gespräche kennengelernt hatten, oder Bewohner von Loma Linda, die keine Verbindung zur Kirche und ihrem Fokus auf ein gesundes Leben hatten. Viele unserer Patienten aßen relativ viel Fleisch und verarbeitete Lebensmittel. Sie machten keinen Sport, hatten Bluthochdruck und einen hohen Cholesterinspiegel, beides Faktoren, die, so viel wussten wir, das Risiko kognitver Einbußen beschleunigten.

Gleichzeitig entdeckten wir mehr und mehr Forschungsarbeiten, die zeigten, wie noch andere Lebensstilfaktoren das Gehirn beeinflussten:

- Die Framingham Longitudinal Study[50] etwa, eine berühmte Langzeitstudie über die Einwohner Framinghams in Massachusetts, hatte zum Ergebnis, dass ein täglicher strammer Spaziergang das Alzheimer-Risiko um 40 Prozent verringerte.
- Chronischer Stress verminderte die Bildung des Nervenwachstumsfaktors BDNF[51], der im Hirn neue Zellen sprießen lässt.
- Forscher der Universität Washington in St. Louis fanden heraus, dass Menschen mit Schlafentzug mehr Amyloid-Plaques im Gehirn hatten.[52]

- In mehreren Studien, die Mitte der 1990er-Jahre durchgeführt worden waren,[53] fanden die Forscher heraus, dass es ein umgekehrt proportionales Verhältnis gab zwischen formaler Bildung und dem Auftreten von Alzheimer. Dies legte nahe, dass eine rege tiefere Verstandestätigkeit das Hirn vor Alterungsprozessen schützte.

Außerdem haben wir eine prominente Studie von der Rush University[54] gelesen, die verschiedene Ernährungsansätze verglich. Dazu testete man die DASH-Diät (Dietary Approach to Stop Hypertension, eine spezielle Diät für Patienten mit Bluthochdruck), die mediterrane Diät und die MIND-Diät, eine Mischung aus beiden. Im Ergebnis reduzierten alle drei Diäten das Risiko, an Alzheimer zu erkranken. Selbst die moderate Befolgung der MIND-Diät verbesserte also die Hirngesundheit. Das aber bedeutete, dass bereits jeder kleine Schritt in Richtung einer Änderung des Lebensstils einen messbaren Effekt hatte. Ayesha durchsuchte weitere Datenbanken danach, ob diese den Einfluss der gesunden Ernährung auf die Gefäßgesundheit des Gehirns bestätigen würden. Dabei wertete sie die California Teachers Study[55] aus, indem sie die Ernährungsgewohnheiten von fast 140 000 Frauen unter die Lupe nahm und ein Ernährungsranking entwickelte. Um zu erfassen, inwieweit die Studienteilnehmer sich wirklich gesund ernährten, wurden positive Werte für Obst und Gemüse vergeben und negative Werte für Süßigkeiten und Lebensmittel mit einem hohen Anteil an gesättigten Fettsäuren, wie etwa aus Fleisch. Dabei fand sie heraus, dass sich für jede positive Veränderung im Ernährungsranking das Schlaganfallrisiko um jeweils 10 Prozent verminderte, ein Beleg dafür, dass es die täglichen Entscheidungen sind, die einen großen Einfluss auf chronische Erkrankungen des Gehirns haben. Diese Studie war für das Gebiet der Lebensstilmedizin so bedeutsam, dass Ayesha von der Amerikanischen Herzgesellschaft den Preis für kardiovaskuläre Krankheitsforschung in der Frauengesundheit erhielt.

Darüber hinaus erhoben wir auch Daten von unseren Patienten. Und sobald sich ein klarer Zusammenhang zwischen Lebensstil und Demenz abzeichnete, hatte das auch Einfluss auf unsere medizinische Praxis. Wir fingen an, den Lebensstil selbst als Medizin zu betrachten. Unsere eigene

Forschung und die vielen Studien aus allen Erdteilen waren so eindeutig, dass wir nicht auf eine randomisierte klinische Studie warten wollten. Bei den kardiovaskulären Erkrankungen hatte sich die Intervention in puncto Lebensstil in der Behandlung und der Heilung unglaublich bewährt. Warum sollte man diese Philosophie nicht auch auf die chronischen Krankheiten, die das Gehirn betrafen, ausweiten? Wir stellten uns die Lebensstilbehandlung wie eine Off-Label-Behandlung vor [die Verwendung eines Medikaments für andere Erkrankungen als bei der Erstzulassung festgeschrieben, Anm. d. Ü.]. Durch sie würden unsere Demenzpatienten besser und gesünder leben. Schädlich wäre sie auf keinen Fall.

Die Familien, so erfuhren wir, waren nicht nur wichtig, was die emotionale Unterstützung anging, sondern von geradezu elementarer Bedeutung, wenn es darum ging, etwas am Lebensstil zu ändern. Sie würden uns Einsicht geben in die Lebensgewohnheiten der Patienten – Dauerfernsehen und Pizzakonsum –, und das würde zeigen, wo wir ansetzen mussten. Je mehr Unterstützung unsere Patienten hatten, desto besser. Wer zu uns kam, würde lernen, wie er oder sie einer Demenz vorbeugen konnte. Wir ermutigten die Menschen, so viele Leute mitzubringen wie möglich. Eine Frau rückte mit 14 Familienangehörigen an. Dean musste die ganze Klinik nach Stühlen abklappern.

Bei jedem Termin reservierten wir nun fünf Minuten für die typischen neurologischen Untersuchungen und die anderen 25 Minuten für die Besprechung der Veränderungen beim Lebensstil. Dabei haben wir einfache Handreichungen zusammengestellt, die auf unseren Forschungsergebnissen und denen der anderen Lebensstilstudien aufbauten. In den Handreichungen erfuhren die Patienten genau, was sie zu essen, wie sie sich zu bewegen und was sie sonst noch für ihr Gehirn machen konnten. Später fügte Ayesha hirngesunde Rezepte hinzu. In der Klinik waren wir für unsere vielen Arbeitsblätter berüchtigt, mit denen wir unsere Lebensstilinterventionen nachverfolgten, im Übrigen dieselben Arbeitsblätter, die Sie auch im NEURO-Plan im zweiten Teil dieses Buches vorfinden. Um eine Änderung der Lebensgewohnheiten zu erwirken, war es ganz wichtig, dass wir herausfanden, wo die Stärken und Schwächen eines Patienten lagen. Genauso wichtig war die Nachuntersuchung. Dabei sprachen wir auch im

DEAN: DIE MENGE MACHT'S

Nachdem ich überall im Bezirk San Bernardino in Kirchen gesprochen und die drastischen Auswirkungen eines ungesunden Lebens mit eigenen Augen gesehen hatte, beschloss ich, noch mehr zu tun. Die Erkenntnisse aus der Klinik unter die Leute zu bringen, war sicherlich ein guter Anfang, aber die Menschen brauchten mehr als Gemeindegespräche. Ich wollte nicht in der Klinik auf Kranke warten, sondern sie treffen, bevor sie überhaupt krank wurden. Dies ist im Übrigen einer der medizinischen Grundsätze an der Loma-Linda-Universität, und er steht im Widerspruch zu allen medizinischen Einrichtungen, die wir kennen: Tun Sie alles dafür, um Patienten vom Krankenhaus fernzuhalten.

Damals war ich Direktor des Memory and Aging Center an der Uni Loma Linda sowie Forschungsleiter der dortigen neurologischen Abteilung. Obwohl ich nicht gerade viel Zeit übrig hatte, nahm ich das Angebot an, im Department Altern und Gesundheit in San Bernardino County den Vorsitz zu übernehmen. Mir war klar, dass es eine Demenzkrise gab, und wenn ich sie nicht auf Gemeindeebene anging, würde sich das Leiden zukünftig in einer Weise ausweiten, die wir uns jetzt noch gar nicht ausmalen können. Jeden Mittwoch und auch mal am Freitag nahm ich an Meetings teil, oft bis spät in die Nacht. Dort traf ich Pastoren, Wirt-

Namen unserer Patienten mit den verschiedenen Kostenträgern, um eine Kostendeckung zu erwirken, die über das übliche zeitliche Maß hinausging. Uns war klar, dass eine Änderung der Lebensgewohnheiten ein Ding der Unmöglichkeit war, wenn wir den Fortschritt unserer Patienten nicht genau verfolgten. Im Laufe der Zeit wurden unsere Methoden und die Abläufe individueller und auch engmaschiger. Wir bekamen mit, dass sich unsere Patienten trotz ihrer Diagnosen befähigt fühlten und nicht ohnmächtig. Oft hörte man Lachen in unserer Klinik. Wir hatten den Eindruck, dass wir einen ganz neuen Behandlungsstil einführten, einen Weg, Menschen zu erreichen und ihnen zu helfen, ihr Leben zu verändern.

Irgendwann wurde uns klar, dass wir den Bewohnern von San Bernardino genauso helfen konnten wie unseren Patienten. Dean erforschte, wie

schaftsführer, Bürgermeister und Politiker. Ich erzählte ihnen, wie wichtig die kommunale Ebene für die Gesundheit ist. Eine Stadt mit schönen Spazierwegen war der allgemeinen Bewegung förderlich. Auch brauchten die Bewohner Zugang zu frischem Obst und Gemüse, wenn nicht aus Lebensmittelgeschäften, dann aus Gemeinschaftsgärten. Stressabbau konnte in Kirchen und Schulen gelehrt werden. Einflussreiche Menschen sollten die kognitive Gesundheit fördern, indem sie das Leben der Leute leichter machten.

Durch diese Treffen wurde mir klar, dass es zwar viel Verwirrung und mangelndes Wissen gab, aber auch viele engagierte Menschen, die helfen wollten. Ich habe mich gefragt, wie man die Informationen über die Bedeutung des Lebensstils und die Erkenntnisse aus unserer Klinik unter die Leute bringen kann. Nach weiteren Treffen und erhitzten Diskussionen entschloss ich mich schließlich zur Gründung der Healthy Minds Initiative. Im September 2013 haben wir dann in Loma Linda unsere erste Konferenz „Healthy Living, Healthy Aging" abgehalten, um das Bewusstsein für den Zusammenhang von geistiger Gesundheit und Lebensstil zu stärken. Das Motto der Konferenz lautete: „Prävention fängt nicht im Krankenhaus an, sondern bei Ihnen zu Hause".

man Änderungen der Lebensgewohnheiten dort durchführt, wo ungesundes Leben die Norm ist. Er sprach mit der Alzheimer-Gesellschaft, Lebensmittelhändlern vor Ort, älteren Leuten, Familienangehörigen, Leitern von Senioreneinrichtungen und Pflegeheimen, Ärzten sowie Führungskräften aus Religion und Gesellschaft. Überall erkundigte er sich, was die Leute vor Ort wirklich brauchten. Welche Art Intervention wäre angesichts der kommunalen Mittel und Ressourcen, Stärken und Schwächen möglich? Wie könnten Interventionen aussehen, die wenigstens den Hauch einer Chance hatten? Wohin gingen die Bewohner, wenn sie sich informieren und beraten lassen wollten? Zu wem hatten sie Vertrauen? Unser Ziel war nicht, dass am Schluss alle wie die Siebenten-Tags-Adventisten lebten. Wie Ayeshas Forschung zum Thema Schlaganfall gezeigt hat, machte je-

AYESHA: DIE NEUROLOGIN ALS KÖCHIN

Bei der Arbeit mit Patienten im Rahmen meines Schlaganfall- und Epide-
miologie-Stipendiums an der Columbia University ist mir klar geworden,
dass hinter all der Wissenschaft, hinter all den statistischen Analysen und
Papers, die Jahr für Jahr in angesehenen Fachzeitschriften veröffentlicht
werden, der Teller mit Essen auf dem Tisch steht. Der größte Faktor für
unsere Gesundheit ist auf lange Sicht das, was wir drei- bis viermal am
Tag zu uns nehmen. Ob ich Patienten in der Klinik oder während einer
Forschungsstudie sah, nie ging es dabei um die Berechnung des Ernäh-
rungsadhärenzwerts oder die wegweisenden Arbeiten unserer Vorbilder
und Mentoren wie etwa Nikolaos Scarmeas von der Columbia University
oder Walter Willett aus Harvard. Das alles hatte keine Bedeutung, wenn
ich Patienten, die einen Schlaganfall gehabt, kognitiv beeinträchtigt waren oder an Alzheimer litten, davon überzeugen wollte, sich gesund zu
ernähren. Keiner würde sich an einen Ernährungsplan halten, wenn das
Essen nicht schmeckte.

Man könnte sagen, dass ich Essen ziemlich klasse finde. Oft sah ich
mir Kochshows an und stellte mir dann die Frage: *Wie kann ich dieses
Rezept so verändern, dass es gesund ist?* Cholesterin im Fleisch war
für Schlaganfallpatienten und Menschen mit kognitiver Beeinträchtigung
nicht gut. Zu viel Salz erhöhte den Blutdruck. Butter würde zu Plaques
führen und Zucker den Insulinspiegel hochschießen lassen. Wenn es mir
gelang, etwas Gesundes zu kreieren, das gleichzeitig lecker war, konnte
ich die Gesundheit meiner Patienten wirklich positiv beeinflussen.

Das Thema hat mich so interessiert, dass ich mich beim Natural Gour-
met Institute einschrieb, einer Kochschule, die stolz auf ihren Lehrplan
für gesundes Kochen verweist. Ich erinnere mich noch, wie ich im Arzt-
kittel zum Unterricht eilte und ganz gespannt auf die nächste Lektion
war. Damals lernte ich, wie man Soßen und Dressings zubereitet, wie
man richtig Gemüse putzt und zubereitet – Grünkohl ist viel handlicher,
wenn er dünn geschnitten und richtig mariniert wird; warme Salate sind
manchmal besser als kalte; aus Nüssen lässt sich ein cremiges Salatdressing herstellen. Dann habe ich mich auch für einen vegetarischen On-
linekochkurs angemeldet, um meine Köchinnenausbildung fortzusetzen.

Eines der Dinge, die ich schon früh in meiner klinischen Arbeit gelernt habe, war, dass es den Menschen schwerfällt, auf Käse zu verzichten. Und doch ist dieser eine der Hauptquellen für gesättigte Fettsäuren, was ihn für Schlaganfallpatienten gefährlich, wenn nicht sogar tödlich macht. Ich dachte mir, eine Käsealternative wäre ein prima erster Schritt in die richtige Richtung. Also habe ich nach vielen Stunden in der Küche eine Queso-Blanco-Soße kreiert, die zu Gemüse oder Makkaroni passt und überhaupt als Ersatz für Käse dienen kann, ob auf Brot oder zum Überbacken. Mein rein pflanzlicher „Käse" besteht aus Cashewkernen, Nährhefe, Zitrone, Mandelmilch und Knoblauch. Er ist frei von gesättigten Fetten, enthält aber stattdessen gesunde Fette, Vitamine und Mineralien aus den Cashewkernen. Die Nährhefe ist eine prima Vitamin-B_{12}-Quelle. Doch vor allem schmeckte er meinen Patienten. Dann habe ich auch noch ein paar originelle Salatdressings entwickelt, da ich wusste, dass Salate, angemacht mit fettreichen, gezuckerten Fertigsoßen, den gesundheitlichen Nutzen von Gemüse wieder zunichtemachten. Ich musste beim Rezeptemachen ganz schön experimentieren, und es gab auch Misserfolge. Aber das trieb mich nur noch mehr an. Gesundes musste auch lecker sein, und das ohne Kompromisse bei den Zutaten. Gesundes Leben fängt beim Essen an. Das Verschreiben von Rezepten bewirkt oft mehr als verschriebene Medikamente.

der kleine positive Schritt einen Unterschied für die geistige Gesundheit aus. Unabhängig von der Kultur oder der traditionellen Küche können wir alle mehr Gemüse essen und dafür weniger Zucker, gesättigte Fette und Frittiertes. Wir alle können uns in irgendeiner Form bewegen, selbst in den eigenen vier Wänden. Unterstützung und Wissen kann aus den Gemeinden selbst kommen. Eine Änderung der Lebensgewohnheiten kann funktionieren, solange sie nur konkret, individuell und kulturspezifisch ist.

Zu behaupten, dass unsere Erkenntnisse den Verlauf unseres Lebens als Ärzte verändert habe, ist noch stark untertrieben. Was wir entdeckt haben, hat unser ganzes Denken über Demenz, kognitive Gesundheit und die Zukunft der Alzheimertherapie komplett verändert – und wir haben dieses Buch geschrieben, um Ihnen davon zu berichten. Von den ungefähr 2500 Demenzkranken, die wir in unserer Klinik gesehen haben, waren nur 19 – das sind weniger als ein Prozent – gesund lebende Vegetarier. Das typische Leben in und um die Adventistengemeinde in Loma Linda hatte eine wegweisende Forschung zu Herzerkrankungen, Diabetes und Krebs hervorgebracht. Und all das sollte für das Gehirn nicht weniger wichtig sein. Vegetarische Ernährung, regelmäßiger Sport, Stressbewältigung und ausreichend Schlaf, dazu eine gute Gemeinschaft boten Schutz gegen den kognitven Verfall und auch gegen andere chronische Erkrankungen. Das konnten wir mit eigenen Augen sehen. Insgesamt haben unsere weitreichenden Übersichtsarbeiten, Studien und klinischen Daten zu signifikanten Erkenntnissen über Ernährung und Lebensstil geführt, die in der Alzheimer-Forschung sonst nicht zu finden waren. Die Lösung für Alzheimer, da waren wir uns jetzt sicher, würde nicht in Tablettenform kommen, sondern hatte mit der Lebensweise zu tun.

Aber es gab auch andere Erkenntnisse im klinischen Alltag, die man kaum glauben mochte. Eine Patientin zum Beispiel lebte praktisch von Keksen und Kuchen. Ihr glykierter Hämoglobinspiegel betrug 13 (was ein HbA1c-Bluttest ergeben hatte, der den durchschnittlichen Blutzucker über einen Zeitraum von drei Monaten ausweist); ein Wert von 6,5 oder mehr gilt als diabetisch. Sie fing an, Namen zu vergessen, und hatte bei der Arbeit mit einfachen Aufgaben zu kämpfen, was ihr beides große Angst machte. Wir halfen ihr bei der Ernährungsumstellung, und drei Monate später war ihr HbA1c-Wert auf 6 gesunken. Zu allem Überfluss hatte sich nach eigenen Aussagen auch noch ihr Nebel im Kopf gelichtet. Ein anderer Patient fing mit morgendlichen Spaziergängen an und wusste zu berichten, dass er seitdem klarer zu denken vermochte als in den Jahrzehnten zuvor. Eine neuropsychologische Kontrolluntersuchung bestätigte, dass sich sein Gedächtnis tatsächlich verbessert hatte. Eine Frau im Frühstadium einer kognitiven Beeinträchtigung hatte Läsionen der weißen Substanz (dabei bildet sich die sogenannte weiße Substanz im Gehirn zurück). Ein Jahr nachdem sie angefangen hatte, sich vegetarisch zu ernähren, konnte man auf dem MRT erkennen, dass sich ihr Hippocampus vergrößert hatte. Immer wieder zeigten uns die Patienten, dass der Lebensstil nicht nur das Fortschreiten der Alzheimer-Krankheit verlangsamen, sondern sogar kognitive Symptome umzukehren vermochte. Lebensstil war nicht nur Prävention, sondern Teil der Therapie.

Wir haben mittlerweile Hunderte solcher Geschichten, von denen wir Ihnen zum Teil im zweiten Teil des Buches auszugsweise berichten. In dem Maße, wie neue Studien über den Lebensstil veröffentlicht wurden und wir unsere Patientenprotokolle immer wieder überarbeitet haben, haben sich folgende Faktoren zur Erhaltung und Optimierung der kognitiven Leistungsfähigkeit für uns herauskristallisiert:

- Fleisch ist schlecht für das Gehirn. Eine vollwertige vegetarische Ernährung mit viel Gemüse, Obst, Bohnen, Vollwertgetreide und gesunden Ölen ist genau das, was das Gehirn benötigt.
- Bewegung erhöht die Anzahl der Gehirnzellen und ihre Verbindungen untereinander.
- Durch chronischen Stress kommt es im Gehirn zu Entzündungen, die es in seiner Struktur verändern und den Abtransport von schädlichen Stoffwechselprodukten behindern.
- Erholsamer Schlaf ist wichtig für die Kognition und die Gesundheit insgesamt.
- Bildung und anspruchsvolle kognitive Beschäftigungen schützen das Gehirn vor Abbauprozessen, selbst noch in fortgeschrittenem Alter.
- Sozialer Rückhalt und eine sinnvolle Betätigung im eigenen Umfeld hat definitiv Einfluss auf die Art und Weise, wie Ihr Gehirn altert.

Das bestätigen auch die neuesten Studien. In der finnischen FINGER-Studie (Finnish Geriatric Intervention Study to Prevent Cognitive Impairment and Disability) von 2015 schnitten die Teilnehmer, die mehr Gemüse aßen, sich regelmäßig bewegten, sich geistig betätigten und Herz-Kreislauf-Risiken behandeln ließen (etwa Diabetes, Bluthochdruck und hohes Cholesterin), deutlich besser bei kognitiven Tests ab als die Teilnehmer, die lediglich die medizinische Standardbehandlung bekamen. Es handelt sich um die erste Studie überhaupt, die belegt hat, dass man mit einem umfassenden Präventionsprogramm selbst Alzheimer-Hochrisikopatienten vor dem geistigen Verfall bewahren kann. Derlei Interventionen sind nicht nur medizinisch geboten, sondern auch in der Breite sinnvoll und allen möglich.

Den Erfolg planen

Nicht zuletzt durch unsere Unternehmungen und die Zusammenarbeit mit verschiedenen Partnern haben wir unseren Alzheimeransatz schließlich komplett überdacht und infrage gestellt. Mittlerweile führen wir die bislang umfassendste Forschung durch, die sich je mit lebensstilbedingten Risikofaktoren und der Entwicklung von neurodegenerativen Erkrankungen befasst hat. Unser Lebensstilprogramm an der Loma-Linda-Universität ist eines der anspruchsvollsten weltweit – wir verwenden die neuesten Bildgebungsverfahren, die neuesten Biomarker- und neuropsychologischen Tests sowie ein Verhaltensprogramm, das weitreichender und individueller ist als alles, was bisher entwickelt wurde. Ayesha ist mittlerweile eine anerkannte Expertin für Ernährung, Stressbewältigung und Schlafverhalten geworden. Dean wiederum hat sich auf die Rolle der Bewegung spezialisiert sowie darauf, wie man die schier unerschöpfliche Leistungsfähigkeit des Gehirns mittels anspruchsvoller kognitiver und sozialer Aktivitäten weiter stimuliert und dies den Menschen individuell, aber auch gesellschaftlich nahebringt.

Und das hier sind die Grundlagen unseres persönlichen, ganz besonderen NEURO-Plans:

Ernährung: eine Vollwerternährung unter Vermeidung von zu viel Zucker, zu viel Salz und verarbeiteten Lebensmitteln.

Bewegung: ein aktiver Lebensstil, der Bewegung in jeder Stunde des Tages vorsieht und sich nicht auf einen Zwischenstopp im Fitnessstudio nach einem ansonsten im Sitzen verbrachten Tag beschränkt.

Entspannung: Stressbewältigung in Form von Meditation, Yoga, Achtsamkeitsübungen, Zeit in der Natur; Unterstützung durch eine tragfähige Gemeinschaft.

Regeneration: sieben bis acht Stunden Schlaf zur Entgiftung mittels einer guten Schlafhygiene; Behandlung von Schlafstörungen; Medikamente und Nahrungsmittel im Auge behalten, die den Schlaf beeinträchtigen können.

Optimierung: multimodale Aktivitäten (wie zum Beispiel Musik machen), die das Gehirn umfassend stimulieren, sowie sinnhafte soziale Interaktionen.

Anhand dieser fünf Elemente erstellen wir ganz persönliche Lebensstilprogramme, die wir Ihnen in den kommenden Kapiteln vorstellen werden. Dabei verändern wir jeweils nur zwei Dinge auf einmal, abgestimmt auf Ihre individuellen Möglichkeiten und Ihre Veränderungsbereitschaft. Wie Sie sehen werden, lassen sich mit unserem supereinfachen Ansatz Veränderungen schrittweise und individuell gestalten.

Wie Sie dieses Buch verwenden

Bevor Sie anfangen, den NEURO-Plan für sich persönlich umzusetzen, möchten wir Ihnen noch ein paar Grundzüge bei der Veränderung der Lebensgewohnheiten ans Herz legen. Sie sind aus unserer Sicht für den Erfolg entscheidend.

Den ganzen Körper ins Visier nehmen

Ein gesundes Gehirn hat immer mit dem ganzen Körper zu tun. Wenn Sie Ihre Risikofaktoren für eine Gefäßerkrankung angehen, etwa Bluthochdruck, einen zu hohen Cholesterinwert oder Mikrogefäßerkrankungen[56], dann tut das nicht nur Herz und Nieren gut, sondern auch Ihrem Gehirn. Wenn Sie sich um Ihren Stoffwechsel und die Hormone kümmern, etwa um Diabetes, Mangelernährung und Immunstörungen zu vermeiden, dann verringern Sie damit auch das Risiko eines Rückgangs Ihrer kognitiven Fähigkeiten. Gesundheit ist immer ganzheitlich: Was für den Körper gut ist, ist auch gut für das Gehirn und umgekehrt. Wie Sie im zweiten Teil erfahren werden, ist es wichtig, dass Sie Ihre persönlichen Gesundheitsrisiken kennen.

Individuelles Vorgehen ist gefragt

Dem individuell zugeschnittenen Vorgehen gehört die Zukunft der Alzheimertherapie. Bei der Behandlung und Prävention bewegen wir uns in Richtung Präzisionsmedizin. Dabei wird das Zusammenspiel von Genen, Umwelt, Abnutzungserscheinungen, Schutzfaktoren und Lebensstil beim Einzelnen berücksichtigt. Eine individuelle Alzheimerprävention, wie sie im NEURO-Plan beispielhaft dargestellt ist, wird in Zukunft Standard sein. Halten Sie im zweiten Teil immer wieder nach Wegen Ausschau, wie Sie den NEURO-Plan persönlich gestalten können, damit er zu Ihren Bedürfnissen passt. Um zu bestimmen, wo Sie stehen, schauen Sie sich zunächst die beiden folgenden Abschnitte an: Das Kapitel *Die sieben Stadien der Demenz* und den Abschnitt über die *Bestimmung Ihres persönlichen Risikoprofils*.

Geben Sie nicht die Verantwortung ab

Eine Änderung des Lebensstils erfordert Konzentration und Anstrengung; sie funktioniert nur, wenn sie dauerhaft und gründlich ist sowie zur Gewohnheitsbildung führt. Wir arbeiten eng mit den Patienten in unserer Klinik zusammen und halten sie durch persönliche Mitteilungen, monatliche Auswertungen und umfassende Untersuchungen alle drei Monate auf dem Laufenden. Dies können Sie auch alles selbst machen, indem Sie die Methoden und Techniken anwenden, die wir Ihnen im zweiten Teil vorstellen. Wenn Sie Ihre Fortschritte sichtbar machen – zum Beispiel auf einem Plan im Wohnzimmer oder auf dem Smartphone –, dann geben Sie bestimmt nicht auf.

Gleichgesinnte finden

Zur Alzheimerprävention gehört auch ein Bewusstsein dafür, wie Sie und die Menschen in Ihrem nahen Umfeld leben. Was essen Sie gemeinsam? Wie bleiben Sie zusammen körperlich aktiv? Wie fördern Sie gemeinsam einen gesunden Lebensstil? Am Anfang unseres NEURO-Plans empfehlen wir Ihnen, sich Unterstützung in der Familie und bei Freunden zu holen. Das hilft Ihnen, und zugleich können andere lernen, wie man sich vor geistigem Verfall schützen kann. Kirchenkreise, Gruppen, Gemeinde- und Bürgerzentren oder Onlineforen sind ebenfalls eine wunderbare Unterstützung. Wir kennen zum Beispiel eine Frau, die keine Hilfe von der Familie oder Freunden gefunden hatte. Daraufhin hat sie in ihrer Kirchengemeinde eigenhändig eine Gruppe *Gesund älter werden* gegründet. Damit war sie so erfolgreich, dass wir ihren Plan noch in vielen weiteren Kirchengemeinden umsetzen konnten. Wenn Sie keine Community finden oder gründen können, dann versuchen Sie es im Internet. Unsere Gruppe finden Sie unter TeamSherzai.com.

Nach all den Jahren der Forschung und klinischen Arbeit ist dies womöglich unsere tiefste Erkenntnis: Geistig und kognitiv gesund zu bleiben hat nicht bloß etwas mit der Vermeidung von Alzheimer zu tun. Alt werden muss nicht zwangsläufig mit geistigem Verfall zu tun haben. Das Gehirn kann, während wir älter werden, sogar noch reifen, was dazu führt, dass wir die Welt komplexer sehen und uns selbst und die Menschen um uns herum wirklich verstehen. Altern kann ein schöner, faszinierender Prozess sein. In der Tat haben Studien gezeigt, dass ältere Menschen, gute Gesundheit vorausgesetzt, glücklicher und zufriedener sind als alle anderen Altersgruppen.

Wir wollen die alte Idee der Weisheit zurückerobern. Wir wollen, dass die Leute neugierig aufs Alter werden und keine Angst davor haben. Wir wollen den Lebensstil nicht nur als Schutz gegen neurodegenerative Erkrankungen in Stellung bringen, sondern auch als Möglichkeit, länger besser zu leben. An unseren Patienten und an uns selbst sehen wir, dass dies möglich ist. Die *Alzheimer-Lösung* wird Ihnen zeigen, wie es geht.

Die sieben Stadien der Demenz

Bei seiner inzwischen berühmt gewordenen Patientin konnte Alois Alzheimer damals alle klassischen Symptome der fortgeschrittenen Erkrankung beobachten: Paranoia, unkontrollierte Gefühlsausbrüche, Verwirrung und

Rückzug. Aber was sind die ersten Anzeichen der Krankheit? In den allermeisten Fällen sind das Probleme mit dem Kurzzeitgedächtnis (wobei es bei manchen Spielarten von Alzheimer-Krankheit eher visuell-räumliche, sprachliche oder verhaltensorientierte Probleme sind). Mit der Zeit kommt es dann zu Stimmungsschwankungen, Orientierungslosigkeit und Sprachschwierigkeiten. Grundlegende Tätigkeiten wie Baden, Anziehen und im letzten Stadium sogar Gehen und Schlucken wollen dann nicht mehr gelingen.

Laut Definition ist jemand dement, wenn sie oder er Schwierigkeiten mit (einer oder mehreren) Alltagsaktivitäten hat, etwa beim Autofahren, bei der Medikamenteneinnahme, beim Telefonieren, Kochen und/oder mit den Finanzen.

Allen Demenzstadien gemeinsam ist die Angst, und zwar bereits ab dem ersten Anfangsstadium. Die Betroffenen fürchten, dass sie geistig immer weiter abbauen. Im Endstadium indessen geht die Angst oft zurück, was damit zu tun hat, dass das Bewusstsein für den eigenen Zustand oder gar für das eigene Selbst bei den Betroffenen abgenommen hat. Manche Forscher sind der Ansicht, dass psychologische Veränderungen in der Lebensmitte, etwa zunehmende Ängstlichkeit, mangelnde Flexibilität, Traurigkeit und Aggression, auch Frühindikatoren eines kognitiven Abbaus sein können. Oftmals werden diese Beschwerden als neuropsychiatrische Störungen eingestuft, obwohl es sich tatsächlich um Veränderungen im Gehirn im Zusammenhang einer frühen neurodegenerativen und neurovaskulären Krankheitsentwicklung handelt.

Die Demenz vollzieht sich normalerweise in voneinander abgegrenzten Stadien. In Deutschland wird die Alzheimer-Demenz von den Fachgesellschaften in drei Stadien eingeteilt: in die leichte (frühe Phase), mittelschwere (mittlere Phase) und schwere (letzte Phase). In Deutschland wird jedoch ebenfalls mit den in den USA verwendeten sieben Phasen gearbeitet, die eine sehr genaue Zuordnung ermöglichen. Doch ganz gleich, welches Phasenmodell man zugrundelegt, Verlauf und Fortschreiten der Krankheit sind meist sehr individuell. Um den Krankheitsverlauf günstig zu beeinflussen, müssen Sie jedoch wissen, wo Sie ungefähr stehen. Deshalb möchten wir Sie bitten, sich alle Stadien genauer anzusehen, bevor

Sie am Ende dieses Kapitels Ihr persönliches Risikoprofil erstellen. Auf die Stadien werden wir uns auch noch einmal im zweiten Teil sowie im NEURO-Plan beziehen.

Stadium 1: Präklinische Phase – keine Beeinträchtigungen

In diesem Stadium gibt es keine Beeinträchtigungen, Gedächtnisstörungen oder kognitive Defizite, obwohl sich amyloide Plaques und Tau-Knäuel bereits im Gehirn abzulagern beginnen (Alzheimer und andere Demenzerkrankungenen entstehen bereits Jahre – oft Jahrzehnte –, bevor es zu Symptomen kommt. Vielleicht gibt es Entzündungen, Gefäßveränderungen und Atrophien in bestimmten Hirnrealen, aber nicht genug, als dass sie Symptome verursachen würden.

Diese Phase kann 20 Jahre oder länger anhalten. Vor allem Menschen in dieser Phase profitieren sehr vom NEURO-Plan. Denn die richtige Ernährung verlangsamt die bereits eingetretenen entzündlichen, oxidativen und vaskulären Schäden. Durch Sport lassen sich neuronale Verbindungen wiederherstellen und die Durchblutung des Gehirns steigern. Sowohl Ernährung als auch Bewegung vermindern eine etwaige Insulinresistenz. Stressabbau unterstützt das Gehirn bei der Selbstheilung, wobei guter Schlaf die beste Detox-Kur überhaupt ist. Anspruchsvolle geistige Aktivitäten lassen die Nervenzellverbindungen sprießen.

Stadium 2: Leichte Beeinträchtigungen

Hier treten leichte Veränderungen im Gedächtnis auf. Die Betroffenen können immer noch alles Gewohnte tun. Der Umgang mit Geld, die Fahrtüchtigkeit und die Arbeitsfähigkeit sind noch nicht betroffen. Familienangehörigen fallen keine Veränderungen auf.

Dieses frühe Stadium kann ebenfalls bis zu 20 Jahre dauern, bevor es zu einer Verschlimmerung der Symptome kommt. Genau wie Menschen in Stadium 1 profitieren auch die Betroffenen in dieser Phase vom NEURO-Plan. In diesem Stadium lassen sich durch einen entsprechenden Lebensstil die Symptome zumeist wieder zurückbilden.

Stadium 3: Leichte·kognitive Beeinträchtigung (MCI)

Freunde und Familienangehörige fangen in diesem Stadium an, Veränderungen im Gedächtnis und im Denken der Betroffenen zu bemerken, was aber von diesen als Problem mit dem Kurzzeitgedächtnis abgetan wird. Menschen mit leichter kognitiver Beeinträchtigung sind oft vergesslich, verlieren öfter Dinge und haben mit Aufgaben Schwierigkeiten, die sie vormals leicht erledigen konnten. Neurologische Tests ergeben erste Veränderungen. Es hapert mit der Wortfindung, Planung und Organisation sowie visuell-räumlicher Orientierung.

Bei der leichten kognitiven Beeinträchtigung (LKB, englisch: MCI) muss man zwischen zwei Typen unterscheiden. Es gibt den amnestischen Typ, der das Kurzzeitgedächtnis betrifft (Verarbeitung im Hippocampus) im Gegensatz zum Langzeitgedächtnis (das an verschiedenen Hirnarealen gespeichert wird und somit in früheren Stadien widerstandsfähiger ist). Der amnestische Typ ist eng mit der Alzheimer-Krankheit verbunden. Beim Multidomain-MCI sind gleich mehrere kognitive Bereiche betroffen (etwa Sprache, Aufmerksamkeit, Exekutivfunktion, Verhalten und andere kognitive Funktionen). Dieser Typus tritt vor allem bei der vaskulären Demenz auf (siehe unten im Kasten auf Seite 82f.). Man geht davon aus, dass jedes Jahr etwa 10 bis 15 Prozent aller Patienten mit LKB eine Demenz entwickeln und dass letztlich bis zu 50 Prozent der Betroffenen dement werden. Doch ist es durchaus möglich, hier das Steuer herumzureißen, und das gilt selbst für die 50 Prozent der Menschen, die ohne Gegensteuern eine Demenz bekommen hätten. Normalerweise dauert diese Phase zwischen einem und drei Jahren an. Auch wer bereits in dieser Phase ist, wird vom NEURO-Plan profitieren.

Stadium 4: Leichte bis mittelschwere Demenz

Deutliche Beeinträchtigung von Kognition und Gedächtnis kennzeichnen dieses Stadium. Die Betroffenen vergessen unter Umständen Teile ihrer Lebensgeschichte und können sich nicht erinnern, was sie in der letzten Woche getan haben. Das Kurzzeitgedächtnis ist erheblich beeinträchtigt.

In der neurologischen Praxis kann sich so jemand nicht einmal an eine Aufstellung von fünf Wörtern erinnern. Das Autofahren geht oft nur noch unter erheblicher Anspannung, wobei die Autobahn ganz gemieden wird. Fehler bei finanziellen Transaktionen sind keine Seltenheit. In diesem Stadium hat eine Person definitiv Schwierigkeiten in mindestens einer Alltagsaktivität, etwa im Umgang mit Geld, beim Kochen oder der Einnahme von Medikamenten auf eigene Faust. Eine formelle Alzheimer-Diagnose wird am häufigsten in diesem Stadium erstellt. Oftmals ziehen sich die Betroffenen bewusst oder unbewusst zurück, weil sie mit dem Gedächtnis zu kämpfen haben oder weil es ihnen schwerfällt, Gespräche zu führen. Dieses Stadium ist besonders gefährlich, da die meisten Patienten ihren Zustand nicht wahrhaben und die Kontrolle über ihren Alltag behalten wollen.

Das vierte Stadium dauert durchschnittlich zwei bis drei Jahre. Auch Patienten mit leichter bis mittelschwerer Demenz profitieren grundsätzlich vom NEURO-Plan. Stressmanagement ist hier besonders wichtig, um Ängste zu mildern, die in irgendeiner Form bei den Betroffenen in diesem Stadium vorhanden ist. Erholsamer Schlaf ist ebenfalls von Bedeutung, da sich die Schlafgewohnheiten dramatisch verändern können. Der bei Weitem wichtigste Faktor in diesem Stadium ist die soziale Aktivität: Wenn sich die Patienten nicht aktiv mit den Menschen um sich herum beschäftigen, werden sich ihre Verfallserscheinungen beschleunigen.

Stadium 5: Mittelschwere bis schwere Demenz

Patienten in dieser Phase brauchen Hilfe. Die Verwirrung ist jetzt groß, und die Unfähigkeit, Details wie Telefonnummern und Adressen abzurufen, nimmt zu. Auch die Hygiene lässt allmählich nach: Die Patienten müssen daran erinnert werden, zu duschen, ihre Zähne zu putzen und auf die Toilette zu gehen. Manchmal zeigt sich die Angst in diesem Stadium als Frustration und Wut.

Die fünfte Phase dauert zumeist anderthalb bis zwei Jahre. Genau wie schon im vierten Stadium ist auch hier die Angstverminderung für die Betroffenen zentral. Wichtig sind außerdem geistige Herausforderungen und soziale Kontakte, um neuronale Verbindungen aufrechtzuerhalten und zu

DIE SIEBEN STADIEN DER DEMENZ

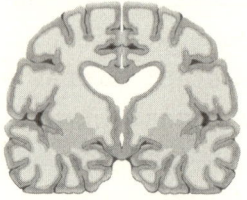 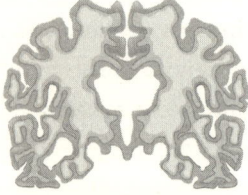 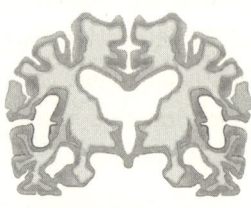

STADIUM 1   STADIUM 4   STADIUM 7

Körperliche Folgesymptome in den Stadien 1 bis 7

1: Präklinisch
Kann 20 Jahre oder länger dauern
– Normales Erscheinungsbild bei gelegentlicher Vergesslichkeit

2: Leichter kognitiver Rückgang
Kann 20 Jahre dauern
– Gelegentliche Vergesslichkeit, die anderen auffällt
– Alltag wird bewältigt

3: Leichte kognitive Beeinträchtigung
Dauer: 1 bis 3 Jahre
– Ausgeprägte Vergesslichkeit
– Womöglich Ängstlichkeit, Schwierigkeiten bei der Arbeit
– Alltag wird bewältigt

4: Leichte bis mittelschwere Demenz
Dauer: 2 bis 3 Jahre
– Zeitpunkt der Diagnosestellung
– Schwierigkeiten beim Autofahren
– Ängstlich, aggressiv oder zurückgezogen
– Schwierigkeiten mit den Finanzen

5:Mittlere bis schwere Demenz
Dauer: 1 ½ bis 2 Jahre
– Schwierigkeiten mit Finanzen

– Kann nicht mehr Auto fahren
– Ängstlich, aggressiv oder zurückgezogen
– Ausgeprägte Verwirrung, vergisst oft Adressen und Nummern
– Mangelhafte Hygiene

6: Schwere Demenz
Dauer: 2 bis 2 ½ Jahre
– Kann den Alltag nicht mehr bewältigen
– Benötigt professionelle Pflege
– Persönlichkeitsveränderungen (Aggression oder Schweigen)
– Manchmal werden nahe Angehörige nicht erkannt
– Vollständig an eine Bezugsperson gebunden
– Schlafzyklen stark beeinträchtigt

7: Das letzte Stadium der Demenz
Dauer: 1 bis 2 Jahre
– Benötigt jetzt Hilfe bei allen Verrichtungen
– Reagiert kaum
– Will oft nicht essen
– Schwierigkeiten beim Gehen
– Wenig oder keine Sprache
– Verlust der Kontrolle über Urin und Stuhlgang
– Erlebt oft weniger Ängste

stärken. Regelmäßige Bewegung ist ebenso wichtig. Von Stadium 5 an bis zum Schluss haben Alzheimer-Patienten ein dreifach erhöhtes Sturz- und Hüftfrakturrisiko. Es gibt Hinweise darauf, dass die Aufrechterhaltung der Muskelkraft und des Gleichgewichts durch Bewegung die Verletzungsgefahr deutlich verringert und interessanterweise die kognitive Leistungsfähigkeit erhöht.

Stadium 6: Schwere Demenz

In diesem Stadium geht es nicht mehr ohne professionelle Pflege. Die Betroffenen sind verwirrt, wissen nichts von ihrer Umgebung und erleben große Persönlichkeitsveränderungen – manchmal kommt es zu Aggressionen, manchmal zu völliger Umnachtung. Menschen in diesem Stadium erkennen möglicherweise keine nahen Familienangehörigen mehr, wobei es oft jemand sehr Nahestehenden gibt, meist der Ehepartner oder ein Kind, auf den die Betroffenen für ihr Sicherheitsgefühl angewiesen sind. Wenn diese Person den Raum verlässt, kommt es sofort zu Ängstlichkeitsreaktionen. Auf diese Weise sind Betroffene im Stadium 6 vollständig hilfsbedürftig. Gelegentlich kommt es zum Capgras-Syndrom, das Patienten glauben lässt, die vertraute Person sei ein Betrüger. Auch die Schlafzyklen sind stark beeinträchtigt. In dieser Phase kann es zum Umherwandern kommen, wenn nicht rechtzeitig die richtigen Schutzvorkehrungen getroffen werden (Armbänder, Identifikationsmöglichkeit, Türen geschlossen halten).

Dieses Stadium dauert ungefähr zwei bis zweieinhalb Jahre. Patienten mit schwerer Demenz profitieren immer noch von einer zucker- und fettarmen Ernährung, wobei sie jemanden brauchen, der oder die ihren Ernährungsplan überwacht. Leichtes Spazierengehen und Bewegungsübungen zu Hause sind geeignet, den Krankheitsfortgang zu verlangsamen. Dieser ist in der Regel in diesem Stadium aufgrund der allgemeinen Schwäche beschleunigt. Da der Schlaf-wach-Rhythmus bei Patienten mit schwerer Demenz oft unregelmäßig ist, sind Maßnahmen der Schlafhygiene besonders hilfreich. Mithilfe von Stressbewältigung lassen sich Ängste mildern, obwohl in diesem Stadium der Fokus darin liegen sollte, eine vertraute und entspannende Umgebung zu schaffen (nicht auf Meditation oder Yoga).

ANDERE FORMEN DER DEMENZ

Traditionell wird die Demenz in reversible und nicht reversible Typen unterteilt und diese wiederum in neurodegenerative und nicht neurodegenerative Demenzen. Diese Kategorien haben nicht nur zu einer gewissen Verwirrung geführt, sondern lassen auch den Einfluss unberücksichtigt, den wir selbst auf die sogenannten nicht reversiblen Demenzformen haben. In unserem Zusammenhang wollen wir die Demenzarten lieber nach dem Grad einteilen, in dem wir sie beeinflussen können. Denn etwas tun können wir immer, allerdings in unterschiedlichem Ausmaß.

So gibt es in der Tat Demenzen, auf die wir erheblichen Einfluss haben. Dazu gehören solche in Zusammenhang mit Depressionen, solche, die durch bestimmte Medikamente hervorgerufen werden (wie etwa durch Antikonvulsiva, Kopfschmerztabletten und Wirkstoffe gegen psychiatrische Erkrankungen). Darüber hinaus solche in Zusammenhang mit Vitamin- und Mineralstoffmängeln (insbesondere Vitamin B_{12} und Folsäure), hormonellen Störungen (insbesondere Schilddrüsenerkrankungen), Infektionen (durch Bakterien, Viren und Pilze), Delir (krankheitsbedingt, durch Austrocknung oder extreme Umwelteinflüsse) sowie Drogen- und Alkoholmissbrauch. Demenzen durch Vitaminmangel etwa können oft rückgängig gemacht werden. Demenzen, die durch erhebliche strukturelle Hirnschäden und Umweltgifte (Blei- und PCB-Exposition [solche mit polychlorierten Biphenylen]) verursacht werden, sind oftmals irreversibel.

Auch wenn die Alzheimer-Krankheit 60 bis 80 Prozent der Demenzfälle ausmacht und sicherlich im Mittelpunkt unseres Programms steht, so gibt es viele andere Demenzarten, die ebenfalls vom NEURO-Plan profitieren können.

Vaskuläre Demenz: Die vaskuläre Demenz zeigt sich oft nach einem schweren Schlaganfall, kann aber auch durch mehrere kleine Schlaganfälle im gesamten Gehirn oder durch einen Schlaganfall in einem kritischen Bereich wie dem Hippocampus oder Thalamus verursacht werden. Kognition, Gedächtnis und Denken sind betroffen, Alltagsverrichtungen fallen schwer. Oftmals ist der Betroffene auffällig langsam im Denken und in der Bewegung. Bei der vaskulären Demenz ist die Einflussnahme durch eine Änderung des Lebensstils besonders groß, vorausgesetzt, die

Betroffenen sind noch im Stadium der Prädemenz (in der sogenannten vaskulären kognitiven Beeinträchtigung). Nicht wenige Leute leiden an dieser Demenzform, insbesondere wer Diabetes, einen hohen Cholesterinspiegel oder hohen Blutdruck hat.

Lewy-Körperchen-Demenz: Diese Form der Demenz schädigt das visuell-räumliche System. Es führt in fast einem Drittel der Fälle zu Halluzinationen, verursacht kognitive Defizite und extreme emotionale Schwankungen. Parkinson-Symptome sind ebenfalls häufig, einschließlich des Gangbildes, Tremor und Steifigkeit. Der Schauspieler Robin Williams hatte vor seinem Tod eine Lewy-Körperchen-Demenz, wie sich herausstellte. Seine Frau, Susan Schneider Williams, beschrieb seine fortschreitenden Symptome in einem Brief, den die Fachzeitschrift *Neurology* veröffentlichte: „Seine linke Hand zitterte jetzt ununterbrochen und er hatte einen langsamen, schlurfenden Gang. Er hasste es, dass er in Gesprächen nicht die Worte finden konnte, die er wollte. Schlaflos drehte er sich jede Nacht von einer Seite auf die andere. Manchmal fror seine Bewegung ein und er konnte sich nicht bewegen. Danach war er frustriert. Dann fingen die Probleme mit dem räumlichen Sehen an, bei der Einschätzung von Entfernung und Tiefe. Der Verlust seiner Gedankenkraft machte alles noch schlimmer." Williams war schon immer von Geisteskrankheiten fasziniert gewesen, nun erlag er traurigerweise selbst einer.

Parkinson-Demenz: Ein nicht unerheblicher Teil der Parkinson-Patienten entwickelt eine Demenz. Mehrere Studien haben den Zusammenhang zwischen diesen beiden neurodegenerativen Erkrankungen untersucht. Eine Studie ergab, dass bei 48 Prozent der Parkinson-Patienten nach 15 Jahren eine Demenz diagnostiziert wurde; in einer anderen wurde errechnet, dass bei dieser Gruppe das Demenzrisiko sechsfach so hoch lag. Muhammad Ali, der über 30 Jahre lang an Parkinson gelitten hat, bekam, als er älter wurde, ebenfalls Demenz, welche sowohl sein Gedächtnis als auch sein Denkvermögen beeinträchtigte.

Frontotemporale Demenz: Die frontotemporale Demenz ist eine der häufigsten Demenzformen, bei der vor allem die Stirn- und Schläfenlappen betroffen sind. Zu den drei wichtigsten Frühsymptomen bei frontotemporaler Demenz gehören: Verhaltensauffälligkeiten (die Betroffenen sind widerspenstiger, streitsüchtiger und wollen öfter mit dem Kopf durch die Wand); Sprache (die Betroffenen haben Verständnis- und Artikulationsschwierigkeiten; Exekutivfunktion (Schwierigkeiten mit Multitasking und komplexem Verhalten). Oftmals kommt es auch zum Gedächtnisverlust. Hemmungen entfallen zunehmend, da der Frontallappen betroffen ist. Manchmal sind neue künstlerische Fähigkeiten zu beobachten, vor allem bei Menschen, die ihre Talente nie ausleben durften. Bei anderen kann die Enthemmung zu drastischen Persönlichkeitsveränderungen führen, einschließlich unererklärlicher Wutausbrüche, starken Emotionen und sogar gewalttätigem Verhalten. Diese Form der Demenz ist mit ALS (der amyotrophen Lateralsklerose) verbunden, einer tödlich verlaufenden Erkrankung der Motoneuronen: Bei bis zu 50 Prozent der Patienten mit ALS treten frontotemporale Verhaltensänderungen auf, und bis zu 10 Prozent entwickeln eine frontotemporale Demenz.

Normaldruckhydrozephalus (NHP): Hierbei handelt es um eine potenziell reversible Form der Demenz, die durch einen langsamen Anstieg der Liquorflüssigkeit (des Nervenwassers) im Gehirn verursacht wird. Der Liquor drückt gegen die Gefäßwände des Gehirns und verursacht eine Reihe von Symptomen, darunter Harninkontinenz, Gleichgewichtsstörungen und Zahnfleischschwund. Die Diagnose dieser Demenzform erfolgt durch eine Lumbalpunktion. Durch das Absaugen einer relativ großen Menge Nervenwasser (40 bis 60 Kubikzentimter [ccm]) erfahren die Patienten oft eine Verbesserung ihrer Gehfähigkeit, ihres Gleichgewichts und selbst der Kognition. Bei dieser Demenzform ist Früherkennung wichtig, um bleibende Schäden zu vermeiden.

Stadium 7: Die Endphase

Der Appetit der Betroffenen ist schlecht, sie haben Schluckbeschwerden, die zum Ersticken führen können, Schwierigkeiten beim Gehen und können nur noch wenig bis gar nicht mehr sprechen – auch wenn es gelegentliche helle Momente und Geistesblitze gibt, die mit den stärksten Erinnerungen und Assoziationen in Zusammenhang stehen (mehr dazu im Kapitel *Optimieren).* Glücklicherweise erleben viele Patienten in diesem Stadium weniger Angst und Aggression, was darauf hinweist, dass das Bewusstsein vermindert ist, genauso wie das Bewusstsein für sich selbst im Verhältnis zur Umgebung. Die Betroffenen in dieser Phase benötigen Unterstützung bei allen Aktivitäten des täglichen Lebens.

Das Endstadium der Erkrankung kann ein bis zwei Jahre dauern. Angstlösung und funktionelle Schlafmuster helfen den Betroffenen nun mehr als alle anderen Ansätze. Auch in den letzten Jahren der Alzheimer-Krankheit profitieren die Betroffenen stark von sozialen Kontakten in einer vertrauten Umgebung.

———

Das alles über die Stadien der Demenz zu wissen, kann zunächst sehr mutlos machen, und doch ist es wichtig zu wissen, wo man selbst oder ein geliebter Mensch in diesem Spektrum steht. Denn nur dann können Sie den NEURO-Plan genau an Ihre individuellen Bedürfnisse anpassen. Wissen ist wirklich Macht. Und wie wir im zweiten Teil zeigen werden, lassen sich Ihre Symptome oftmals wieder gänzlich zurückbilden, sofern Sie sich in einem frühen Stadium der kognitiven Beeinträchtigung befinden, und selbst wenn die Demenz bereits eingesetzt hat, gibt es noch vieles, was Sie tun können, um das Fortschreiten der Krankheit zu verlangsamen – oft für Jahre und Jahrzehnte.

Bestimmen Sie
Ihr persönliches
Risikoprofil

Nun, da Sie alles über den üblichen Krankheitsverlauf der Alzheimer-Erkrankung erfahren haben, sollten Sie noch Ihr persönliches Risikoprofil bestimmen. Dieses setzt sich aus Risikofaktoren zusammen, die Sie selbst beeinflussen können, und solchen, bei denen das nicht der Fall ist. Wir haben alle spezifische Risiken, und daher ist es gut, diese zu kennen. Nur so kann man verstehen, warum man bestimmte Symptome hat, wie man sie beeinflussen oder sogar zum Verschwinden bringen kann. Mit der folgenden Bestandsaufnahme wollen wir Ihnen ein Gespür dafür vermitteln, wie hoch Ihr Risiko ist, an Alzheimer zu erkranken – in Abhängigkeit von Ihrem Alter und Ihrer genetischen Ausstattung ist. Auf Letztere haben Sie keinen Einfluss, wohl aber auf die vielen anderen Risikofaktoren, die wir im zweiten Teil aufführen, und zwar in allen Lebensabschnitten. Wir sind fest davon überzeugt, dass die Aufstellung der Risiken, die Ihrem Einfluss unterliegen, die wichtigeren Einflussparameter zeigen. Bitte beachten Sie, dass eine höhere (positive) Punktzahl mit einem höheren Alzheimer-Risiko einhergeht und dass umgekehrt Negativpunkte Ihr Risiko senken. Die Werte, die den jeweiligen Risiken zugeordnet sind, sind keinesfalls absolut zu verstehen. Leider sind wir immer noch weit davon entfernt, die Risiken absolut bestimmen zu können. Bei unserem Testbogen handelt es sich lediglich um den Versuch einer Risikogewichtung, und zwar basierend auf unserer Forschung und praktischen klinischen Erfahrung. Der Test ist nicht perfekt, aber immerhin ein legitimes Mittel, etwas über die vielen Faktoren, die zum Entstehen einer neurodegenerativen Erkrankung beitragen, herauszufinden.

Durch die Beantwortung der folgenden Fragen sollen Sie Aufschluss darüber bekommen, wo Ihre Risiken liegen und wie Sie am besten von unserem Präventionsprogramm profitieren.

Risiken, auf die Sie keinen Einfluss haben

Das sind Lebensalter und das persönliche genetische Profil. Gehen Sie alle folgenden Abschnitte durch und berechnen Sie anschließend Ihre Punktzahl.

Alter

Das Risiko, an Alzheimer zu erkranken, steigt mit zunehmendem Alter. Tragen Sie die Punktzahl für Ihr jetziges Alter ein.

ALTER	PUNKTE
<65	1
65–69	2
70–74	4
75–79	8
80–84	16
>85	32

Beispiel: Sie sind 73 Jahre alt. Ihr Grundrisiko liegt bei 4 Punkten.

_____ ZWISCHENSUMME Alter

Genetisches Profil

Ihr genetisches Profil berechnet sich aus allen beantworteten Unterpunkten. Bitte beachten Sie, dass zu den Verwandten ersten Grades die Eltern und Geschwister gehören.

Es gibt Familienangehörige mit einer demenziellen Erkrankung oder Alzheimer im Alter von 65 oder älter:

_____ Vater (+ 4)
_____ Mutter (+ 4)
_____ Geschwister (+ 2 für jedes Geschwister)

Familienangehörige mit einer demenziellen Erkrankung oder Alzheimer vor dem 65. Lebensjahr:

_____ Vater (+ 8)
_____ Mutter (+ 8)
_____ Geschwister (+ 2 für jedes)

Familienangehörige, die an einer Herz-Kreislauf-Erkrankung leiden (Schlaganfall, koronare Herzerkrankung, periphäre arterielle Verschlusskrankheit):

_____ Vater (+ 2)
_____ Mutter (+ 2)
_____ Geschwister (+ 1 für jedes)

Genotypisierung (nur falls Sie ein Genprofil haben erstellen lassen; ansonsten überspringen Sie diesen Abschnitt):

_____ ein ApoE4-Gen (dreifach erhöhtes Risiko) (+ 6)
_____ zwei ApoE4-Gene (10- bis 12-fach erhöhtes Risiko) (+ 24)
_____ ein ApoE2-Gen (vermindert das Risiko um 40 %) (– 24)
_____ zwei APO--poE2-Gene (vermindert das Risiko um 60 %) (– 34)
_____ PSEN 1, PSEN 2 oder APP (alle drei Gene erhöhen das Risiko, insbesonere PSEN 1) (+ 30 pro Gen)

Zählen Sie wieder alle Punkte zusammen, um Ihr genetisches Risiko zu bewerten.

Beispiel: Ihr Vater bekam seine Alzheimer-Diagnose nach dem 65. Lebensjahr (+ 4), Ihre Mutter hat eine koronare Herzerkrankung (+ 2) und bei Ihrem Gentest hat sich gezeigt, dass Sie ein ApoE4 Gen aufweisen (+ 6). Das genetische Risiko beträgt somit 4 + 2 + 6 = 12.

Um Ihre nicht modifizierbaren Risiken zu berechnen, addieren Sie die Punktzahl der Abschnitte Alter und Genprofil.

Beispiel: Punktzahl Alter (4) + Punktzahl Genetisches Profil (12) = 16.

Bei dieser Kennzahl handelt es sich um die Risiken, die nicht Ihrem Einfluss unterliegen.

_____ ZWISCHENSUMME Genetisches Profil

Modifizierbare Risiken

Zu den Risiken, auf die wir Einfluss nehmen können, gehören: Ernährung, sportliche Aktivität, Stress, Schlaf, geistige Aktivitäten, soziale Aktivitäten und Krankheiten, die dem Lebensstil geschuldet sind. All die genannten Risiken lassen sich durch entsprechend korrigierte Lebensgewohnheiten stark beeinflussen.

Ernährung

Wählen Sie hier die Nahrungsmittel, die Sie während der letzten zwei Jahre täglich zu sich genommen haben, und zählen Sie die entsprechenden Punkte zusammen.

_____ Bohnen, 150 g (– 2)

_____ Beeren, 60 g (– 2)

_____ Blatt- und Kohlgemüse, 200 bis 300 g (– 2)

_____ anderes Gemüse, 200 bis 300 g (– 2)

_____ Obst, 150 bis 200 g (– 2)

_____ Nüsse, 50 g (– 2)

_____ Samen, 1–2 Teelöffel (– 2)

_____ Vollkorngetreide, 2–3 Portionen (– 2)

_____ Zucker, 6 Teelöffel oder mehr pro Tag (+ 4); bei mehr als 6 Teelöffeln addieren Sie einen Punkt pro Teelöffel. (Hinweis: 1 Teelöffel entspricht 5 g Zucker.)

_____ Fleisch, mehr als einmal pro Woche (+ 3)

_____ Milchprodukte (500 ml Milch oder Joghurt oder 125 g Käse oder Butter) und/oder Eier (mehr als 1 Ei pro Woche) (+ 4)

_____ Verpackte, hochverarbeitete Nahrungsmittel (+ 2)

_____ Nahrungsergänzung: DHA/Omega-3 (– 2)

_____ Nahrungsergänzung: Kurkuma (– 2)

_____ Alkoholische Getränke, 350 ml (+ 2 bei mehr als vier Getränken pro Woche)

_____ Alkoholabhängigkeit (zum Beispiel nach CAGE-Test) (+ 6)

_____ ZWISCHENSUMME Ernährung

Sport und Bewegung

Bestimmen Sie den Grad Ihrer sportlichen Betätigung und Ihr daraus gegebenfalls resultierendes Risiko.

_____ Sport und Bewegung, mindestens 120 Minuten pro Woche an energischem Ausdauersport, bei dem man außer Atem kommt (– 10)

_____ Sport und Bewegung (innerhalb des letzten Jahres),
mindestens 120 Minuten pro Woche an energischem
Ausdauersport (– 5)

_____ Sport und Bewegung (im letzten Monat),
mindestens 120 Minuten pro Woche an energischem
Ausdauersport (– 2)

_____ 3 Stunden oder länger pro Tag sitzend verbracht (in
den letzten fünf Jahren) (+ 5)

_____ ZWISCHENSUMME Sport und Bewegung

Stress

Bestimmen Sie Ihr übliches Stressniveau und das damit verbundene, krank
machende Stressrisiko.

_____ Mindestens 20–30 Minuten tägliche Meditation oder
Achtsamkeits-/Atemübungen innerhalb der letzten
zehn Jahre (– 10)

_____ Mindestens 20–30 Minuten tägliche Meditation oder
Achtsamkeits-/Atemübungen innerhalb der letzten
zwei Jahre (– 5)

_____ Lange Spaziergänge (mindestens 120 Minuten in der
Woche) innerhalb der letzten zehn Jahre oder länger
(– 10)

_____ Lange Spaziergänge (mindestens 120 Minuten oder
mehr pro Woche) in den letzten beiden Jahren (– 5)

_____ Stress (auf die gesammte Lebensspanne betrachtet)
(+ 10)

_____ Stress (in den letzten fünf Jahren) (+ 8)

_____ Stress (in den letzten Monaten) (+ 2)

_____ ZWISCHENSUMME Stress

Schlaf

Bestimmen Sie Ihre Schlafqualität und das damit einhergehende Alzheimer-Risiko durch dauerhaft schlechten Schlaf.

_____ 7 bis 8 Stunden erholsamer Schlaf pro Nacht in den letzten zehn Jahren (– 10)

_____ 7 bis 8 Stunden erholsamer Schlaf pro Nacht in den letzten zwei Jahren (– 5)

_____ jahrelange Schlafapnoe ohne Schlafmaske (CPAP-Therapie) (+ 16)

_____ Schlafstörungen über viele Jahre (+ 4)

_____ Einnahme von Schlafmitteln über viele Jahre (+ 4)

_____ ZWISCHENSUMME Schlaf

Geistige Aktivität

Bestimmen Sie hier den Grad Ihrer geistigen Aktivität und das damit verbundene Risiko.

_____ Bedeutsame geistige Aktivität (jeden Tag eine geistige Herausforderung) über die gesamte Lebensspanne hinweg (– 20)

_____ Anspruchsvoller Beruf (überwiegend ansprechende Anforderungen an Denkvermögen und Verstand) über einen Zeitraum von zehn Jahren und länger (– 16)

_____ Geistige Herausforderungen für mehrere Stunden am Tag oder tägliches Gehirnjogging über einen Zeitraum von zehn Jahren und länger (– 10)

_____ Mangelnde geistige Aktivität über einen Zeitraum von zehn Jahren und länger (+ 10)

_____ Mangelnde geistige Aktivität in den letzten beiden Jahren (+ 4)

_____ ZWISCHENSUMME Geistige Aktivität

Soziale Aktivität

Bestimmen Sie den Grad Ihrer sozialen Aktivitäten und Kontakte und das damit verbundene Risiko.

_____ Bedeutsamer Anteil an sozialen Aktivitäten (drei oder mehr ausführliche Gespräche in der Woche an verschiedenen Tagen mit mehr als einer Person) innerhalb der letzten zehn Jahre oder länger (– 16)

_____ Bedeutsamer Anteil an sozialen Aktivitäten in den letzten zwei Jahren (– 6)

_____ Minimaler sozialer Ausstausch (weniger als drei ausgiebige Gespräche pro Woche) innerhalb der letzten zehn Jahre oder länger (+ 10)

_____ Mangel an bedeutsamen engen Beziehungen (d. h. solchen, die emotional befriedigend sind) innerhalb der letzten zwei Jahre (+ 2)

_____ ZWISCHENSUMME Soziale Aktivität

Risiken durch bestehende behandelbare Erkrankungen

Addieren Sie auch hier die Punkte von Beschwerden/Erkrankungen, die bislang nicht ärztlich behandelt wurden.

_____ Lange bestehender (schlecht eingestellter) Diabetes (+ 10)

_____ Unbehandelter Diabetes in den letzten zwei Jahren
(+ 6)

_____ Erhöhter Blutzucker und Diabetes-Vorstufe (+ 4)

_____ Hoher Cholesterinspiegel (+ 4)

_____ Durchgemachte Minischlaganfälle (+ 4)

_____ Durchgemachte TIA (transitorisch ischämische
Attacke) (+ 2)

_____ Bestehende Herzerkrankung/koronare
Herzerkrankung (KHK) (+ 4)

_____ Bestehendes Vorhofflimmern (+ 1)

_____ Bestehende COPD (chronisch obstruktive
Lungenerkrankung)/sonstige Lungenerkrankung
(+ 4)

_____ Seit langem bestehende Depression (+ 6)

_____ Depression in den letzten zwei Jahren (+ 2)

_____ Seit Langem bestehende Ängste/Angststörung (+ 6)

_____ Ausgeprägte Ängste in den letzten zwei Jahren (+ 2)

_____ Schilddrüsenerkrankung (+ 4)

_____ Aktueller Raucherstatus (+ 2)

_____ Raucherstatus für mehr als zehn Jahre (+ 4)

_____ Vitamin-B_{12}-Mangel oder -spiegel im unteren
Referenzbereich (+ 2)

_____ Body-Mass-Index größer als 30 (+ 4)

_____ ZWISCHENSUMME Behandelbare Krankheiten

Zählen Sie die Punkte in jeder der Kategorien zusammen. Der höchste Wert zeigt Ihnen den Bereich an, bei dem Sie das höchste Risiko haben. Wir empfehlen Ihnen, den NEURO-Plan in diesem Bereich zu beginnen und dann nach und nach die anderen Bereiche hinzuzunehmen.

Für die Bestimmung des Risikos, auf das Sie Einfluss nehmen können, zählen Sie alle Untergruppen zusammen.

_____ GESAMTSUMME

Nun vergleichen Sie die beiden Risikoarten. Ein hohes nicht beeinflussbares Risiko bedeutet, dass Sie hier mit der Änderung Ihrer Lebensgewohnheiten besonders viel bewirken können. Ein hohes beeinflussbares Risiko indessen bedeutet, dass Sie viele Möglichkeiten haben, die Entwicklung von Alzheimer zu verhindern.

Weitere Informationen zu Ihrem persönlichen Risikoprofil finden Sie auf unserer englischsprachigen Webseite TeamSherzai.com.

Beim Arzt

Um bestimmte gesundheitliche Veränderungen vorzunehmen, brauchen Sie eigentlich keinen Arzt. Wenn Sie jedoch bereits Anzeichen geistigen Abbaus oder einer leichten kognitiven Beeinträchtigung haben, dann empfehlen wir Ihnen den Besuch beim Neurologen. Die folgend genannten Symptome finden sich bei allen möglichen kognitiven Erkrankungen, darunter Alzheimer, Normaldruckhydrozephalus, Parkinson-Demenz, Lewy-Körperchen-Demenz oder Stoffwechselstörungen, die mit geistigem Abbau einhergehen, bei Depression oder bei verstärkter Angst. Haben Sie mehr als zwei dieser Symptome, sollten Sie so bald wie möglich einen Facharzt aufsuchen.

- ☐ Wortfindungsstörungen
- ☐ Schwierigkeiten, Sätze zu beenden
- ☐ Schwierigkeiten, sich an Namen zu erinnern
- ☐ Fragen werden wiederholt
- ☐ Geschichten mehrfach erzählt
- ☐ leicht ablenkbar
- ☐ öfter vergessen, das Licht/den Fernseher auszuschalten oder das Wasser abzudrehen, Türen oder Schränke zuzumachen
- ☐ öfter Verabredungen oder Vorhaben vergessen
- ☐ Verabredungen und Vorhaben anders als früher nur noch mit Unterstützung anderer durchführbar

- ☐ Notizen müssen öfter als früher gemacht werden
- ☐ Dinge häufiger als früher verlegt oder verloren
- ☐ vergessen, wo das Auto geparkt wurde
- ☐ in der letzten Zeit öfter in Gesprächen den Faden verloren
- ☐ Orientierungsschwierigkeiten an weniger bekannten Orten (mehr als einmal innerhalb des letzten Jahres)
- ☐ Orientierungsschwierigkeiten an bekannten Orten
- ☐ mehr als einmal Schwierigkeiten bei Tätigkeiten, die früher leichtfielen, etwa Kochen oder Autofahren
- ☐ Aufmerksamkeitsspanne ist kürzer als vor zehn Jahren
- ☐ versehentliches Auslassen einer Mahlzeit
- ☐ kleinere oder größere Autounfälle
- ☐ ohne bestimmten Anlass aggressiver, widerwilliger und streitbarer
- ☐ weniger kommunikativ in den letzten Monaten bzw. Jahren
- ☐ immer wieder traurig
- ☐ phasenweise Nervosität und Ängstlichkeit, die Einfluss auf Aktivitäten und/oder Schlaf haben
- ☐ Gleichgewichts- und Geschicklichkeitsprobleme (stolpern, stürzen, Dinge fallen lassen)
- ☐ Verlust oder Nachlassen des Geruchs- und Geschmackssinns in den letzten Jahren
- ☐ ungewöhnliche Bewegungen der Gliedmaßen
- ☐ Paranoia (man meint, dass Leute hinter einem her sind, etwas stehlen wollen, ungewöhnliche Furchtsamkeit oder gänzlich unbegründete Annahmen)
- ☐ Halluzinationen (Dinge sehen oder hören, die nicht da sind)
- ☐ Schwierigkeiten beim räumlichen Sehen (etwa beim Autofahren oder selbst beim Gehen bei normaler Sehfähigkeit)

☐   Änderung des Appetits (Appetitverlust, unfreiwilliger
     Gewichtsverlust, leichterer Gewichtverlust
     im Vergleich zu früher; verstärkter Appetit,
     Gewichtszunahme, Heißhunger auf Süßes)
☐   Schwierigkeiten mit Belohnungsaufschub
☐   Harninkontinenz in den letzten Jahren
☐   Unfähigkeit, anspruchsvolle Aufgaben zu erledigen
☐   das Leben macht keinen Sinn mehr

Wenn Sie von den genannten Symptomen nicht mehr als zwei haben, Ihr Risikoprofil aber partiell hoch ist, dann sollten Sie mit Ihrem Hausarzt oder Ihrer Hausärztin darüber sprechen, wie Sie Ihre Risiken senken können. Darüber hinaus sollten Sie mithilfe dieses Buches Ihr ganz persönliches Interventionsprogramm aufstellen.

TEIL ZWEI

Der NEURO-Plan

Im vorangegangenen Kapitel haben Sie Ihr Risikoprofil bestimmt und gesehen, in welchem Stadium einer möglichen Demenz Sie sich befinden. Nun ist es an der Zeit, konkret etwas zu tun. Die nächsten fünf Kapitel leiten Sie auf Ihrem Weg der Genesung beziehungsweise der Prävention. Sie basieren auf dem aktuellen Forschungsstand zum Thema gesunder Lebensstil und Risikovermeidung im Rahmen der Alzheimer-Prävention.

Wie wir im zweiten Kapitel gezeigt haben, gibt es fünf Schlüsselfaktoren für die Prävention von Alzheimer und kognitiven Verfalls. Das sind Ernährung, Bewegung, Entspannung, Regeneration und Optimierung. Kurz gesagt: Sie müssen gut essen, sich richtig bewegen, chronischen Stress reduzieren, erholsamen Schlaf finden und die Gehirnfunktion optimieren. Auch wenn sich das wie eine komplette Lebensveränderung anhört, versprechen wir Ihnen, dass dieser hirngesunde Lebensstil wirklich lohnend ist. Stellen Sie sich vor, dass Sie dann keine Sorge mehr haben müssen, eines Tages Alzheimer zu bekommen. Stellen Sie sich vor, Sie können bis zu Ihrem 70. oder 80. Lebensjahr (und oft noch darüber hinaus) das tun, was Sie immer gern gemacht haben. Stellen Sie sich vor, dass Sie nie mehr Namen vergessen, Schlüssel verlieren, sich dauernd wiederholen oder auf die Pflege Ihrer Familie angewiesen sind. Stellen Sie sich vor, dass die Symptome, die Sie jetzt haben, weniger werden. Oder wie Sie jemand anderem dabei helfen, dass es so kommt. Wir haben wirklich Hunderte von Patienten erlebt, die mithilfe unseres NEURO-Plans einer drohenden Alzheimer-Diagnose entgangen sind.

Ein individuelles Vorgehen ist beim NEURO-Plan das A und O. Wie Sie Ihrem persönlichen Risikoprofil entnehmen konnten, ist Ihr Risiko für

Alzheimer, Demenz und kognitiven Verfall so einzigartig wie Ihr Fingerabdruck. Auch hat sich im Laufe Ihres Lebens Ihr Gehirn mit ganz eigenen Herausforderungen, Symptomen und Schutzfaktoren entwickelt. Die einzige Möglichkeit, Alzheimer vorzubeugen, ist zu wissen, wie ein gesunder Lebensstil *für Sie* aussieht. Zu diesem Zweck haben wir unser Programm wie folgt aufgebaut:

Die einzelnen Kapitel fangen jeweils mit einer ausführlichen Darstellung des betreffenden Lebensstilaspekts im Hinblick auf die geistige Gesundheit an: Ernährung, Bewegung, Entspannung, Regeneration, Optimierung. Dazu haben wir die neuesten Forschungsergebnisse, wichtige Erkenntnisse aus älteren Studien sowie interessante Geschichten von unseren Patienten aufgenommen. Dann gibt es die Interventionsstrategien, mit denen Sie selbst aktiv werden. Am Ende jedes Kapitels schließlich steht das Programm selbst, und zwar mit Selbsteinschätzungsteil, detaillierten Checklisten, Anwendungsbeispielen sowie Motivationshilfen zum Überwinden des inneren Schweinehunds und zur Erfolgskontrolle. Wir empfehlen, mit der Ernährung anzufangen, da sie der wichtigste Lebensstilfaktor ist. (Wenn allerdings die Risikobewertung ergeben hat, dass ein anderer Faktor für Sie wichtiger ist, beginnen Sie bitte dort). Alle fünf lebensstilbezogenen Faktoren des NEURO-Plans sorgen gemeinsam für Ihr Wohlergehen und dafür, dass Ihr Gehirn bis ins hohe Alter hellwach und belastbar bleibt.

KAPITEL 3

Ernährung

Nahrung bestimmt das Schicksal unseres Körpers – wie wir wachsen, wie wir altern und wie wir sterben. Was wir täglich essen, lässt nicht nur unsere Zellen wachsen und neu erstehen, sondern auch die Strukturen, die unsere Zellen unterstützen und erhalten. Was wir nicht essen, obwohl wir es sollten, verursacht dagegen Mangelzustände, die den Körper belasten und traumatisieren. Obwohl das Gehirn nur 2 Prozent des Körpergewichts ausmacht, verbraucht es bis zu 25 Prozent der Körperenergie, und weil Nahrung gleichbedeutend mit Energie ist, ist unser Gehirn dem, was wir essen, ungeschützt ausgesetzt.

Wir können uns Lebensmittel als eine Art Umweltreiz vorstellen, der potenziell gesund macht oder krank. Was Sie essen, schafft also entweder eine Umgebung, in der das Gehirn gedeihen und sich selbst reparieren kann, oder aber eine, die den Verfall fördert. Manche Forscher sind der Ansicht, dass Alzheimer im Prinzip ein Problem der Müllentsorgung ist. Das Gehirn wird nicht mehr mit dem fertig, was wir ihm ein Leben lang zugeführt haben und weiterhin zuführen. Schlechte Ernährung schädigt das Gehirn in vielerlei Hinsicht: Sie verursacht Entzündungen und die Ablagerung von oxidativen Nebenprodukten, verstopft Blutgefäße und entzieht dem Gehirn die Nährstoffe, die es benötigt, um Neuronen, deren Verbindungen und wichtige Unterstützungsstrukturen entstehen zu lassen.

Aufgrund ihrer fundamentalen Rolle bei der Erhaltung und Regeneration des Körpers ist die Nahrung das wichtigste Instrument im Kampf gegen Alzheimer. Als Ärzte und Forscher, die sich mit dem Lebensstil ihrer Patienten beschäftigen, können wir die Bedeutung der Ernährung für die Gesundheit des Gehirns gar nicht genug betonen: Sie ist bei Weitem der wichtigste Einzelfaktor, was den Lebensstil angeht. Das, was wir essen, hat Einfluss auf die Prävention, es fördert den kognitiven Verfall oder hält ihn auf. Bei allen Patienten, egal, wie alt und wie weit fortgeschritten ihre neurodegenerative Erkrankung war, hat sich gezeigt, dass eine dauerhaft hirngesunde Ernährung die Kognition eindeutig verbessert. So einfach ist das.

Aber ist es das auch praktisch? Natürlich wissen wir, dass wir „gesund" essen sollten. Wir wissen, dass Gemüse besser ist als Kuchen, dass wir Cola, zuckerhaltige Getränke und natürlich Fast Food insgesamt vermeiden sollten. Weil in den letzten 50 Jahren immer mehr Fertiggerichte gegessen worden sind, gibt es heute geradezu eine Epidemie, was Übergewicht, Herzkrankheiten und Diabetes angeht. Das wissen viele. Was wir aber nicht wirklich verstehen, ist der direkte Zusammenhang zwischen Ernährung und Hirnfunktion. Im ersten Kapitel haben wir schon davon berichtet, dass sich die Annahme, unser Gehirn sei durch Verhalten nicht beeinflussbar, hartnäckig hält. Und das selbst unter Wissenschaftlern, Forschern und Ärzten. Unsere Patienten haben mittlerweile verstanden, dass ein Zuviel an gesättigten Fettsäuren zu Herz-Kreislauf-Erkrankungen führt oder Alkoholkonsum die Leber vergiftet. Studien haben gezeigt, dass Rauchen Lungenkrebs verursacht. Doch die meisten Patienten haben Schwierigkeiten damit, zu akzeptieren, dass ihre kognitiven Symptome mit etwas so Simplem wie der Ernährung zu tun haben könnten. Diesen Zusammenhang herzustellen, ist deshalb Hauptaufgabe dieses Kapitels und des folgenden persönlichen Programms. Wie wir auf den nächsten Seiten darstellen werden, wird das Gehirn durch schlechte Ernährung exponentiell geschädigt, und zwar mehr als alle anderen Körpersysteme, wenn man bedenkt, wie viel es leisten muss und wie viel Stoffwechselprodukte, also Abfall, es entsorgen muss. Wir wollen in diesem Kapitel vor allem zeigen, dass kognitive Gesundheit untrennbar mit dem Allgemeinzustand verbunden ist. Ernähren wir uns schlecht, dann betrifft das genauso unser Gehirn. Doch auch das Gegenteil trifft zu: Die richtige Ernährung schützt und stärkt unser Gehirn.

Ernährung ist insofern besonders, weil mit ihr mehr Ängste und Verwirrung einhergehen als mit allen anderen Lebensstilfaktoren, auch hier im NEURO-Plan. Es gibt so wahnsinnig viele widersprüchliche Informationen rund um Nahrung. Da ist es fast ein Ding der Unmöglichkeit, eine weitere Diät zu entwickeln, die nicht nur allgemein gesünder ist, sondern auch noch hirngesund. Die einen empfehlen, Kohlenhydrate wegzulassen. Ihr Doktor, wie immer in Eile, empfiehlt Ihnen lapidar, Sie sollten weniger Fleisch essen. Aber wie viel ist „weniger"? Dann haben Sie vielleicht in einem Buch gelesen, dass manche Kohlenhydrate sehr wichtig sind. Eine Freundin weiß zu berichten, dass Fett jetzt als gesund gilt, und in einer Zeitschrift ist zu lesen, dass vegetarisches Essen nicht alles enthält, was Sie brauchen. Das ist frustrierend, doch Sie tun, was Sie können. Sie essen herzgesund und versuchen abzunehmen. Sie wollen auf jeden Fall mehr Gemüse essen und weniger Fertiggerichte, in der Hoffnung, dass das ausreicht. Wenn Sie also gerade mittendrin sind in dieser Schlacht um die richtige Ernährung, dann sind Sie hier richtig. Denn in diesem Kapitel finden Sie einen klaren, wissenschaftlich fundierten Ansatz für eine hirngesunde Ernährung, der bei unseren Patienten geholfen hat, Symptome des kognitiven Verfalls entweder zu verhindern oder teilweise rückgängig zu machen. Obwohl es von Forschungsseite längst die ideale hirngesunde Ernährung gibt – vollwertig, pflanzlich, wenig Zucker sowie wenig Fleisch und Milchprodukte –, haben zahlreiche Studien auch gezeigt, dass selbst Einzelschritte in dieser Hinsicht große Vorteile bringen. Und das sollten Sie beim Lesen hier unbedingt im Hinterkopf behalten. Das Ziel ist nicht die perfekte Hirndiät, sondern eine Ernährung, die für Sie passt und vor allem umsetzbar ist, und das auf wissenschaftlicher Grundlage und individuellem Zuschnitt.

Evelyn

Leider ist es so, dass kaum jemand so isst, wie es dem Gehirn guttäte. Wir haben es zum einen mit Patienten zu tun, die wissen, dass sie sich schlecht ernähren – Fast Food, Pizza, Gebäck, Fertigdesserts und Limonade. Mit ihnen haben wir es relativ leicht. Diese Leute wissen, dass bei ihnen ernährungsmäßig noch Luft nach oben ist. Zumeist treffen wir jedoch auf Menschen, die ihre eigene Ernährungsforschung betrieben haben und ganz bewusst bestimmte Nahrungsmittel essen. Sie haben Bücher gelesen und halten sich für durchaus informiert. Sie entscheiden sich für eine vegane Diät, für die Paleodiät oder glutenfrei zu essen, und meinen natürlich, genau das Richtige zu tun, und doch ist es mit ihrer kognitiven Leistungsfähigkeit nicht zum Besten bestellt. Als Ärzte müssen wir hier zwei Dinge tun: Zum einen müssen wir diese Patienten zunächst darüber aufklären, warum die von ihnen gewählte Ernährung für ihre kognitive Gesundheit nichts bringt, und ihnen dann zeigen, was sie stattdessen essen müssen.

Nehmen wir zum Beispiel Evelyn. Sie kam zu Ayesha, weil sie Depressionen, Angst und Gedächtnisstörungen hatte. Mit dem Gedächtnisproblem hatte sie bereits seit zwei Jahren zu tun, in der letzten Zeit war es aber schlimmer geworden. Evelyn war 61 und Rechtsanwältin von Beruf. Arbeitsbedingt musste sie viel reisen, dauernd neue Leute kennenlernen und sehr anstrengende Gespräche führen. Sie hatte immer eine gewisse Autorität besessen, war beherrscht und äußerst kompetent. In letzter Zeit allerdings fühlte sie sich immer wieder einmal verwirrt oder erschöpft. Auch war sie reizbarer als früher. Entscheidungen stellte sie nachträglich infrage und heftete immer öfter Notizzettel an ihren Kühlschrank, um bloß kein Meeting oder Telefonat zu vergessen. Ihren Hausschlüssel verlor sie erst einmal, dann verlegt sie ihn ein zweites Mal, wobei sie ihn im Gefrierschrank wiederfand. Auf ihr Namensgedächtnis war sie immer stolz gewesen – nicht zuletzt, weil sie wusste, wie wichtig Namenskenntnis im Job war. Aber in den letzten Monaten hatte sie die Namen zweier wichtiger Kunden vergessen. Dann gab es eine große Präsentation vor einer Gruppe Kollegen aus London. Natürlich bereitete sie sich akribisch vor, so hatte sie es immer gehalten. Trotz Angst und Stress blieb sie ruhig und gefasst. Die Präsentation fing super an, aber nach der Hälfte der Zeit war sie plötzlich verloren. Sie kämpfte sich durch ihre Notizen und gewann erst nach einer sehr angespannten Minute ihre Fassung zurück. Ein paar Minuten später passierte es wieder: totaler Blackout. So etwas hatte Evelyn noch nie erlebt. Angst war es nicht, sie war ja hohen Druck gewohnt. Das war etwas anderes.

Beim ersten Mal in der Praxis fiel Ayesha auf, dass Evelyn lustlos und schwach wirkte. Sie saß neben ihrer Tochter und tat ihr Bestes, um Fragen zum Vorkommen von Alzheimer in ihrer Familie zu beantworten, aber sie hatte große Mühe, sich zu konzentrieren. Vorsorgeuntersuchungen hatte Evelyn immer wahrgenommen. Sie wusste von ihrem Hausarzt, dass sie einen schwankenden Blutdruck, aber keinen Bluthochdruck hatte, eine Diabetes-Vorstufe und einen zu hohen Cholesterinwert, der aber noch keiner Behandlung bedurfte. Ihr Arzt empfahl ihr, Kohlenhydrate zu reduzieren und mehr Eiweiß zu essen. Nach ihrer Ernährung befragt, also einem typischen Frühstück, Mittag- und Abendessen, waren sowohl Evelyn als auch ihre Tochter augenscheinlich bestürzt: „Ich weiß, was ich esse", sagte Evelyn. „Ich habe keine Ernährungsprobleme."

So eine Reaktion bekommen wir auf die Frage nach der Ernährung oft. Die Patienten wollen nicht über ihre Ernährung sprechen, besonders dann, wenn sie selbst recherchiert haben und davon überzeugt sind, dass sie gut essen. Stattdessen kommen sie in unsere Klinik und hoffen auf eine Pille gegen ihre kognitiven Symptome. Sie wollen ein Medikament und kommen mit Listen von Zusatzstoffen und Nahrungsergänzungsmitteln aus dem Internet bewaffnet in die Sprechstunde. Was sie allerdings nicht wissen und was wir ihnen durch unser Programm beibringen, ist, dass die beste Medizin für Ihre kognitiven Symptome der Lebensstil und insbesondere die Ernährung ist. Die Auswirkungen der Ernährung sind um ein Vielfaches größer als jede Pille, insbesondere bei chronischen altersbedingten Erkrankungen wie Alzheimer. Lebensstil und die Ernährung an erster Stelle ist die einzige Art von Medizin, die nachweislich den kognitiven Verfall reduziert und sogar rückgängig macht. Deshalb ist Essen ein integraler Bestandteil unseres besonderen Ansatzes und der erste Lebensstilfaktor, den wir im NEURO-Plan vorstellen.

Evelyn hat sich schließlich, wenn auch widerwillig, bereit erklärt, ihre Ernährung mit Ayesha durchzugehen. Basierend auf ihren eigenen Nachforschungen hatte sich Evelyn für eine fettreiche, kohlenhydratarme Paleodiät entschieden. Die Paleodiät beruht auf der Hypothese, dass unsere paläolithischen Gene nicht mit dem modernen Leben vereinbar sind. Demnach sollen wir uns wie unsere Vorfahren ernähren, nämlich von Gemüse, Obst, Nüssen, Wurzeln und Fleisch, und Milchprodukte, Getreide, Hülsenfrüchte, raffinierte Öle, Zucker, Alkohol und Kaffee vermeiden. Im Prinzip finden wir es toll, wenn Leute sich vollwertig und naturbelassen ernähren, vor allem was Gemüse, Obst und Nüsse betrifft. Doch in Wahrheit ist es so, dass viele Menschen, die der Paleodiät folgen, vor allem viel Fleisch und viel gesättigte Fette zu sich nehmen. Diese Fehlinterpretation der ursprünglichen Paleo-Philosophie begegnet uns fast täglich. In Evelyns Fall bedeutete das, dass sie hauptsächlich rotes Fleisch, Fisch, Huhn, Eier und Gemüse aß und sich „ab und zu" einen Nachtisch genehmigte. Obst aß sie wenig, weil sie Angst hatte, dass der Zucker ihren Blutzuckerspiegel würde ansteigen lassen. Auch Kartoffeln und andere stärkehaltige Gemüse sowie Bohnen und Linsen hatte sie gestrichen. Evelyn war vom Typ her sehr diszipliniert. In den letzten drei Jahren hatte sie ihren Ernährungsplan eingehalten und sogar drei Kilo abgenommen. So viel Zeit und Mühe hatte sie investiert, da konnte sie einfach nicht glauben, dass ihre Ernährung nichts bringen sollte. Ihre Probleme mussten andere Ursachen haben. Doch aller guten Absichten und Bemühungen zum Trotz lag Evelyn falsch.

Fleischkonsum und das Gehirn

Hier ist die bittere Wahrheit über eine fleischreiche Ernährung: Diese trägt eindeutig zum kognitiven Verfall bei. Eine Studie, die 1993 an der Loma Linda Universität durchgeführt wurde und den Titel *The Incidence of Dementia and Intake of Animal Products* trägt, dieselbe Studie, die uns vor über zehn Jahren überhaupt auf die Loma-Linda-Einwohner gebracht hatte, hatte ergeben, dass von über 3000 Probanden diejenigen, die Fleisch aßen – darunter auch die, die nur Geflügel und Fisch zu sich nehmen – im Vergleich zu den Vegetariern ein doppelt so hohes Demenzrisiko hatten. Die Verbindung zwischen Fleisch und chronischer Erkrankung wurde in der Folge ebenso bei Herzerkrankungen, Krebs und Diabetes gefunden. Inzwischen haben zahlreiche epidemiologische Studien gezeigt, dass die Minimierung tierischer Produkte den gegenteiligen Effekt hat: Menschen, die viel Blattgemüse, Gemüse, Obst und Nüsse (und wenig rotes Fleisch und Milchprodukte) essen, haben das geringste Risiko für Alzheimer im Vergleich zu Menschen, die weniger pflanzliche Kost und mehr fettreiche tierische Produkte konsumieren. In einer neuen Studie von 2017 fanden

Forscher der Columbia University heraus,[57] dass Teilnehmer, die sich vegetarisch ernährten, im Sechsjahreszeitraum ein geringeres Risiko einer kognitiven Beeinträchtigung hatten als diejenigen, die die amerikanische Standarddiät aßen.

Warum sind die Unterschiede bei den gesundheitlichen Folgen so stark? Was ist am Fleisch so schädlich?

Im Laufe der Jahre haben Untersuchungen gezeigt, dass sowohl Cholesterin als auch gesättigte Fettsäuren – wie sie vermehrt in Fleisch, Eiern und Milchprodukten vorkommen – eng mit der für die Alzheimer-Krankheit typischen Degeneration verbunden sind.[58] Nachfolgend einige der wichtigsten Forschungsergebnisse:

- Das Chicago Health and Aging Project[59], eine Längsschnittstudie chronischer Erkrankungen, ergab, dass in einer Gruppe von 2500 älteren Erwachsenen diejenigen, die größere Mengen an gesättigten und Transfetten zu sich nahmen, im Untersuchungszeitraum von sechs Jahren ein höheres Risiko für Alzheimer hatten, während das Risiko bei den Teilnehmern, die Pflanzenfette aßen, geringer war.
- Bei der Untersuchung von 9900 Patienten in der Kaiser Permanente Northern California Group[60] wurde festgestellt, dass Menschen mit einem hohen Cholesterinspiegel in der Lebensmitte ein um 57 Prozent höheres Risiko hatten, später an Alzheimer zu erkranken. Selbst ein grenzwertiger Cholesterinspiegel erhöhte das Risiko, an Alzheimer zu erkranken, noch um 23 Prozent.
- Forscher der Women's Health Study in Harvard[61] haben eine Gruppe von etwa 6000 Frauen über einen Zeitraum von vier Jahren untersucht und dabei herausgefunden, dass eine höhere Aufnahme von gesättigten Fetten mit einer schlechteren kognitiven Entwicklung verbunden war, insbesondere mit einem schnelleren Rückgang des Gedächtnisses. Frauen mit der höchsten Aufnahme an gesättigten Fettsäuren hatten ein fast 70 Prozent höheres Risiko einer negativen Veränderung der Gehirnfunktion. Frauen mit der niedrigsten Aufnahme von gesättigten Fettsäuren wiesen eine Gehirnfunktion auf, die der von Frauen entsprach, die sechs Jahre jünger waren.

Neben diesen sehr gut gemachten aussagekräftigen Studien, die Cholesterin und gesättigte Fettsäuren direkt mit Alzheimer in Verbindung bringen, haben wir auch Hinweise darauf, dass der Fleischkonsum noch andere Risikofaktoren für Alzheimer mit sich bringt, darunter Bluthochdruck, hohe Triglyzeridwerte (freie Blutfette), hohe Entzündungswerte und einen hohen LDL-Cholesterinspiegel (das „schlechte" Cholesterin). Wie Sie vielleicht bemerkt haben, sind dies Risikofaktoren, die auch mit Herz-Kreislauf-Erkrankungen in Verbindung stehen. Das bedeutet, dass die Forschung zu Ernährung und kardiovaskulärer Gesundheit auch Aufschluss darüber geben kann, wie bestimmte Lebensmittel die kognitive Gesundheit beeinflussen. In einer wegweisenden Studie, 2016 im *Journal of the American Medical Association* (JAMA) veröffentlicht,[62] untersuchten Forscher das Ernährungsverhalten von 131 342 Teilnehmern der Nurses' Health Study (diese berühmte Studie wurde in den Jahren ab 1980 bis 2012 durchgeführt) und der Health Professionals Follow-Up Study (von 1986 bis 2012 erhoben). Dabei fand man heraus, dass, wenn tierisches Eiweiß durch pflanzliches ersetzt wurde, daraus ein geringeres Risiko für Herz-Kreislauf-Erkrankungen und Typ-2-Diabetes resultierte. Insbesondere kamen die beteiligten Forscher zu folgendem Schluss: Eine Erhöhung der tierischen Proteinzufuhr um 10 Prozent erhöht die Gesamtmortalität um 2 Prozent und die kardiovaskuläre Mortalität um 8 Prozent; eine Erhöhung der pflanzlichen Proteinzufuhr indessen führt zu einem Rückgang der Gesamtmortalität um 10 Prozent und einer Verringerung der kardiovaskulären Mortalität um 12 Prozent. Die Iowa Women's Health Study[63] fand ebenfalls einen umgekehrten Zusammenhang zwischen der Aufnahme von Pflanzenproteinen und der kardiovaskulären Sterblichkeit – das heißt, mehr pflanzliche Kost bedeutete weniger Gefäßerkrankungen. Sobald Teilnehmer pflanzliches Protein anstatt tierisches zu sich nahmen, erlitten sie wesentlich weniger Todesfälle als Folge einer Herz-Kreislauf-Erkrankung. Zusätzlich wurde 2003 in *Metabolism* ein Studienergebnis veröffentlicht,[64] das besagt, dass Probanden, die Fleisch gegen Gemüse eintauschten, innerhalb weniger Wochen einen durchschnittlichen Rückgang des LDL-Cholesterins um 61 Punkte verzeichneten. Diese und weitere Studien belegen, dass die Aufnahme von tierischem Eiweiß, insbesondere von Cholesterin und gesättigten Fettsäuren, Herz und Kreislauf auf die gleiche Art und Weise schädigt, die auch das Gehirn schädigt.

Aber nicht alles Fett ist schlecht. Fett ist sogar sehr wichtig für die Hirngesundheit. Mehr als 60 Prozent des Gehirns besteht daraus. Fett wird für den Aufbau der Zellen und andere wichtiger Strukturen benötigt. Worauf es jedoch ankommt, ist die Art des Fettes. Gesättigte tierische Fettsäuren erhöhen, wie die bisherigen Studien belegen, Ihr Alzheimer-Risiko deutlich. Einfach und mehrfach ungesättigte pflanzliche Fette jedoch,[65] wie sie in Nüssen, Samen, Avocados und Oliven vorkommen, sind mit einem geringeren Risiko einer Demenzerkrankung verbunden. Besonders Omega-3-Fettsäuren (aus Nüssen, Samen, Meeresalgen und Fisch)[66] sind für die Gesundheit des Gehirns von zentraler Bedeutung.

Ihre Moleküle sind für die Bildung von Hirnzellen notwendig, für die Neurotransmitterbildung sowie als Grundlage entzündungshemmender und gerinnungshemmender Abläufe. Alzheimer-Patienten haben tendenziell weniger Omega-3-Fettsäuren im Blut. Eine Studie aus dem Jahr 2014, die von Forschern der UCSF (University of California, San Francisco) durchgeführt wurde,[67] hat ergeben, dass die Gehirne von Probanden mit höheren Omega-3-Blutwerten in einem Zeitraum von acht Jahren weniger schrumpften. Und auch die hoch angesehene Framingham-Studie, die von Forschern an der Boston University in Massachusetts[68] betreut wird, hat ergeben, dass der Prozess des kognitiven Verfalls viel langsamer verläuft, wenn Menschen einen höheren Gehalt an Omega-3-Fettsäuren aufweisen. Eine weitere randomisierte kontrollierte Studie[69] hat gezeigt, dass Omega-3-Fettsäuren die kognitive Funktion verbesserten, mit weniger Gehirnatrophie und mit einer besseren Gehirnstruktur (insbesondere in der weißen Substanz) einhergingen. Untersucht wurden gesunde ältere Menschen, die sechs Monate lang Omega-3-Kapseln eingenommen hatten.

Angesichts der vielen überzeugenden Studien über den Zusammenhang zwischen tierischen Lebensmitteln, neurodegenerativen Erkrankungen und vaskulären Risikofaktoren sowie der Erforschung von Nahrungsmitteln wie Omega-3-Fettsäuren, die nachweislich zu einer Verbesserung der Kognition führen, fragen Sie sich vielleicht, warum Ihnen Ihr Arzt nichts davon erzählt. Wie wir bereits im ersten Kapitel erklärt haben, ist im me-

DIE OMEGA-3-FETTSÄURE-QUELLEN

Zwar sind Fische reich an Omega-3-Fettsäuren,[187] doch es stimmt auch, dass Zuchtfische und große Raubfische (etwa Thunfisch, Schwertfisch, Heilbutt, Roter Schnapper [Red Snapper], Makrele, Hecht, Marlin und Seebarsch) reich an Quecksilber, polychlorierten Biphenylen (PCB) und anderen Industriechemikalien sind, die für das Gehirn giftig sind. Aus diesem Grund empfehlen wir, den Verzehr von Fisch einzuschränken. Wenn Sie unbedingt Fisch essen wollen, dann nach Möglichkeit kleinen, weniger kontaminierten aus Wildbestand, etwa Sardellen, Sardinen und Lachs. Pflanzliche Omega-3-Fettsäuren kommen in Walnüssen, Chia- und Leinsamen, in Hanfsamen sowie in grünem Blattgemüse wie Grünkohl, Rosenkohl oder Spinat vor. Die kurzkettigen Omega-3-Fettsäuren in Nüssen, Samen und Gemüse werden jedoch nicht so leicht vom Körper aufgenommen. Die beste Quelle für biologisch verfügbare, toxin- und schadstofffreie Omega-3-Fettsäuren sind daher Meeresalgen. Halten Sie nach einem hochwertigen Algenpräparat Ausschau, das sowohl DHA als auch EPA (zwei Arten von langkettigen Omega-3-Fettsäuren) enthält. Wir empfehlen die Einnahme von mindestens 250 Milligramm DHA pro Tag.

dizinischen Alltag ein gewisser Zynismus zu beobachten, wenn es um Prävention und Verhaltensänderung geht. Ärzte studieren keine Prävention und wie man den Lebensstil beeinflussen könnte, sondern es wird ihnen auch beigebracht, dass beides unmöglich sei. Weder wissen die meisten etwas von den neuesten Erkenntnissen der Ernährungsforschung noch verstehen sie es, diese in die klinische Praxis umzusetzen. Hier in diesem Kapitel – und natürlich im ganzen Buch – gehen wir vom Gegenteil aus. Sie haben es schlicht verdient, über die Konsequenzen Ihres Alltagsverhaltens und sicherlich auch über die Mittel und Wege aufgeklärt zu werden, wie Sie Ihr Verhalten zum Positiven verändern.

Nun war eigentlich die bestehende Forschung über die kognitiven Auswirkungen des Fleischkonsums für sich schon überzeugend, um in unserer Klinik eine vollwertige, pflanzliche Ernährung zu empfehlen. Als wir dann allerdings unsere eigene Lebensstilforschung an der Loma-Linda-Universität angefangen haben, ist uns dieser Zusammenhang erst so richtig klar geworden. Die Ergebnisse in diesem Zusammenhang sprechen eine deutliche Sprache. Sie werden sicherlich noch aus dem zweiten Kapitel wissen, dass nur sehr wenige der Demenzkranken in der Loma-Linda-Klinik den Lebensstil beherzigten, den wir hier in unserem Buch empfehlen: Vollwertkost, pflanzliche Ernährung, regelmäßige Bewegung, Stressbewältigung, guter Schlaf und sinnvolle kognitive und soziale Aktivitäten. Dies hat uns einmal mehr gezeigt, dass die Lebensweise und vor allem die Ernährung das Alzheimer-Risiko drastisch zu senken vermögen. Ayeshas Studie über den Zusammenhang von Ernährungsgewohnheiten und Schlaganfallshäufigkeit bei 140 000 Probandinnen hatte klar erbracht, dass jede

KOKOSÖL

Viele Patienten fragen uns, ob Kokosöl gesund für das Gehirn sei. Unsere Antwort lautet: Nein. Kokosöl ist ein Pflanzenöl und enthält dennoch gesättigte Fette, was selten ist. Es erhöht ebenfalls den LDL-Cholesterinspiegel („schlechtes" Cholesterin). Da der Zustand unserer Gefäße so wichtig für die Gesundheit ist, empfehlen wir unbedingt Pflanzen- und Nussfette mit einfach ungesättigten Fettsäuren, die den Cholesterinspiegel senken. Vor einigen Jahren gab es anekdotische Hinweise darauf, das Kokosnussöl das Fortschreiten der Alzheimer-Krankheit verlangsamen könne[188]. Dr. Mary Newport, eine Kinderärztin, hatte beschlossen, ihrem Mann, der an Alzheimer litt, Kokosöl zu geben. Nun behauptete sie aufgrund ihrer Beobachtung, dass das Öl geholfen habe. Diese Beobachtung wurde aber nie in hochwertigen wissenschaftlichen Studien bestätigt. Forscher untersuchen derzeit die Auswirkungen von mittelkettigen Fettsäuren[189] (ein Bestandteil von Kokosöl) auf das Gehirn, aber auch hier gibt es noch keine eindeutigen Hinweise. Wenn Sie hirngesund essen möchten, sollten Sie vor allem einfach und mehrfach ungesättigte Fette aus Nüssen, Samen, Avocados, Oliven und anderen Pflanzen zu sich nehmen. Dass sie kognitive Leistungseinbußen verhindern helfen, ist in zahlreichen Studien wissenschaftlich belegt.

einzelne Änderung der Ernährungsgewohnheiten mit einem gesundheitlichen Vorteil einherging. Das war wichtig, zeigt es doch, dass schon kleine Ernährungsumstellungen positive Auswirkungen haben und dass jeder Schritt gesundheitlich lohnend ist. Unsere formale Studie mit den kognitiven Testverfahren wie etwa dem California Verbal Learning Test (CVLT), ebenfalls beschrieben im zweiten Kapitel, hatte gezeigt, dass pflanzliche Ernährung zu einem durchschnittlich um 28 Prozent geringeren Risiko einer kognitiven Beeinträchtigung führte. Diese Forschung, zusammen mit unserer klinischen Arbeit, lieferte weitere Belege dafür, dass die Art der Ernährung neurodegenerative Erkrankungen definitiv beeinflusst.

––––––––

Betrachtete man Evelyns fleischlastige Ernährung, überrascht es nicht, dass ihre Blutwerte gewisse Demenzrisiken aufwiesen: Ihr Cholesterin war erhöht, genauso wie ihre Entzündungsmarker CRP und Homocystein. Ihr Nüchternblutzucker entsprach einer Diabetes-Vorstufe, und das, obwohl sie Zucker fast vollständig aus ihrer Ernährung gestrichen hatte. Viele Patienten wissen nicht wissen, dass Fleisch die Insulinausschüttung nach oben schnellen lässt, weil die gesättigten Fettsäuren die Insulinrezeptoren fluten. Fleisch führt zu ähnlich hohen Insulinspitzen wie Haushaltszucker. Ayesha führte bei Evelyn auch noch einen neuropsychologischen Kognitionstest durch. Dieser zeigte, dass es um ihr Kurzzeitgedächtnis nicht so gut stand, es mit ihrer Konzentrationsfähigkeit und Aufmerksamkeit allerdings noch schlechter bestellt war.

„Aber was ist mit all den Büchern, die ich gelesen habe?", fragt Evelyn, nachdem sie ihre Untersuchungsergebnisse bekommen hat. „Ich habe gedacht, ich tue meinem Hirn etwas Gutes", erklärt sie sichtlich frustriert.

Ayesha hat ihr daraufhin erläutert, dass es mit den populären Ernährungsratgebern so eine Sache ist. Bücher wie die Paleodiät-Ratgeber haben ihre Schwächen, und das, obwohl niemand mehr den gesundheitlichen Wert einer vollwertigen Pflanzenkost bestreitet. Hier ist es wichtig, sich die zugrundeliegende Forschung und die Gesundheitsversprechen genau anzuschauen. Historisch gesehen stammt die Paleodiät aus einer Zeit, in der die durchschnittliche Lebenserwartung bei 20 bis 30 Jahren lag.[70]

Über Jahrmillionen und in 99,9 Prozent unseres Lebens auf der Erde ging es darum, seine Gene früh weiterzugeben und dann abzutreten, um das Ökosystem, das begrenzte Ressourcen hatte, zu schonen. Einen Anreiz, über den Zeitpunkt der Reproduktion hinaus zu leben, gab es nicht, und schon gar nicht, denjenigen, 90 Jahre alt zu werden und keine chronische Alterskrankheit zu haben. Mittlerweile haben wir die Altersgrenze deutlich nach hinten verschoben und sehen die Nachteile einer lebenslangen Aufnahme von Cholesterin und gesättigten Fetten. Sicherlich versorgt uns Fleisch schnell mit Energie, doch wir sind nicht dafür ausgelegt, es so zu verarbeiten, dass es uns langfristig nicht schadet. Damals im Paläolithikum waren unsere Jagdkünste nicht so gut, viele Tiere sind schneller als wir und besonders gut auf Bäume klettern können wir auch nicht. An Pflanzen dagegen konnten wir sehr viel besser gelangen, und deshalb haben wir uns evolutionär so entwickelt, dass wir Pflanzen besser als tierisches Fett verdauen können. Auch haben Forscher darauf verwiesen, dass die ursprüngliche Paleodiät die Essgewohnheiten von Hominiden während der letzten zwei Millionen Jahre zugrunde legte, wir uns aber bereits seit 25 Millionen Jahren entwickelt haben. Wenn man diese 90 Prozent unserer Evolution als Basis nimmt, dann haben wir uns über 95 Prozent der Zeit von Pflanzen ernährt. Wir sind von Natur aus Pflanzenfresser. Und weil wir nicht dafür ausgelegt sind, zwei- bis dreimal am Tag Fleisch zu essen, sind wir besonders anfällig für Cholesterin und gesättigte Fettsäuren.

Wegweisende Studien an den Inuit haben überdies mit einigen lieb gewordenen Mythen über die angebliche Gesundheit und Langlebigkeit von Fleischessern aufgeräumt. Das populäre Missverständnis lautet, dass Eskimos länger leben und trotz einer kohlenhydratarmen Ernährung, die fast ausschließlich aus Fleisch und Fisch besteht, eine geringere Rate an Herzerkrankungen haben.[71] Doch Forscher des National Institute of Public Health in Grönland haben sich mit kanadischen Wissenschaftlern zusammengetan und etwas anderes entdeckt. Autopsieanalysen zeigten, dass die Inuit signifikant an Arteriosklerose und Herzerkrankungen litten. In der bahnbrechenden Veröffentlichung, die im *Canadian Journal of Cardiology*[72] publiziert wurde, kamen die Forscher zu dem Schluss, dass die Inuit eine höhere Sterblichkeitsrate bei Herzerkrankungen aufwiesen als andere

IST BIO BESSER?

Bioobst und -gemüse mögen in Bezug auf Nährstoffdichte und Pestizidgehalt etwas gesünder sein als konventionell angebaute Produkte, aber die Daten geben bislang für die kognitive Gesundheit nichts her. Wenn Sie Bioprodukte bekommen und sie sich leisten können, sollten Sie sie unbedingt essen. Keinesfalls sollten Sie jedoch auf Obst und Gemüse verzichten, weil sie nichts in Bioqualität finden. Obst und vor allem Gemüse sind die Basis einer hirngesunden Ernährung – egal, wie sie angebaut wurden.

westliche Bevölkerungsgruppen, und auch, dass diese Sterblichkeit durch eine modernere Ernährung und Lebensweise tatsächlich gesenkt wurde. Viele weitere Studien haben diese Ergebnisse bestätigt: Eine dauerhaft fleischreiche Ernährung macht uns krank und verkürzt unser Leben.

Nach all dem war Evelyn eher zu einer Ernährungsumstellung bereit – allerdings wusste sie nicht, wo sie anfangen sollte. Ayesha bestärkte sie darin, dass gerade dieser Teil leicht war. Wir hatten vor allem über Diäten, die die kognitive Gesundheit verbessern, umfassende Forschungsergebnisse. Grundlage aller Diäten, die man speziell im Zusammenhang mit der kognitiven Leistungsfähigkeit wissenschaftlich untersucht und bewertet hat, ist eine vollwertige pflanzliche Ernährung. Diese hat erstmals in den 1950er-Jahren die Aufmerksamkeit der Wissenschaft[73] erregt, als nämlich der Epidemiologe Ancel Keys Bevölkerungsgruppen in Spanien, Frankreich, Italien und Griechenland untersuchte und dabei feststellen konnte, dass Menschen am Mittelmeer deutlich seltener altersbedingte Krankheiten (Herzerkrankungen, Krebs und Demenz) bekamen und oftmals bis weit ein Alter über 80 und 90 erlebten. Keys hat sich noch weitere Lebensgewohnheiten angeschaut, kam aber zu dem Schluss, dass die Ernährung, was ihren Allgemeinzustand betraf, der größte Einzelfaktor war. Die Ernährung im Mittelmeerraum bestand (damals) hauptsächlich aus Gemüse, Hülsenfrüchten, Obst, Vollkorn, Nüssen und Samen. Die hauptsächliche Fettquelle war Olivenöl, Fisch wurde etwa einmal pro Woche verzehrt, Fleisch nur ein- bis zweimal pro Jahr. Das ist mittlerweile fast 70 Jahre her, und es liegen Dutzende Veröffentlichungen vor, die allesamt bestätigen, dass sich die Mittelmeerdiät günstig auf Demenz und kognitiven Verfall auswirkt. Diese Forschung belegt auch, dass die Vorzüge dieser Diät vor allem ihren pflanzlichen Bestandteilen geschuldet sind. In vielen Studien wurde gezeigt, dass, je stärker die Mittelmeerdiät befolgt wird, das Alzheimer-Risiko umso geringer ist.

In einer Studie untersuchten Forscher der Columbia University die Auswirkungen der mediterranen Ernährung bei Patienten mit leichter bis mittelschwerer Alzheimer-Erkrankung.[74] Dabei fanden sie heraus, dass diejenigen, die sich für die mediterrane Ernährung entschieden hatten, eine geringere Sterblichkeit und eine bessere Lebensqualität aufwiesen. Die Wahrscheinlichkeit, an Alzheimer zu sterben, war bei denjenigen, die sich stark an die Diät hielten, bis zu 73 Prozent geringer, bei der Gruppe, die sich nur mäßig an die Vorgaben hielt, lag die Verminderung bei nur 35 Prozent. Nach zehn Jahren waren 90 Prozent der Menschen in der zweiten Gruppe verstorben. Gegen Ende der zwölf Jahre dauernden Studie zeigte sich, dass, wer sich an die Diät gehalten hatte, durchschnittlich noch vier weitere Jahre lebte.

WEISSES VERSUS ROTES FLEISCH

Manche Leute denken, dass der Wechsel von rotem Fleisch zu Geflügel die gleichen Vorteile wie eine vegetarische Ernährung bietet. Weißes Fleisch ist doch gesünder als rotes, oder? Es hat sich jedoch herausgestellt, dass gerade Geflügel eine unserer Hauptquellen für gesättigte Fette und Cholesterin ist. So hat eine Studie gezeigt, dass die Ernährung mit weißem statt rotem Fleisch keine signifikante Senkung des LDL-Cholesterins („das schlechte" Cholesterin) mit sich bringt.[190] Eine andere Studie ergab, dass Menschen, die zum Beispiel 20 Gramm Huhn pro Tag aßen (das entspricht etwa einem Chicken Nugget täglich beziehungsweise einer Hühnerbrust alle zwei Wochen), einen deutlich größeren Anstieg ihres BMI (Body-Mass-Index) zu verzeichnen hatten. Geflügel, genau wie rotes Fleisch, erhöht Ihr Risiko für Gefäßerkrankungen und Demenz.[191]

Auch zwei weitere Diäten – beides Varianten der ursprünglichen Mittelmeerdiät – haben gezeigt, dass sie das Risiko eines kognitiven Niedergangs verringern können. In den 1990er-Jahren entwickelten die US-amerikanischen National Institutes of Health eine Diät für Menschen mit Bluthochdruck mit der Abkürzung DASH (Dietary Approaches to Stop Hypertension; [„dash" bedeutet aber auch so viel wie „rasen", „sausen" oder „ruckzuck", Anm. d. Ü.]). Bei dieser salzarmen Diät gingen es vor allem um die Aufnahme von pflanzlichen Nahrungsmitteln, Fisch, Geflügel, Vollkorn und fettarmen Milchprodukten. Als die DASH-Diät in einer klinischen Studie mit 124 Probanden mit hohem Blutdruck evaluiert wurde,[75] fand man heraus, dass die Probanden ein besseres Gedächtnis hatten, schlagfertiger waren, besser planen konnten und bessere Problemlösungskompetenzen hatten als diejenigen, die sich nach US-Standard ernährten. Die MIND-Diät wiederum ist eine Mischung aus Mittelmeer- und DASH-Diät und wurde von einem Epidemiologen der Rush University in Chicago entwickelt.[76] Sie umfasst vor allem hirngesunde Lebensmittel wie Blattgemüse, Beeren, Nüsse, Bohnen, Vollkorngetreide und Olivenöl. Rotes Fleisch, Butter, Margarine, Käse, Zucker, Salz und Fritiertes sowie Fast Food sollen dagegen vermieden werden. Dreimal täglich gibt es Vollkornprodukte, Beeren mindestens dreimal pro Woche und Bohnen jeden zweiten Tag. In einer Studie mit knapp 1000 Teilnehmern im Alter zwischen 58 und 98 Jahren zeigte sich, dass sich das Alzheimer-Risiko bei einer strikten Befolgung der MIND-Diät um 53 Prozent verringerte. Selbst die moderate Befolgung der Diät war noch mit einer 35-prozentigen Risikoverminderung verbunden, was einmal mehr beweist, dass jeder einzelne Schritt hin zu einer gesunden Ernährung Sie vor kognitivem Verfall schützt. Studienteilnehmer, die sich streng an die Diät hielten, hatten die kognitive Leistungsfähigkeit eines Menschen, der sieben Jahre jünger ist. Dieses drastisch verringerte Alzheimer-Risiko hatte noch nicht einmal etwas mit Bewegung oder anderen alzheimerbezogenen Lebensstilfaktoren zu tun, sondern war einzig und allein der Ernährung geschuldet. Auf jeden Fall häufen sich die Hinweise darauf, dass die MIND- und die Mittelmeerdiät mit einem langsameren Fortschreiten des kognitiven Verfalls verbunden sind. Jüngste Studien haben noch einmal darauf verwiesen, dass

KÄSESTEAK UND SCHOKOLADE –
WIE WIR UNSERE ERNÄHRUNG VERÄNDERT HABEN

Vor gut zwölf Jahren, als wir uns das erste Mal begegnet sind, waren wir beim Essen nicht gerade Vorbilder. Dean war ein leidenschaftlicher Fleischesser. Er war der Meinung, dass eine proteinreiche Ernährung die gesündeste Option für ihn sei, und er aß zu jeder Mahlzeit Fleisch. Zum Frühstück gab es Wurst-, Eier- und Käsesandwich. Kein Steak und kein Cheeseburger waren vor ihm sicher. Als er noch in Pittsburgh in Pennsylvania lebte, fuhr er den ganzen Weg nach Philadelphia, nur um ein Cheesesteak-Sandwich zu essen. Ayesha wiederum war besessen von Süßigkeiten und Schokolade. Sie aß keine dunkle Schokolade, sondern süße Milchschokolade – je süßer, desto besser. In ihrem Elternhaus hatte es immer und überall Süßigkeiten gegeben, und während ihrer Studienzeit hatte sie sich angewöhnt, Schokolade in Rucksack und Handschuhfach zu bunkern. Ohne ging bei ihr gar nichts.

Im Nachhinein ist es schon erstaunlich, wie ungesund wir gelebt haben und wie wenig uns der Zusammenhang zwischen dem, was wir aßen und wie wir uns fühlten, klar war. Dean hatte mindestens einmal pro Woche Migräne, und zwar so heftig, dass er sich übergeben musste und Lichtblitze sah. Migräne ist langfristig mit kognitiven Einbußen und Gefäßproblemen im Gehirn verbunden, und Dean litt bereits jahrzehntelang darunter. Ayesha wiederum wusste wohl, dass sie süchtig nach Süßigkeiten war. Schließlich erfuhr sie, dass ihr Blutzucker leicht erhöht war und dass sie daher irgendwann Diabetes bekommen würde. Auch war ihr manchmal schwindlig, ein weiterer Indikator eines außer Kontrolle geratenen Glukosestoffwechsels.

Durch unsere ärztliche Tätigkeit lernten wir immer mehr über Ernährung, über die Auswirkungen von Zucker auf das Gehirn und die Tatsache, dass Wurstwaren, Käse und fettreiche Lebensmittel zu den bedeutendsten Migräneauslösern gehören. Gemeinsam haben wir dann beschlossen, dass es an der Zeit ist, etwas zu verändern. Für Dean bedeutete das den Verzicht auf rotes Fleisch. Zu Beginn erlaubte er sich einen Tag in der Woche, an dem er rotes Fleisch oder Käse essen durfte, denn das waren nun mal seine Leibspeisen.

Über einen Zeitraum von ein paar Monaten gelang es ihm, weil er es durch Fisch, Truthahn, Gemüseburger, Pilze und andere herzhafte Speisen ersetzt hat, ganz auf rotes Fleisch zu verzichten. Nichts davon schmeckte so wie sein geliebtes Steak, aber der Ersatz war lecker genug, um ihm den Übergang zu erleichtern. Innerhalb der ersten Monate sank sein LDL-Cholesterin um 40 Punkte und er hatte deutlich seltener Migräne. Schließlich ließ er auch noch Geflügel weg, und seine Migräne war weg. Ayesha wiederum ging systematisch ihre ganzen Süßvorräte durch, alle Aufbewahrungsorte von Schokolade und Keksen, Restaurants und Geschäfte, in denen sie Süßigkeiten zu kaufen pflegte, die Angewohnheit am Ende eines stressigen Tages Süßes zu essen. Süße Milchschokolade wurde gegen dunkle Schokolade mit deutlich weniger Zucker eingetauscht. Es war nicht das Gleiche, aber von seiner Beschaffenheit und dem Mundgefühl her als Ersatz in Ordnung. Auch nahm sie nun einen anderen Weg zur Arbeit, um ja nicht in Versuchung zu kommen, etwas zum Nachtisch einzukaufen. Während des Tages aß sie nun öfter kleinere Zwischenmahlzeiten, sodass sie abends nicht so anfällig für Heißhungerattacken war. Auch fand sie heraus, dass Beeren tatsächlich einen Hauch leckerer Süße boten und dazu noch voller gesunder Antioxidantien steckten. Über mehrere Monate hinweg hat sie sich schließlich komplett von der Schokolade entwöhnt. Als sie ihren Blutzucker erneut untersuchen ließ, lag dieser im normalen Bereich. Auch hatte sie abgenommen, was sie seit ihrer Teenagerzeit immer wieder vergeblich versucht hatte.

Bei einer Ernährungsumstellung geht es nicht darum, etwas zu verlieren – sondern darum, etwas zu gewinnen, nämlich die Lebensmittel, von denen wir wissen, dass sie mit einem höheren Risiko für neurodegenerative Erkrankungen verbunden sind, durch andere gesunde und leckere zu ersetzen. Der erste Erfolg – hier das rote Fleisch und die Schokolade – hat uns weiter motiviert, unsere Essgewohnheiten Schritt für Schritt völlig zu verändern. Ob wir Rückfälle kennen? Ja, auf jeden Fall. Kommt Ayesha manchmal in die Versuchung, Schokolade zu essen? Auf jeden Fall. Dean erliegt gelegentlich einem Riesenberg gebratener Zwiebelringe. Aber wir fühlen uns jeden Tag gesund und wir wissen, dass wir auf dem richtigen Weg sind, um unser Gehirn optimal zu versorgen und es vor zukünftigem Verfall zu schützen.

der ausschlaggebende Faktor tatsächlich der Verzehr pflanzlicher Produkte und das Verhältnis von ungesättigten zu gesättigten Fettsäuren ist. Insgesamt zeigt die Forschung, dass eine vollwertige, pflanzliche Ernährung den größten Einfluss auf die kognitive Gesundheit hat.

Doch zurück zu Evelyn: Sie erklärte sich nun bereit, es mit der MIND-Diät zu versuchen, brauchte aber für die Reduktion ihres Fleischkonsums Ayeshas Hilfe. Zusammen haben die beiden erst einmal eine Liste ihres täglichen Fleischkonsums erstellt. Zum Frühstück gab es bei Evelyn Eier mit Speck, Hähnchenbrust oder ein Hähnchensandwich zu Mittag und abends einen Teller Käse, etwas Gemüse und Aufschnitt (zumeist Schinken oder Truthahn). Nun war Frühstücksspeck ein verarbeitetes Fleischprodukt, das Ayesha nur zu gern aus Evelyns Ernährung gestrichen hätte, doch war er zugleich Evelyns Leibspeise. Gleich zu Beginn auf ein Lieblingsessen zu verzichten kann so frustrierend sein, dass es zum Abbruch der Ernährungsumstellung kommt. Vor diesem Hintergrund und für einen nachhaltigen Erfolg hat Ayesha deshalb erst einmal nur den Aufschnitt gestrichen. Stattdessen sollte Evelyn Bohnen oder Linsen, die reich an Proteinen und Ballaststoffen sind, sowie 175 bis 200 Gramm Vollkorngetreide (brauner Reis, Vollkorngerste, Quinoa oder ein anderes Wunschgetreide) zu sich nehmen. Außerdem sollte sie Gemüse mit niedrigem glykämischem Index, etwa Blumenkohl, Brokkoli, Karotten, Spargel, Grünkohl, Artischocken und Süßkartoffeln essen. Somit hatte Evelyn ein Nahrungsmittel aufgegeben, aber dafür drei andere gewonnen. Das ist im Übrigen einer unserer Kerngedanken, wenn es um Ernährungsumstellung geht: Nehmen Sie nicht nur Dinge weg, sondern fügen Sie Gesundes und Schmackhaftes hinzu. Angenommen, Evelyn würde sich nach ein paar Wochen ganz gut an die Veränderung gewöhnt haben, dann würde sie auch noch die Hühnerbrust weglassen können und auch hier wieder mit Bohnen, Getreide und Gemüse ersetzen. Das alles sollte schön langsam und mit Bedacht erfolgen, um allmählich Fortschritte zu verzeichnen. Dann bekam Evelyn auch noch die folgende Liste mit 20 wissenschaftlich nachgewiesenen hirngesunden Lebensmitteln sowie eine Aufstellung mit zehn Lebensmitteln, die nachweislich mit einem erhöhten Alzheimer-Risiko einhergehen. Bei ihrer Ernährungsumstellung sollte sie sich immer auf diese beiden Listen berufen.

Die Top 20 der hirngesunden Lebensmittel

1. **Avocados:** Sie sind vollgepackt mit einfach ungesättigten Fetten, und die sind gut für den Aufbau des Gehirns und den Blutfluss.

2. **Blattgemüse:** reiche Quelle von Polyphenolen (pflanzliche Antioxidantien, die freie Radikale bekämpfen), Folsäure, Lutein, Vitamin E und Betacarotin, alles Nährstoffe, die mit der Hirngesundheit verbunden sind.

3. **Blaubeeren:** In einer Harvard-Längsschnittstudie mit 16 000 Krankenschwestern wurde der Verzehr von Beeren, insbesondere Heidelbeeren und Erdbeeren, mit einem geringeren Risiko eines kognitiven Rückgangs in Verbindung gebracht.[77] In der Studie hat man schließlich sogar den Schluss gezogen, dass der regelmäßige Verzehr von Beeren einen kognitiven Niedergang um zweieinhalb Jahre verzögert.

4. **Bohnen:** Sie sind reich an Antioxidantien, Phytonährstoffen, pflanzlichem Eiweiß, Eisen und anderen Mineralien.[78] Sie erhöhen nachweislich die Langlebigkeit und verringern das Risiko eines Schlaganfalls (im Übrigen eine der vier häufigsten neurodegenerativen Erkrankungen, die etliche Risikofaktoren mit der Demenz gemeinsam haben). Bohnen können den Cholesterinspiegel senken und den Blutzuckerspiegel auch noch Stunden nach dem Verzehr regulieren. (In den USA gibt es daher den Begriff „Second Meal Effect", womit gemeint ist, dass manche Lebensmittel den Blutzucker und das Insulin auch noch während der Folgemahlzeit günstig beeinflussen.)

5. **Brokkoli:** Reich an Lutein und Zeaxanthin, Karotinoiden mit antioxidativer Wirkung.[79] Diese können die Blut-Hirn-Schranke überwinden und Schäden durch freie Radikale und normale Alterungsprozesse rückgängig machen. Eine große Studie der renommierten Harvard Medical School mit über 13 000 Frauen hat im Übrigen ergeben, dass, wer regelmäßig Gemüse aus der Familie der Kreuzblütler isst – etwa Brokkoli –, weniger altersbedingten Gedächtnisverlust erleidet.

6. **Gewürze:** Gewürze enthalten im Vergleich die meisten Antioxidantien pro Gramm und sind damit bestens geeignet, die natürlichen Entgiftungssysteme des Gehirns zu unterstützen. Gewürze und Kräuter wie Zimt, Nelken, Majoran, Piment, Safran, Muskatnuss, Estragon und andere sollten ein fester Bestandteil unserer Ernährung sein, nicht nur ein gelegentlicher Zusatz.

7. **Kaffee:** Das Koffein im Kaffee ist ein Adenosin-Rezeptor-Antagonist,[80] der die Produktion von Acetylcholin, eines bekannten neuroprotektiven Wirkstoffs im Gehirn, stimuliert. Ebenso enthält er viele Antioxidantien in Form von Polyphenolen und Chlorogensäure.

8. **Kräuter:** Frische oder getrocknete Kräuter wie Koriander, Dill, Rosmarin, Thymian, Oregano, Basilikum, Minze und Petersilie enthalten im Vergleich zu Nüssen und Beeren das Zehnfache an Antioxidantien. Schon eine kleine Menge macht sich auf dem Antioxidantienkonto bemerkbar.

9. **Kurkuma:** Curcumin, der Hauptbestandteil des Kurkumas, ist ein antioxidatives, entzündungshemmendes und antiamyloidales Kraftpaket. In Studien an Tieren und Menschen wurde gezeigt, dass Curcumin bei der Reduktion von Beta-Amyloid unmittelbar beteiligt ist.

10. **Leinsamen:** enthält die höchste Menge an pflanzlichen Omega-3-Fettsäuren, die nachweislich Entzündungen verringern und den LDL-Cholesterinspiegel senken. Lein enthält ferner Lignane, chemische Verbindungen, die die Blutgefäße vor entzündlichen Schäden schützen.

11. **Natives Olivenöl extra:** In kleinen Mengen als Ersatz für gesättigte Fette,[81] ferner eine prima Quelle für einfach ungesättigte Fettsäuren und Polyphenole.

12. **Nüsse:** Nüsse sind die beste Quelle gesunder ungesättigter Fette überhaupt. Sie senken nachweislich das Alzheimer-Risiko.[82]

13. **Omega-3-Fettsäuren (aus Algen):** Hochwirksame, pflanzliche Omega-3-Fettsäuren,[83] die Entzündungen vermindern und das Immunsystem stärken.

14. **Pilze:** Ob frisch, getrocknet oder als Pulver – Pilze steigern die allgemeine Immunität und reduzieren Entzündungen in den Blutgefäßen des Gehirns. Braune Champignons sind eine ausgezeichnete pflanzliche Vitamin-B_{12}-Quelle, die mit einem verminderten Alzheimer-Risiko in Verbindung steht.

15. **Quinoa:** eines der nährstoffreichsten Nahrungsmittel überhaupt und das einzige Getreide, das eine vollständige Proteinquelle ist (den meisten Getreiden fehlen die Aminosäuren Leucin und Isoleucin). Auch enthält es reichlich Ballaststoffe, Vitamin E und Mineralien wie Zink, Phosphor und Selen, allesamt wichtige Bausteine für die Gehirnzellen und ihre unterstützenden Strukturen.

16. **Samen (Chia, Sonnenblume):** Reich an Vitamin E und hirngesunden Mineralien.

17. **Süßkartoffeln:** Vollgepackt mit Phytonährstoffen, Ballaststoffen, den Vitaminen A und C und Mineralien, ist diese Knolle tatsächlich blutzuckerregulierend. Auch eine entzündungshemmende Wirkung wurde in zahlreichen Studien dokumentiert.

18. **Tee:** Minze, Melisse und Hibiskustee sind die drei entzündungshemmendsten Getränke überhaupt. Geeister Kräutertee (mit Zusatz von Stevia oder Erythrit zur Süßung) ist im Sommer ein prima Ersatz für Limonade. Grüner Tee enthält Grünteekatechin,[84] ein weiteres Polyphenol, das entgiftende Enzyme aktiviert.

19. **Vollkorngetreide:** randvoll mit cholesterinsenkenden Ballaststoffen, komplexen Kohlenhydraten, Eiweiß und B-Vitaminen.[85] Die Stärke aus dem ganzen Korn von Hafer, Buchweizen, Hirse, Teff, Sorghum oder Amaranth ist das beste komplexe Kohlenhydrat überhaupt: Sie nährt nicht nur die guten Bakterien im Darm, sondern versorgt auch das Gehirn nachhaltig mit Energie.

20. **Zartbitterschokolade:** Dunkle, unverarbeitete Kakaobohnen enthalten unglaublich viel Flavanole. Diese wirken nachweislich arteriell entspannend (blutdrucksenkend) und tragen dazu bei, das Gehirn mit Sauerstoff und Nährstoffen zu versorgen. Tatsächlich haben Menschen, die dunkle Schokolade essen, ein geringeres Schlaganfallrisiko.

Die Top Ten der Lebensmittel, die Sie am besten vermeiden

1. **Hochgradig verarbeitete Lebensmittel:** Chips, Kekse, Fertiggerichte und Weißbrot sind alle reich an Salz, Zucker und gesättigten
   Fettsäuren, die die Arterien des Gehirns verstopfen und das Hirn-
   gewebe unmittelbar schädigen.

2. **Verarbeitetes Fleisch:** Speck, Mortadella, Leberwurst, Blutwurst,
   Würstchen, Salami, Chorizo und andere sind reich an Konservie-
   rungsstoffen, Salz und gesättigten Fettsäuren, die Entzündungen
   fördern und die Blutgefäße im Gehirn schädigen.

3. **Rotes Fleisch:** Rindfleisch und Wild enthalten viele entzündungs-
   fördernde gesättigte Fettsäuren. Auch wenn sie weniger entzün-
   dungsfördernd sind als Wurstwaren, richten sie auf der Gefäß- und
   Zellebene immer noch genug Schaden an.

4. **Hühnerfleisch:** Dieses „weiße Fleisch" bildet die Hauptcholeste-
   rinquelle in der amerikanisch-westlichen Standarddiät. Huhn enthält dreimal so viel Fett wie Eiweiß und trägt wesentlich zur Fettleibigkeit bei.

5. **Butter und Margarine:** Beide Streichfette haben einen hohen Anteil an gesättigten Fettsäuren und Transfetten, die die Arterien verstopfen und das Gehirn schrumpfen lassen.

6. **Frittiertes und Fast Food:** Ein hoher Anteil an Transfetten, die
   das Hirnvolumen reduzieren und zum kognitiven Verfall beitragen,
   finden sich in diesen typischen westlichen Nahrungsmitteln.

7. **Käse:** Käse ist reich an gesättigten Fettsäuren. Er schädigt die Blutgefäße im Gehirn.

8. **Gebäck und Süßigkeiten:** Süße Teigwaren und andere Nascherei-
   en haben einen hohen Zuckergehalt; dieser verursacht Entzündungen und einen Burn-out im Gehirn.

9. **Zuckerhaltige Getränke:** Die Hauptquelle des Zuckers in der
   amerikanisch-westlichen Standarddiät verursacht Entzündungen
   und neuronale Schäden.

10. **Übermäßiger Alkoholkonsum:** Alkohol wirkt neurotoxisch und
    schädigt die Gehirnzellen unmittelbar.

Als Evelyn zwei Monate später erneut in Ayeshas Praxis vorstellig wurde, war sie eine ganz andere Frau. Sie wirkte energiegeladener, Konzentration und Aufmerksamkeit hatten sich deutlich verbessert. Eine erneute Blutabnahme ergab, dass Evelyns Blutdruck niedriger und ihr LDL-Cholesterinwert um 50 Punkte gefallen war. Die Entzündungsmarker (C-reaktives Protein und Homocystein) waren ebenfalls deutlich zurückgegangen, und das HbA1c (ein Maß für den durchschnittlichen Blutzuckerwert über einen Zeitraum von drei Monaten) war um 20 Prozent gesunken. Hinzu kam eine Gewichtsabnahme von 4,5 Kilogramm durch ihre Ernährungsumstellung. Ihre Tochter sagte, dass allen in der Familie diese Veränderung aufgefallen sei. Und Evelyn stellte völlig überrascht fest, wie viel Energie sie hatte. Zunächst sei sie besorgt gewesen, dass weniger Fleisch sie müde und schwach werden ließe, aber sie fühlte sich besser als je zuvor in den letzten zehn Jahren.

Die neuropsychologischen Testergebnisse spiegelten wider, was Evelyn bezüglich ihrer kognitiven Leistungsfähigkeit berichten konnte: Ihr Kurzzeitgedächtniswert war um 30 Prozent und ihr Aufmerksamkeitswert um 50 Prozent gestiegen. Obwohl sie bereits auf dem besten Weg zu einer Demenz gewesen war, konnte sie ihre Symptome mithilfe ihrer neuen Ernährung wieder rückgängig machen. Das war wirklich bemerkenswert, wenn man sich Evelyns Zustand bei ihrem ersten Besuch vor Augen hält, und ein Zeichen dafür, dass man den frühen Krankheitsverlauf von Alzheimer wirklich stoppen kann. Nach weiteren drei Monaten mit der gesunden Ernährung war Evelyn noch konzentrierter und wacher. Noch nie habe sie sich so gesund und geistig fit gefühlt.

Evelyn bezeichnete ihren Fortschritt immer wieder als ein „Wunder". Doch das war es nicht, wie Ayesha ihr erklärte, sondern schlicht und einfach Folge einer hirngesunden Ernährung, die die Selbstheilungskräfte im Gehirn anschob. Die Leute meinen, dass das Gehirn irgendwie außerhalb unseres Einflussbereiches stünde, und hier eine Besserung zu erzielen, irgendwie *verrückt* sei oder einem *Wunder* gleiche. Aber genau das Gegenteil ist der Fall: Tag für Tag nehmen wir Weichenstellungen vor, die in ihrer Gesamtheit über unser kognitives Schicksal entscheiden. So einfach ist das. Wir haben es bislang nur übersehen.

Zucker: Das Gift des 21. Jahrhunderts

Wenn wir ein einzelnes Lebensmittel nennen sollten, das die zentrale Rolle bei der Entstehung und der Verbreitung der Alzheimer-Erkrankung spielt, dann wäre es der Zucker. In vielen Studien wurde der Zuckerverbrauch mit kognitiven Beeinträchtigungen und Alzheimer sowie mit anderen chronischen Erkrankungen wie Krebs, Diabetes, Depressionen, Angststörungen und Schlaganfall in Verbindung gebracht. Man sagt, Zucker bedeute leere Kalorien, da er keine Nährstoffe enthält, nichts, was für den Körper von Wert ist, außer der raffinierten Energie. Wir aber betrachten Zucker mitnichten als „leer", denn er hat überall im Körper immense Folgen. Zucker beeinträchtigt unsere kognitive und vaskuläre Gesundheit. Alles, was mit dem metabolischen Syndrom – und dem mit ihm verbundenen Risiko für Herz- und Demenzerkrankungen – in Zusammenhang steht (Bluthochdruck, hohe Triglyzeride, Insulinresistenz und Diabetes), geht auf sein Konto. Die toxische Wirkung des Zuckers auf die Leber ist durchaus mit der Schädigung durch Alkohol vergleichbar. Zucker beschleunigt den Alterungsprozess, indem er Lipide, Proteine und sogar die DNA schädigt. Zucker gehört zu den schädlichsten Stoffverbindungen, die wir aufnehmen, und doch konsumieren wir mehr von ihm als je zuvor in der Geschichte der Menschheit.

Im Jahr 1900 verbrauchten wir noch durchschnittlich 2,25 Kilogramm Zucker pro Jahr. Unsere wichtigste Zuckerquelle war damals das Obst, wobei wir jeweils nur das saisonal verfügbare Obst aßen, und auch das nur in kleinen Mengen. Im Jahre 2010 jedoch ist der jährliche Zuckerverbrauch unter US-amerikanischen Erwachsenen zwischen 19 und 64 Jahren auf 86 Kilogramm hochgeschnellt, das meiste davon in Form von Einfachzucker der übelsten Sorte.

Diese immense Zunahme des Zuckerverbrauchs hat vor allem damit zu tun, dass der Anteil von verarbeiteten Lebensmitteln in unserer Nahrung gestiegen ist. Diese enthalten bei einer vergleichsweise geringen Nährstoffdichte deutlich mehr Kalorien, als wir brauchen. Zucker ist die Grundlage der US-amerikanisch-westlichen Standarddiät, getarnt als fruchtzuckerreicher Maissirup, Kristallzucker, Saccharose und viele andere wissenschaft-

DIE VERÄNDERUNG DER ERNÄHRUNGSGEWOHNHEITEN ZWISCHEN 1900 UND 2010 – JAHRESDURCHSCHNITT PRO PERSON

Nahrungsmittel	1900	2010
Zucker	2,25 kg	86 kg
Öle und Fette	1,8 kg	33,6 kg
Käse	900 g	13,6 kg
Fleisch	63,5 kg	95 kg
Obst und Gemüse*	59,4 kg	5 kg
Softdrinks	0 l	200 l
Kalorien pro Tag	2100	2757

* = aus dem eigenen Garten

Quelle: USDA, Food Review, Major Food Trends: A Century in Review

lich anmutende Bezeichnungen. Weil unser Essen so stark verarbeitet und raffiniert ist und weil wir oft gar nicht mehr wissen, wie echte Lebensmittel aussehen und schmecken, merken wir gar nicht, dass wir Zucker essen. Nudelsoße, Joghurt, Salatdressing, Müsliriegel, Krautsalat und sogar Ketchup enthalten Zuckerzusatz. Er ist praktisch überall.

Barbara

Wie den meisten von uns war auch Barbara nicht klar, wie viel Zucker sie am Tag überhaupt zu sich nahm. Sie war mittlerweile 58, Mutter von zwei erwachsenen Kindern und stolze Großmutter. Beruflich war sie als Forschungskoordinatorin in einem Lehrkrankenhaus tätig, als sie im Verlauf des letzten Jahres Gedächtnisprobleme zu bemerken begann. Immer wieder einmal verlor sie Notizen, Dateien und Ordner. Patienten, die sie seit Jahren kannte, verwechselte sie nun. Multitasking schien fast unmöglich. Auch ihr Mann bemerkte diese Veränderungen. Er würde Barbara eine Geschichte erzählen, so berichtete er, und nach ein paar Stunden konnte sie sich nicht mehr erinnern. All das setzte ihr zu und sorgte dafür, dass sie sich bei ihrer Arbeit zunehmend unsicher und insgesamt von einer Krankheit bedroht fühlte, die sie für unheilbar hielt.

Wie immer begann Ayesha ihre Untersuchung mit der Frage nach der Ernährung. Zum Frühstück gab es bei Barbara ein Glas Orangensaft (350 Milliliter), Haferporridge mit braunem Zucker oder Frühstückssandwiches mit Eiern und Wurst. Das Mittagessen bestand normalerweise aus Geflügelsalat oder einem Sandwich. Müsliriegel, Joghurt mit Früchten oder fettarme Kekse gab es zwischendurch zum Naschen. Abends gab es dann ein weiteres Mal Huhn, Nudeln mit Käse oder ein Fertiggericht, das nach 20 Minuten im Ofen fertig war. Angesichts ihrer Arbeitsbelastung war es für Barbara mit dem Kochen nicht so einfach. Zwei- bis dreimal die Woche aß sie auswärts, vor allem beim Chinesen oder Thailänder. Gelegentlich gönnte sie sich etwas Süßes zum Nachtisch, ein Stück Kuchen, Eis oder Pudding.

Ayesha ließ Barbara ein Ernährungstagebuch führen, um sich einen Eindruck zu verschaffen, wie viel Barbara von diesen Sachen aß. Beim Addieren des Zuckergehalts der einzelnen Nahrungsmittel fiel ihr auf, dass Barbara täglich eine Wahnsinnsportion Zucker zu sich nahm:

Orangensaft (1 großes Glas mit 350 ml)	= 28 g
brauner Zucker auf dem Haferbrei (1 Esslöffel)	= 13 g
Rohrohrzucker im Kaffee (1 Päckchen)	= 5 g
Thousand Island Dressing (2 Esslöffel)	= 4,6 g
Müsliriegel (1 Stück)	= 8 g
Joghurt mit Fruchtmus (1 Becher)	= 17 g
Low-Fat-Kekse (2 Stück)	= 14 g
Fertige Pastasoße (120 ml)	= 5 g
Chinesisches Essen zum Mitnehmen (vor allem in den Soßen verborgen)	= 10–14 g
Käsekuchen (1 mittelgroßes Stück)	= 35–40 g
Möhrenkuchen (1 ein mittelgroßes Stück)	= 12–15 g

Die Regierung des Vereinigten Königreiches empfiehlt für Erwachsene eine maximale Aufnahme von 30 Gramm Zucker pro Tag,[86] das entspricht ungefähr 7,5 Teelöffel. Die Amerikanische Herzgesellschaft legt den Höchstwert des zugefügten Zuckers auf 38 Gramm (9 Teelöffel) für Männer und 25 Gramm (6 Teelöffel) für Frauen fest. [Die Deutsche Gesellschaft für Ernährung mag aus Evidenzgründen keinen verbindlichen Einzelwert festlegen, mahnt aber eine möglichst geringe Zuckeraufnahme an, Anm. d. Ü.] Die Aufnahme von freiem Zucker [also nicht der natürliche Zucker in Obst, Gemüse und Milch, Anm. d. Ü.] belief sich bei Barbara auf sage und schreibe 95 Gramm. Das sind mit fast 24 Teelöffeln Zucker viermal so viel wie die empfohlene Menge. Gab es an einem Tag noch etwas vom Chinesen, lag Barbara bei 104 Gramm (26 Teelöffeln). Kam noch Kuchen hinzu, lag sie zwischen 105 und 130 Gramm (was 27 bis 32 Teelöffeln Zucker entspricht). Und gab es einmal beides, also Kuchen und chinesisches Essen, dann lag ihr Zuckerkonsum bei 119 bis 144 Gramm (beziehungsweise 30 bis 36 Teelöffeln Zucker) und war damit sechsmal so hoch wie der empfohlene Richtwert.

Neuropsychologische Untersuchungen hatten bei Barbara eine LKB (eine leichte kognitive Beeinträchtigung) ans Licht gebracht. Bei einer LKB ist vor allem das Kurzzeitgedächtnis betroffen, was mit einem hohen Risiko für Alzheimer einhergeht. Ayesha hat außerdem den *Montreal Cognitive Assessment-Test* (MoCA) mit Barbara gemacht, bei dem es gilt, sich

ZUCKER UND SEINE VIELEN NAMEN

Zucker verbirgt sich womöglich auch in Ihren Lieblingsspeisen. Halten Sie nach den folgenden Bezeichnungen Ausschau:

Agavendicksaft	Ahornsirup	Brauner Zucker	Dextrose
Fruchtsaftkonzentrat	Fruktose	Glukose	
Glukose-Fruktose-Sirup (High-Fructose Corn Syrup)			Honig
Invertzucker	Laktose	Maissirup	Maltose
Malzsirup	Melasse	Rohrzucker	Rübensaft
Sucrose	Zucker	Zuckercouleur	

Quelle: www.nia.nih.gov/health/publication/whats-your-plate/solid-fats-added-sugars

immer fünf einzelne Gegenstände zu merken. Bereits ein paar Minuten später konnte sie sich nur an einen Gegenstand erinnern. Ihre Laborwerte wiesen außerdem einen hohen Nüchternblutzucker, hohe Triglyzeridwerte und Bluthochdruck auf. Zwar hatte Barbara von ihrem Bluthochdruck gewusst und auch versucht, diesen mit einer Reduktion ihres Salzkonsums anstelle von Medikamenten in den Griff zu bekommen. Ein MRT ihres Gehirns zeigte jedoch bereits weiße Flecken um die Hirnventrikel herum. Diese entstehen in der Folge von Bluthochdruck, einer Entzündung der Gefäße, einem zu hohen Cholesterinspiegel und Diabetes. Letzter war allerdings bei Barbara nie diagnostiziert worden. Ihr Arzt hatte wohl ihren Blutzuckerspiegel nicht genau genug verfolgt und deshalb auch nicht erkannt, als sie von einer Diabetes-Vorstufe zum vollen Diabetes überging. Wie Sie bereits im ersten Kapitel erfahren haben, ist in beiden Fällen ein höheres Demenzrisiko gegeben.

Wie kann es sein, dass Zucker all diese Schäden verursacht? Einfach gesagt: Zucker nötigt unseren Körper dazu, energetisch hochtourig zu funktionieren, was auf zellulärer Ebene belastend ist und erschöpft. Das hat wieder schlicht und einfach damit zu tun, wie sich unser Körper evolutionär entwickelt und wie dramatisch sich unsere Ernährung in den letzten 50 Jahren verändert hat. Noch nie hatte der Mensch so viel Zugang zu Zucker wie heute. Das ganze Jahr über können wir alle möglichen Obstsorten bekommen. Wir können an der Tankstelle anhalten und einen Schokoriegel kaufen, der uns mehr als eine Monatsration Zucker liefert. Wir fangen den Tag mit raffiniertem Getreide an und beenden ihn mit einer Portion Eiscreme. Das ist Lichtjahre von dem entfernt, was unser Körper entwicklungsmäßig zu verarbeiten in der Lage ist.

Zucker ist das ultimative Stimulans der Natur. Er versorgt uns schnell und effizient mit Energie. Wenn die Dopaminzentren in unserem Gehirn Zucker sehen, leuchten sie – weil aktiv – auf. Schnelle Energie erkennen sie auf Anhieb, denn diese stärkt den Körper bis zur Fortpflanzung. Aber langfristig ist schnelle Energie ungesund. Schnelle Energie sichert das Überleben, während einer Dürre oder hilft uns, um einem größeren Tier zu entkommen, sie sichert die Fähigkeit, auf der Suche nach Nahrung große Entfernungen zurückzulegen. Ein Anstieg dieser schnell verfügbaren Energie verursacht jedoch systemische Entzündungen, von denen wir wissen, dass sie mit kognitivem Verfall verbunden sind. Zucker verursacht darüber hinaus eine Zunahme der schädlichen Lipide. Diese führen zu einer Verhärtung und Verdickung der Arterienwände (Arteriosklerose), was wiederum die Blutzufuhr zu wichtigen Gehirnbereichen verringert. Eine Dosis Zucker führt zu vermehrten Oxidationsprozessen und zur Bildung freier Radikale. Diese stehlen Elektronen aus Proteinen und Fetten und schädigen dabei Zellwände und sogar die DNA. Unsere Mitochondrien, die Kraftwerke der Zellen, sind in Gegenwart von Zucker völlig überfordert. Auch hat man herausgefunden, dass Zucker Sirtuine zerstört. Sirtuine bilden eine Enzymgruppe, die verschiedene zelluläre Vorgänge reguliert, darunter Alterungsprozesse oder den programmierten Zelltod. Werden sie zerstört, erhöht sich damit die Gefahr für Alzheimer und viele Krebsarten. Am wichtigsten ist vielleicht, dass Zucker unsere Insulinregulation so weit verändert, dass die Zellen Glukose nicht mehr richtig aufnehmen können. Deshalb bezeichnen viele prominente Wissenschaftler Alzheimer als „Typ-3-Diabetes" oder „Diabetes des Gehirns".

Und das sind die Auswirkungen von Zucker auf die Hirnfunktion: Am Anfang steht das Insulin, ein Hormon, das in der Bauchspeicheldrüse gebildet wird und für das reibungslose Funktionieren aller Körperzellen, einschließlich der Neuronen, entscheidend ist. Nach dem Essen zerlegt das Verdauungssystem unsere Nahrung in Glukose. Sobald diese in den Blutkreislauf gelangt, reagiert die Bauchspeicheldrüse, indem sie Insulin freisetzt und so alle möglichen Zelltypen bei der Aufnahme und Verwendung von Glukose unterstützt. Zu einer Insulinresistenz kommt es, wenn die Bauchspeicheldrüse zwar genügend Insulin produziert, aber die Zellen nicht richtig reagieren, weil ihre Insulinrezeptoren nicht ansprechen oder weniger geworden sind. Wie wir im ersten Kapitel gesehen haben, kann Insulin nicht durch die Zellmembran gelangen, um den Transfer von Glukose zu erleichtern. Die Bauchspeicheldrüse macht nun Überstunden, doch ganz gleich, wie viel Insulin sie auch produziert, es baut sich weiterhin Glukose im Blut auf und führt so zu den erhöhten Blutzuckerwerten. Wird dabei eine bestimmte Schwelle überschritten, wird bei der betroffenen Person ein Typ-2-Diabetes diagnostiziert.

Im Gehirn führt die Insulinresistenz paradoxerweise dazu, dass Neuronen durch den Mangel an Glukose verhungern und zudem eine ganze Entzündungskaskade auslösen sowie oxidativen Stress verursachen. Die dabei entstehenden Nebenprodukte wirken sich in viererlei Weise auf die Hirnfunktion aus: 1) Sie schädigen Organellen (kleinere Zellstrukturen) wie zum Beispiel Mitochondrien, 2) sie beeinträchtigen die Kommunikation innerhalb und zwischen Neuronen, 3) sie führen zu einer übersteigerten Entzündungsreaktion und 4) sie bewirken, dass Amyloid-Proteine, die normalerweise löslich sind, unlöslich werden. Unlösliche Amyloid-Proteine lassen sich jedoch nicht so leicht abbauen und herausspülen wie die löslichen. Im Ergebnis entstehen klebrige amyloide Plaques, das Charakteristikum der Alzheimer-Erkrankung.

Dieses Phänomen wiederum ist stark mit dem kognitiven Verfall verbunden. Denken Sie daran, dass Amyloid-Proteine Teil eines normalen Alterungsprozesses sind. Bei Menschen mit einem normalen Glukosestoffwechsel wird das Protein abgebaut und entfernt. Bei Menschen mit hohem Insulin- und Blutzuckerspiegel jedoch reichert sich das Protein in Plaques, also Belägen, an. Auch Enzyme spielen eine Rolle bei der Plaquebildung. Das Insulin abbauende Enzym (IDE, englisch Insulin-degrading Enzyme) ist für den Abbau von Insulin und Amyloid verantwortlich. Ist unser Insulinspiegel dauerhaft erhöht, entwickelt dieses Enzym einen Defekt und kann seine Aufgabe nicht mehr richtig wahrnehmen. Es wird von der schieren Menge des Insulins außer Gefecht gesetzt und kann so kein Amyloid mehr entfernen, auch wenn das eigentlich zu seinen Aufgaben gehört.

Zahlreiche Studien haben einen unmittelbaren Zusammenhang zwischen einem außer Kontrolle geratenen Zuckerstoffwechsel, Insulinresistenz und Alzheimer gefunden. In einem Bericht aus dem Jahr 2017 über die Framingham-Längsschnittstudie wurde gezeigt,[87] dass ein hoher Zuckerkonsum mit einem verminderten Volumen des Hippocampus und des Gesamthirns verbunden ist. Ein höherer Zuckerkonsum führte innerhalb von zwei Jahren zu einem größeren Verlust an Hirnmasse. Eine weitere Studie, die im Jahr 2015 von Wissenschaftlern der Universität Iowa veröffentlicht wurde,[88] beschäftigte sich mit dem Zusammenhang zwischen Insulinresistenz und kognitiver Funktion. Dabei fand man heraus, dass,

je stärker ausgeprägt die Insulinresistenz war, desto geringer die Glukoseaufnahme im Gehirn war, und dies speziell im linken medialen Schläfenlappen, einem Gehirnareal, das stark mit dem Gedächtnis verbunden ist.
Die Personen mit der niedrigsten Glukoseaufnahme in dieser Hirnregion
hatten auch die niedrigsten Werte bei der gemessenen sofortigen und ver-
zögerten Gedächtnisleistung. In unserer eigenen Analyse der US-amerikanischen Ernährungsbeobachtungsstudie, der National Health and Nutrition Examination Survey (NHANES), haben wir zeigen können, dass mit
jedem messbaren Anstieg der Insulinresistenz bei älteren Menschen eine
Einbuße der kognitiven Funktion verbunden war.[89]

Für Ayesha war somit klar, dass Barbaras Zuckerverbrauch drastisch reduziert werden musste – und zwar schnell. Für Barbara war es ein Schock
zu erfahren, dass sie so ungesund gegessen hatte, trotz ihrer Bemühungen,
bei der Arbeit gesund zu naschen oder sich abends den süßen Nachtisch
immer öfter zu verkneifen. Die Ergebnisse machten ihr Angst, und sie
fürchtete, dass sie wegen ihrer leichten kognitiven Beeinträchtigung gar
nicht in der Lage war, viel an ihrem Ernährungsverhalten zu ändern. Ayesha jedoch hat ihr zugesichert, dass man ihr einen leicht verständlichen
Tagesplan machen würde. Schließlich zählte am Ende das Ergebnis, und
dabei war jeder einzelne Schritt von Bedeutung.

In der kommenden Zeit würde sich Barbara, so der ausgearbeitete Vorschlag, vor allem auf zwei Bereiche konzentrieren: Erstens sollte es bei jeder Mahlzeit Gemüse geben. Denn Gemüse stellt erwiesenermaßen einen
guten Schutz vor Typ-2-Diabetes dar. Dabei spielen vor allem Ballaststoffe
eine wichtige Rolle, denn sie regulieren den Zuckerstoffwechsel und die
Blutzuckerwerte. Gemüse wirkt ebenfalls antientzündlich. Wichtige Er-
nährungsstudien wie die The Nurses' Health Study und die Health Professionals Follow-Up Study – beide haben wir schon zu Beginn dieses Kapitels kennengelernt –, sind jeweils zu dem Schluss gekommen, dass eine
vollwertige Pflanzenkost (bei wenig tierischen Lebensmitteln) das Diabetes-Risiko um fast 20 Prozent senken kann. Durch die Anhebung des Ge-
müseanteils in Barbaras Ernährung versprach sich Ayesha eine Schadens-
begrenzung der vorangegangenen zuckerreichen Ernährung. Im zweiten
Schritt sollte Barbara allmählich systematisch allen zugefügten Zucker

DER GLUKOSEBEDARF DES GEHIRNS

Ein gesundes Gehirn braucht lebensnotwenig Glukose, eine zuckerrei-che Ernährung schädigt es jedoch. Wie viel Zucker brauchen wir also wirklich? Für eine optimale kognitive Funktion benötigt das mensch-liche Gehirn bis zu sechs Portionen komplexer Kohlenhydrate pro Tag. Nicht in Form von weißem Zucker, sondern natürliche Kohlenhydrate, in Ballaststoffen gebunden. Dadurch wird der Zucker auf eine Art und Weise freigesetzt und verstoffwechselt, dass dabei keine gefährlichen Blutzuckerspitzen entstehen.

Gesunde komplexe Kohlenhydrate
  Vollkorngetreide wie Hafer, Quinoa und Gerste
  Ballaststoffreiches Gemüse wie Blattgemüse, Kürbis und Paprika
  Obst, insbesondere Beeren
  Wurzelgemüse wie Süßkartoffeln, Karotten und Steckrüben

Ungünstige Kohlehydrate
  Alle raffinierten Zuckerarten
  Fruchtsäfte: Säfte sind reiner Zucker ohne die Ballaststoffe der ganzen Frucht
  „Natürlicher Zucker": Agave, Honig und Ahornsirup mögen vielleicht einen niedrigeren glykämischen Index haben als raffinierter Zucker, aber die anschließenden Glukosespitzen im Gehirn sind vergleichbar. Wenn unsere Patienten unbedingt Süßstoff möchten, empfehlen wir Stevia oder Erythrit, die nicht den gleichen Energieanstieg verursa-chen, der das Gehirn mit der Zeit ausbrennen lässt.

weglassen, wobei immer ein Lebensmittel durch ein anderes ersetzt würde, es also im Grunde um ein Tauschgeschäft ging. Die Anweisung an Barbara ging so:

Gestrichen wird Orangensaft: 28 Gramm Zucker gespart. Stattdes-sen gibt es Wasser, Kaffee und Tee.

Gestrichen wird Zucker im Kaffee: 5 Gramm Zucker gespart. Stattdessen Stevia oder Erythrit verwenden.

Gestrichen wird der braune Zucker auf dem Haferbrei: 13 Gramm Zucker gespart. Stattdessen Beeren oder Bananen.

Keine fertige Salatsoße mehr: 5 Gramm Zucker gespart. Stattdessen eine Vinaigrette aus Zitronensaft und Olivenöl; gern auch ein nussbasiertes Dressing (wie das Zitronen-Tahini Dressing auf Seite 334f.).

Gestrichen werden Müsliriegel: 5 Gramm Zucker gespart. Stattdessen eine Handvoll gerösteter ungesalzender Nüsse.

Gestrichen wird der Joghurt mit Frucht: 17 Gramm Zucker gespart. Stattdessen eine Banane oder eine Tasse Blaubeeren (oder eine andere Beerensorte).

Gestrichen werden auch „gesunde" Kekse: 14 Gramm Zucker gespart. Stattdessen ein Apfel.

Gestrichen wird auch fertige Nudelsoße – es sei denn, sie enthält keinen Extrazucker: 5 Gramm Zucker gespart. Stattdessen wird alle 14 Tage Tomatensoße gekocht und eingefroren. Gern auch die Rote-Linsen-Bolognese probieren (das Rezept gibt's auf Seite 347f.).

Gestrichen wird chinesisches Essen mit reichhaltiger Soße: 10 bis 14 Gramm Zucker gespart. Halten Sie nach Vollkornreis Ausschau sowie gedämpftem oder kurz gebratenem Gemüse mit Tofu. Als Soße kommen infrage: Zitrone, salzreduzierte Sojasoße und zuckerfreie Chilisoße (Label prüfen oder gegebenenfalls den Koch fragen).

Gestrichen sind auch Kuchen und Nachtisch, soweit das möglich ist: 12 bis 40 Gramm Zucker gespart. Stattdessen gibt es Obstsalat oder den Blaubeer Crumble (Rezept auf Seite 340f.).

WAS WURDE HINZUGEFÜGT?

25 g Nüsse: Antioxidantien, gesunde Fette und Vitamine

125 bis 300 g Beeren: Antioxidantien, Vitamine, Polyphenole

1 Apfel oder 1 Banane: Antioxidantien, Vitamine, Polyphenole

ABGESEHEN VOM ZUCKER SIND EBENFALLS WEGGEFALLEN:

Gesättigte Fette in Nachtisch und Keksen

Ein hoher Salzgehalt in Salatdressings, Nudelsoße und chinesischen Soßen

Durch den neuen Plan würde Barbaras Aufnahme von freiem Zucker fast auf null sinken. Sie war entschlossen, aber auch nervös. Die ersten beiden Tage bemerkte sie keinen Unterschied. Am dritten Tag bekam sie Kopfschmerzen und fühlte sich ängstlich und aufgeregt. Sie hatte ein leichtes Zittern. Als gegen Nachmittag der Nebel im Kopf nicht mehr zum Aushalten war, rief sie Ayesha an und war, so sagte sie es, kurz davor aufzugeben. Ayesha hat ihr dann alles erklärt: Barbara erlebte durch das Weglassen des Zuckers einen regelrechten Entzug. Das ist ganz normal und sogar wichtig für die Genesung. Bei manchen dauert das Unwohlsein nur einen Tag, bei anderen bis zu einer Woche. Gegen die Kopfschmerzen empfahl Ayesha Paracetamol, viel Wasser und früh zu Bett zu gehen. Am vierten und fünften Tag ging es Barbara ähnlich, doch sie hielt trotz aller Schwierigkeiten durch.

Am siebenten Tag stellte sich die Veränderung ein. Die Kopfschmerzen waren plötzlich weg, und Barbara fühlte sich wach und erfrischt. Auch mit der Konzentration war es besser geworden. Es war ein seltsames Gefühl, den eigenen Atem zu spüren, zu hören, wie ihr Armband beim Tippen gegen die Tastatur klirrte. Diese Geräusche und Empfindungen waren wohl immer da gewesen, aber sie bemerkte sie erst jetzt.

Zwischen dem siebten und dem 20. Tag seit ihrer Ernährungsumstellung konnte Ayesha Barbara telefonisch nicht erreichen. Jeden zweiten Tag hinterließ sie eine Nachricht und fragte sich, ob sie Barbara zu weit getrieben hatte. War die Ernährungsumstellung einfach zu viel gewesen? Zwar schien sie motiviert, aber auch ängstlich und unsicher. Ayesha fürchtete,

Barbara enttäuscht zu haben. Doch dann klingelte das Telefon, und Barbaras Stimme war mit neuer Energie zu hören. „Ich bekomme viel mehr mit, was um mich herum passiert", wusste sie Ayesha zu berichten, „ich fühle mich viel wacher und nachmittags nicht mehr so kaputt." Zwar habe sie immer noch Schwierigkeiten, sich an Details und Namen zu erinnern, aber wenn sie einen Moment innehielt und sich nach besten Kräften konzentrierte, fiel ihr meistens wieder ein, was sie vergessen hatte.

Am Wochenende war sie in einer Boutique am Long Beach Pier gewesen und hatte mit der Besitzerin über die schönen Schals aus Indien gesprochen. Später am Abend erzählte sie das ihrem Mann, wobei ihr klar wurde, dass sie das so vor ein paar Wochen nie und nimmer gekonnt hätte. Sogar an den Namen der Ladenbesitzerin erinnerte sie sich noch. Auch ihr Mann war überrascht. Obwohl Barbara ihre abendliche Süßspeise vermisste, hatte sie auch bemerkt, wie viel besser sie schlief. Der abendliche Zuckerkonsum hatte ihre Nachtruhe negativ beeinflusst. Durch das Streichen hochverarbeiteter Lebensmittel hatte sich auch die Verstopfung gebessert, unter der sie die letzten 20 Jahre gelitten hatte.

Barbaras Laborwerte wiesen nach zwei Monaten deutliche Verbesserungen auf: Ihr Nüchternblutzucker war von 124 auf 93 gesunken, ihr Triglyzeridwert von 189 auf 154 und ihr Blutdruck von 145/95 auf 130/79 mmHg. Auch hatte sie 3,5 Kilogramm abgenommen, was zwar nicht das Ziel, aber eine schöne Folge der gesunden Ernährung war. Bei der nochmaligen Durchführung des *Montreal Cognitive Assessment*-Tests konnte sich Barbara nun an alle fünf Objekte erinnern. Doch noch wichtiger war, dass sie sich bei der Arbeit wieder besser fühlte. Als ihr Vorgesetzter ihr die Übernahme eines zusätzlichen Projekts anbot, griff sie begeistert zu. Barbara war insgesamt so motiviert von der Besserung ihres Gesundheitszustands, dass sie gleich noch ein paar andere gesundheitliche Veränderungen anging. Dazu gehörte zum Beispiel, öfter selbst zu kochen und einen Meditationskurs zu besuchen. Nach einem Jahr machte Ayesha nochmals einen neurokognitiven Funktionstest mit Barbara. Verschiedene Aspekte ihrer Kognition hatten sich mittlerweile verbessert, insbesondere die exekutive Funktion (wozu Planung, Beurteilung und Problemlösungskompetenz gehören). Ihre Gedächtniswerte – mit und ohne Eselsbrücken –

FETTLEIBIGKEIT UND KOGNITIVE GESUNDHEIT

Wie stark ist Fettleibigkeit mit kognitiven Einbußen verbunden? Eine Studie aus dem Jahr 2016, veröffentlicht in der Fachzeitschrift *Neurobiology of Aging*, hat ergeben, dass bei den fettleibigen Probanden die weiße Substanz im Gehirn vermindert ist.[192] Weiße Substanz ist der Superhighway des Gehirns. Verminderte Werte bedeuten eine langsamere Signalgebung und Verarbeitung von Signalen, ein ganz wichtiger Aspekt kognitiven Verfalls. Vielleicht am erschreckendsten war der Befund, dass das Hirnvolumen einer übergewichtigen Person dem einer normalgewichtigen zehn Jahre älteren entsprach. Adipositas scheint den Prozess des kognitiven Verfalls aufgrund der erhöhten Belastung für Gehirn und Körper drastisch zu beschleunigen. Darüber hinaus zeigt sich Fettleibigkeit während des Älterwerdens anders, als man gemeinhin annimmt. Alzheimerbezogene Veränderungen im Gehirn entwickeln sich hier 20 bis 30 Jahre, bevor es zu den eigentlichen Symptomen kommt. Zu den mit am frühesten betroffenen Arealen gehören Hirnregionen, die Appetit und Hunger regulieren. Infolgedessen kommt es bei manchen, die in der Lebensmitte fettleibig waren, in der frühen Alzheimer-Phase (präklinisch) zum Gewichtsverlust. Das sind gut und gern zehn Jahre, bevor sich Symptome und Anzeichen zeigen. Alzheimer-Patienten im Spätstadium, die fettleibig sind, sehen wir nur selten. Zu diesem Zeitpunkt haben die Veränderungen im Gehirn bereits dazu geführt, dass das Interesse am Essen abnimmt. Obwohl ein geringeres Körpergewicht im Alter bei bestimmten chronischen Erkrankungen günstig zu bewerten ist, etwa um Herz-Kreislauf-Erkrankungen und Diabetes zu verhindern, hat das Gehirn in diesem Fall leider nichts davon, weil die Ursache des Gewichtsverlustes, eine ganze Kaskade von Entzündungen, Oxidation, Gefäßerkrankungen und Neurodegeneration, die Vorteile, die mit Gewichtsverlust einhergehen, deutlich überschattet.

hatten sich jeweils um 65 beziehungsweise 75 Prozent verbessert. Diese deutliche Umkehrung der Symptome war das genaue Gegenteil dessen, was wir normalerweise ein Jahr nach der Diagnose LKB, der leichten kognitiven Beeinträchtigung, beobachten, wenn der Patient so weiterlebt wie bisher. Zwar waren die Läsionen der weißen Substanz in Barbaras Gehirn immer noch sichtbar, sie waren aber nicht schlimmer geworden. Ihre Gehirnstruktur war unverändert. (Wird der Lebensstil nicht verändert, kommt es typischerweise zu Schrumpfungen im Gehirn und die Läsionen weiten sich aus.)

In der Folgezeit haben Barbara und Ayesha einen umfassenden Plan gemacht, der tägliche Bewegung und soziale Aktivitäten mit einschloss. Zur Nachsorge macht Barbara einmal im Jahr den neurokognitiven Test.

Ernährungsmythen

Kokosöl ist gut fürs Gehirn: Kokosöl ist reich an gesättigten Fettsäuren. Momentan werden die potenziellen kognitiven Vorteile von Kokosöl von der Forschung bewertet. Solange es keinen neueren Forschungsstand gibt, sollten wir es besser vermeiden.

Kohlenhydrate sind schlecht: Komplexe Kohlenhydrate sind für den Körper und vor allem für das Gehirn essenziell. Dennoch führen einfache Kohlenhydrate (Zucker) zu schädlichen Energiespitzen, komplexe Kohlenhydrate hingegen – wie sie in Gemüse, Bohnen, Nüssen und Vollkorngetreide vorkommen – sind eine gute Wahl.

Vegetarische Ernährung gleich gesunde Ernährung: Nicht, wenn Sie verarbeitete Sojaprodukte, Chips und raffinierte Kohlenhydrate anstelle von Fleisch essen. Daten aus China und Indien zeigen, dass eine Ernährung mit einem hohen Gehalt an ungesunden Fetten, frittierten Lebensmitteln und Zucker nicht nur die Vorteile einer vegetarischen Ernährung zunichtemacht, sondern auch ernstlich schadet.

Obst hat zu viel Zucker: Der Zucker im Obst ist an Ballaststoffe gebunden, wodurch er nur langsam abgegeben wird. Obst im Ganzen ist eine wunderbare Quelle für Ballaststoffe, Vitamine, Mineralien und Antioxidantien.

Fruchtsäfte hingegen enthalten keine Ballaststoffe und wirken ähnlich wie raffinierter Zucker. Beachten Sie, dass manches Obst von Natur aus mehr Zucker enthält (Mangos und Trauben), anderes dagegen weniger (Beeren, Zitronen und Limetten).

Fett ist schlecht fürs Gehirn: Nicht alles Fett ist schlecht – es hängt von der Quelle ab. Tierische Fette bestehen fast ausschließlich aus ungesunden gesättigten Fettsäuren, die einfachen ungesättigten Fette aus Olivenöl, Nüssen, Samen und Avocados dagegen sind für die Gehirnfunktion unabdingbar.

Joghurt und Müsli sind gesund: Nicht immer, denn oftmals enthalten beide viel zugesetzten Zucker, gesättigte Fettsäuren und schädliche Konservierungsstoffe.

Kalorienreduziertes Salatdressing ist gesund: Viele Leute fallen auf Salatdressing herein. Enthält schon das normale Salatdressing mehr Kalorien aus Fett und Zucker als viele der vermeintlich ungesunden Lebensmittel, die es ersetzen soll, steht es um die Low-Fat-Varianten nicht viel besser: Sie enthalten vor allem Wasser, Zucker, Einfachzucker und künstliche Farb- und Geschmacksstoffe. Allein der Zucker und die Zusatzstoffe können einen erheblichen negativen Einfluss auf das Gehirn haben, insbesondere auf unsere Aufmerksamkeitszentren.

Cheat Days sind okay und wir essen alles in Maßen: Der Begriff „in Maßen" ist subjektiv und bedeutet für jeden etwas anderes. Wenn Sie fünfmal am Tag Pizza gegessen und nun Ihren Verzehr auf dreimal pro Tag veringert haben, dann ist das auch maßvoll. Wobei allerdings so viel Pizza immer noch höchst ungesund ist. Wir plädieren deshalb für einen Ansatz, bei dem man sich zunächst am Optimum orientiert und dabei im Hinterkopf behält, dass jeder Schritt in die richtige Richtung zum Erfolg führt. Oft sind wir gefühlt maßvoll (Eis nur ein paarmal pro Woche, weniger rotes Fleisch). Aber um das beurteilen zu können, müssen wir zunächst einmal wissen, was eine hirngesunde Ernährung überhaupt bedeutet.

Die Wahrheit über Nahrungsmittelergänzungen

Thomas kam vorbereitet. Beim ersten Termin in Ayeshas Praxis hatte er eine große Tüte voller Vitaminpräparate gegen den den kognitiven Abbau dabei. Nach eigener Aussage war er ziemlich gesund, wenn man davon absieht, dass er wegen erhöhten Cholesterins seit sechs Jahren einen Cholesterinsenker nahm. Thomas war 46, und sein Vater hatte mit 65 seine Alzheimer-Diagnose bekommen. Gedächtnisprobleme hatte er keine – außer einer gelegentlichen Vergesslichkeit. Auch im Multitasking war er nicht mehr so gut wie früher. Bei der Arbeit war immer er es, der seine Brille oder seine Stifte im Konferenzraum vergaß. Manchmal vergaß er das Handy auf der Toilette oder ließ sein Jackett nach Feierabend über der Stuhllehne hängen. Namen behalten war ohnehin nie seine Stärke gewesen. Im Büro hatte er den Spitznamen „Mr Schusselig". Zunächst hatte sich Thomas nichts daraus gemacht, aber in letzter Zeit dachte er doch öfter einmal, dass etwas mit ihm nicht stimmte. Seiner Frau gestand er, dass er Angst habe, so zu enden wie sein Vater.

In dem Maße, wie seine Angst vor Alzheimer zunahm, recherchierte er im Netz und fand diverse Supplemente, die angeblich das Gedächtnis verbessern. Die werden bestimmt nicht schaden und im besten Falle helfen, dachte er. Da wollte er keine Kosten und Mühen scheuen. Alle Hersteller gaben an, dass ihre Mittel „wissenschaftlich geprüft" waren, aber Thomas hatte den angegebenen Quellen keine Beachtung geschenkt. Einer seiner Freunde empfahl ihm ein Produkt, das er schon aus der Werbung kannte. Angeblich wurde das Mittel auch von Milliardären verwendet. In diversen Blättchen firmierte es dank seiner Spezialrezeptur von ausgewählten Fettsäuren und einem Superfood südamerikanischer Herkunft als geradezu „revolutionäre" Hirnpille. Thomas entschloss sich, es zusammen mit seinen anderen Nahrungsergänzungsmitteln zu nehmen. Dazu zählten die Vitamine A, der B-Komplex, C, D, E, K, Eisen und Kupfer sowie weitere Mineralien. Hinzu kamen noch Tryptophan, L-Carnitin, Phosphatidylserin und andere sogenannte natürliche Antioxidantien zur Steigerung der Merkfähigkeit. Anfänglich fühlte er sich auch energievoller und er meinte, mehr Konzentration zu haben, aber nach einem Monat wurde er plötzlich ganz nervös. Das Einschlafen fiel ihm schwer, und er wachte mehrmals in der Nacht auf, weil er auf die Toilette musste. Auch hatte er Verstopfung und Bauchschmerzen. Mit der Konzentrationsfähigkeit war es auch nicht mehr zum Besten bestellt.

Beim ersten Termin mit Ayesha schien Thomas nervlich ziemlich angespannt. Er traue Ärzten und Krankenhäusern nicht mehr so richtig über den Weg, nach all dem, was mit seinem Vater geschehen sei. Seinem Vater hatten die Ärzte nicht helfen können, und Thomas befürchtete, ihm würde es einmal genauso gehen. Seine Frau schließlich hatte ihn überzeugt, sich untersuchen zu lassen, herauszufinden, was die Ursache seiner Vergesslichkeit war. Thomas' Laborworte zeigten, dass sein Cholesterin zwar am oberen Ende des Referenzbereichs lag, aber durchaus noch im normalen Bereich. Sein CRP-Wert und der Homocysteinspiegel jedoch (beides Entzündungsmarker) waren ungewöhnlich hoch. Seit der letzten Messung war sein Blutdruck um zwölf Punkte nach oben gegangen. Die neuropsychologischen Tests zeigten keine Auffälligkeiten außer im Bereich Aufmerksamkeit und Exekutivfunktion. Auch stellte sich heraus, dass Thomas Magengeschwüre hatte.

Ayesha hat sich dann einmal seiner „Wunderpille" angenommen und dabei festgestellt, dass ihr Hauptbestandteil Koffein war (und zwar in einer Dosis, die fünf Tassen Kaffee entsprach). Außerdem enthielt das Präparat noch hoch dosiertes Ginkgo biloba. Thomas Nervosität, sein schlechter Schlaf und die Magenschmerzen gingen ziemlich sicher auf das Konto des hoch dosierten Koffeins. Ayesha riet Thomas, das Präparat abzusetzen und bei der Gelegenheit seine Ernährung neu aufzustellen.

Mit einer guten Ernährung würde er gut resorbierbare Antioxidantien zu sich nehmen und dabei auch noch sein Cholesterin so weit senken, dass er keine Cholesterinsenker mehr benötige. Dann zeigte sie ihm auch noch das Neueste aus der Vitaminforschung: Obwohl einige kleinere Studien den Nutzen bestimmter Mikronährstoffe gezeigt hätte, hatte eine kürzlich durchgeführte Metaanalyse ans Licht gebracht, dass weder Vitamine noch Supplemente eine signifikante Wirkung auf Hirnalterung, LKB oder Demenz haben. In Thomas' Fall stand womöglich sogar eine Vitaminvergiftung im Raum. So kann Vitamin E in hoher Dosierung zu Muskelschwäche, Erschöpfung, Übelkeit und Durchfall führen, in seltenen Fällen sogar zu Blutungen und Schlaganfall. Grüner Tee ist gut für das Gehirn, doch Grünteepulver kann das Leberkrebsrisiko erhöhen. Vitamin A kann zu Schwindel, Doppelbilder-Sehen, Kopfschmerzen, Reizbarkeit und in seltenen Fällen zu Verwirrung führen. Vitamin K kann die Blutgerinnung beeinträchtigen. Weitere Messungen ergaben, dass Thomas' Vitamin-D-Spiegel erhöht war, was zu Kalziumablagerungen und Übelkeit, Erbrechen und Appetitmangel führen kann. Sein Vitamin-A-Spiegel waren ebenfalls zu hoch, der Vitamin-B12-Spiegel indessen lag im Referenzbereich, allerdings an dessen unterem Ende.

Ayesha entschied, es lediglich bei einer Vitamin-B12-Ergänzung (5000 Mikrogramm in der Woche) und einer Omega-3-Gabe zu belassen. Diese beiden Wirkstoffe, so hat sich herausgestellt, werden am besten zusammen eingenommen, damit sie ihre gute Wirkung für das Gehirn entfalten. In einer kürzlich erhobenen Studie zu LKB bekamen die 266 Probanden entweder hochdosierte B-Vitamine oder ein Placebo für die Dauer von zwei Jahren. Bei den Teilnehmern mit einem niedrigen Omega-3-Fettsäure-Spiegel im Blut konnte die Vitamingabe den kognitiven Niedergang nicht verhindern. Anders bei den Teilnehmern, bei denen die Omega-3-Fettsäuren am oberen Referenzwert lagen: Hier war eine Verlangsamung des Hirnalterns im Zuge der Vitamingabe zu verzeichnen. Die gute synergetische Wirkung im Zusammenspiel verschiedener Mikronährstoffe ist aber nicht immer der Fall. Es kann zu einer regelrechten Konkurrenz bei der Aufnahme kommen. So kann schon eine leichte Mangan-Überdosierung zu einem Eisenmangel führen. Mikronährstoffe sind eine ziemlich komplexe Angelegenheit, und wir wissen längst nicht, wie sie aufgenommen und im Hirn verarbeitet werden. Was wir wissen, ist jedoch, dass es auf die natürliche Zusammenstellung von Nährstoffen ankommt und dass ganze Lebensmittel besser sind als einzelne Vitamine in Tablettenform. Deshalb ist eine abwechslungsreiche pflanzliche Vollwertkost der beste Weg, sich mit allem Notwendigen zu versorgen.

Schließlich klärte Ayesha Thomas darüber auf, wie es um die Wirkung vieler verschreibungspflichtiger Medikamente auf die Kognition bestellt ist. Protonenpumpenhemmer etwa gehören zu den in westlichen Ländern am meisten verschriebenen Medikamenten. Sie kommen bei Magengeschwüren, Verdauungsproblemen, Gastritis und Sodbrennen zum Einsatz. Ihr Wirkprinzip beruht darauf, die Magensäure weniger sauer zu machen. Und obwohl sie bei Magenproblemen durchaus gut helfen, hat sich doch auch gezeigt, dass sie als unerwünschte Nebenwirkung das Demenzrisiko um 40 Prozent erhöhen. [90] Manche Forscher spekulieren, dass die Wirkstoffe auf die Proteine einwirken, die mit den Beta-Amyloid-Plaques in Zusammenhang stehen. Auch wenn eine neuere Metaanalyse diesen Zusammenhang nicht bestätigen kann, so sind wir dennoch der Ansicht, dass alle Medikamente, die das saure Millieu im Magen verändern, die Verdauung und die Nährstoffaufnahme negativ beeinflussen und damit letztlich auch das Gehirn.

Statine, die LDL-Cholesterin („schlechtes" Cholesterin) senken und mit zu den am häufigsten verschriebenen Medikamenten in Deutschland gehören, können ebenfalls einen negativen Effekt auf das Gehirn haben. Trotz einer neuen Richtlinie, die behauptet, dass es nicht genügend Beweise dafür gebe, dass Statine zur kognitiven Beeinträchtigung beitragen, weisen Studien darauf hin, dass sowohl die kurz- als auch die langfristige Verwendung von Statinen mit schädlichen kognitiven Effekten verbunden sein kann. [91] Statine senken den Cholesterinspiegel grundlegend, um die Arterien zu stärken und vor kardiovaskulären Erkrankungen zu schützen. Für das Gehirn kann das aber problematisch sein. Cholesterin ist für die Myelinscheiden der Neuronen lebenswichtig und erleichtert die Übertragung von Nervenimpulsen. Statine reduzieren nun die Cholesterinsynthese und beeinträchtigen damit die Myelinbildung und -funktion. Für Patienten mit einem hohen Risiko für Gefäßerkrankungen verringern Statine wahrscheinlich das Risiko, an Alzheimer zu erkranken, da sie eine mögliche Gefäßerkrankung günstig beeinflussen.[92] Gesunde Gefäße, das wissen wir, sind eine notwendige Voraussetzung, um kognitiven Verfall zu stoppen. Was die Allgemeinbevölkerung beziehungsweise Patienten betrifft, die kein erhöhtes Gefäßrisiko in der Lebensmitte haben und in der Lage sind, ihren Cholesterinspiegel durch eine Änderung des Lebensstils zu senken, sind wir der Meinung, dass dieses dann besser ist als eine Medikamenteneinnahme.

PROBIOTIKA UND DAS GEHIRN

Eine neue Studie aus dem Iran hat die Wirkung von fermentiertem Joghurt untersucht, der reich an Laktobazillen ist.[193] Die beteiligten Forscher fanden heraus, dass der Verzehr von Joghurt über einen Zeitraum
von einem Jahr zu einem langsameren kognitiven Rückgang führte. Obwohl diese Publikation noch nicht bestätigt wurde, überrascht uns nicht,
dass das Darmmikrobiom das Gehirn direkt beeinflusst, wissen wir doch,
wie eng Körper und Gehirn verbunden sind. In der Klinik sind wir auf
weitere Forschungsergebnisse zu diesem Thema gespannt.

Aufgrund unserer bisherigen Erkenntnisse empfehlen wir nach wie vor
Vollwertkost und keine Pillen. Eine pflanzliche Ernährung mit einem hohen Ballaststoffgehalt erhöht auf natürliche Weise den Gehalt an gesunden Darmbakterien. Kimchi, Sauerkraut und andere fermentierte Gemüse
sind ebenfalls eine gute Probiotikaquelle ohne die gesättigten Fette und
den Zucker von Joghurt und anderer Milchprodukte.

Thomas räumte ein, dass er trotz aller Nachforschungen nie auf die Idee
gekommen wäre, nach den Medikamenten zu recherchieren, die ihm sein
Arzt verschrieben hatte. Die ganze Diskussion um Mikronährstoffe und
der Umstand, dass die meisten Pillen, die er schluckte, nachweislich keinen
Einfluss auf die Kognition hatten, fand er wirklich interessant. Am Ende
folgte er Ayeshas Rat, alles außer dem Vitamin B$_{12}$ und den Omega-3-Kap-
seln abzusetzen.

Thomas' Ernährung zu verändern war tatsächlich ein ganzes Stück Arbeit. Zunächst einmal hatte er nicht viel Zeit, um gesunde Mahlzeiten zu-
zubereiten. Dann hatte er eigentlich noch nie in seinem Leben gekocht.
Gern aß er belegte Brötchen und Riesenportionen Spaghetti. Makkaro-
niauflauf waren sein Ding und alle Nudelgerichte auf Fleischbasis. Im
Grunde lebte er von ganz wenigen Lebensmitteln, vor allem von belegten
Baguettes, Kartoffelchips, Softdrinks, Nudeln und Pizza. Dass dies nicht
gerade gesund war, war ihm klar, doch er konnte sich nicht zu einer Veränderung durchringen. Ayesha machte als Erstes eine Liste mit seinen Lieblingsspeisen. Ziel war es, Thomas' Horizont zu erweitern, indem sie ihn

---

MEHR ZUM THEMA MEDIKAMENTE UND GEHIRN

Auch die folgenden Medikamente werden mit dem kognitiven Verfall in Verbindung gebracht:

Antiandrogen-Therapie: Jüngste Studien haben ergeben, dass eine Antiandrogen-Therapie zur Behandlung von Prostataerkrankungen (Hypertrophie und Krebsvorsorge) mit einem erhöhten Alzheimer-Risiko verbunden ist.

Benzodiazepine: In der Veröffentlichung einer Studie aus dem Jahr 2016 in der Fachzeitschrift *Neuroepidemiology*[194] wurde beschrieben, dass Benzodiazepin, ein Medikament gegen Angststörungen, signifikant mit einem Demenzrisiko verbunden ist. Weitere Forschung ist notwendig, um die Ursache und den genauen Mechanismus zu bestimmen.

Antidepressiva: Diese weitverbreiteten Medikamente sind ebenfalls mit einer kognitiven Beeinträchtigung verbunden. Allerdings stellt auch die Diagnose Depression selbst ein Risiko für eine kognitive Beeinträchtigung dar. Daher sollte die Entscheidung, Antidepressiva einzunehmen, fallabhängig getroffen werden. Auch hier bedarf es weiterer Forschung, um den Zusammenhang zu verstehen.

Wenn Sie eines dieser Medikamente einnehmen, fragen Sie Ihren Arzt oder Ihre Ärztin nach der Möglichkeit kognitiver Nebenwirkungen.

---

fragte: „Wenn nicht Pizza, was dann?" Hier waren Alternativen wichtig, die er guten Gewissens drei- bis viermal pro Woche essen konnte. Diese Alternativen sollten herzhaft und in 20 bis 30 Minuten zubereitet sein. Sie machte ihm klar, dass es nicht leicht sein würde, gesunde Varianten von allen Leibspeisen zu finden, es sei denn, er ginge in Spezialitätenrestaurants und Feinkostgeschäfte. Mit ein wenig Übung wäre das Selberkochen jedoch die einfachere und schnellere Lösung. Schließlich einigte man sich auf drei Alternativgerichte, jedes mit weniger als zehn Zutaten:

Bohnen-und-Linsen-Chili statt Pizza: Alles, was Thomas dafür brauchte, waren drei verschiedene Sorten Dosenbohnen, Linsen, Chiligewürz und Pastasoße (salzreduziert und ohne Zuckerzusatz, Rezept auf Seite 317f.).

Hirnbooster Caesar Salad statt belegte Baguettebrötchen: Dieser Salat basiert auf Grünkohl und Spinat, beide reich an Antioxidantien. Statt der fertigen Salatsoße lernte Thomas nun, wie man ein vegetarisches Caesar-Salad-Dressing machte. Dieses besteht aus Cashewkernen und Tahini (mit jeweils superviel Vitamin E und vielen Mineralstoffen), abgeschmeckt mit Knoblauch, Zitronensaft und Kapern. Statt Croutons gab es nun von Thomas auf Vorrat geröstete Kichererbsen als Protein-Booster. (Rezept auf Seite 332f.).

Achtsamer Makkaroni-Auflauf statt „Makkaroni mit ordentlich Käse drauf": Weiße Bohnen sind ein prima Käseersatz, selbst für Käseliebhaber wie Thomas. Dieses Essen war in weniger als einer halben Stunde gemacht (Rezept auf Seite 337f.).

Zunächst bekam Thomas eine ausführliche Einkaufsliste für den wöchentlichen Einkauf. Dann gab es Videos mit der Zubereitung aller Rezepte. Thomas erklärte sich bereit, es zu versuchen.

Ein paar Monate später stellte Thomas sich erneut in der Praxis vor. Anfangs habe alles länger gedauert, berichtete er, aber nach ein paar Wochen gelangen ihm alle Gerichte in weniger als 20 Minuten. Er habe immer geglaubt, dass man für leckeres Essen jede Menge Küchenzubehör und Zutaten sowie viel Zeit brauche. Nun wisse er aber, dass das nicht stimme. Thomas musste zugeben, dass ihm das neue Essen schmeckte und er sich allmählich von seinem fleisch- und milchproduktlastigen Essen verabschiedete. Seine Entzündungswerte waren mittlerweile im Normalbereich. Nach drei Monaten konnte er seine Statindosis halbieren, nach einem halben Jahr sogar ganz absetzen. Was seinen kognitiven Zustand anging, konnte er sich bei der Arbeit nun viel besser konzentrieren. Auch die Nebenwirkungen der Statine machten ihm nicht mehr zu schaffen. Gerade erst hatte er eine aufwendige Marketingkampagne angeschoben, das wäre noch vor ein paar Monaten undenkbar gewesen.

Bei einem nochmaligen neurokognitiven Test in Ayeshas Praxis hatten sich Thomas' Werte vor allem im Bereich Aufmerksamkeit und exekutiver Funktion stark verbessert. Das war das erste Mal, dass Thomas den Zusammenhang zwischen Ernährung und Konzentrationsfähigkeit so deutlich sah. Indem wir Thomas auf den Weg brachten – weg von gesättigten Fetten und Zucker hin zu einer Vollwertkost und ohne Nahrungsergänzungsmittel –, haben wir ganz sicher die Entwicklung einer neurodegenerativen Erkrankung aufgehalten.

Fazit

Es gibt eine ganze Menge Verunsicherung in Sachen gesunder Ernährung, und doch ist diese unsere beste Waffe im Kampf gegen Alzheimer. Eine vollwertige, vegetarische Ernährung ist nachweislich und definitiv gehirnschützend und tut dem ganzen Körper gut. Bei der Umstellung der Ernährung gehört der Verzicht auf Zucker zur allerwichtigsten Einzelmaßnahme überhaupt. Auch sollten Sie im Hinterkopf behalten, dass kein Medikament und keine Nahrungsmittelergänzung eine schlechte Ernährung ausgleichen kann, ganz besonders nicht auf lange Sicht. Hirngesund kochen und essen lernen lohnt die Mühe. Auch hier gilt wie überall, dass es gut ist, sich einfache und klare Ziele zu setzen und den Erfolg festzuhalten.

Ihr ganz persönliches
Ernährungsprogramm

Wie Sie mittlerweile wissen, ist die Ernährung der mit Abstand wichtigste Lebensstilfaktor, die bedeutendste Stellschraube für mehr Gesundheit. Das folgende Programm zeigt Ihnen nun, wie Sie Ihre eigene hirngesunde Ernährung gestalten können, und bietet darüber hinaus zahlreiche Anregungen und Strategien zur Umsetzung einer langfristig angelegten Ernährungsumstellung. Nehmen Sie zunächst eine Selbsteinschätzung vor und formulieren Sie anschließend eigene Ziele. Dabei sollten Sie auch Ihre speziellen Bedürfnisse und Vorlieben im Hinterkopf behalten. Alle Rezepte, auf die wir hier verweisen, finden Sie in einem eigenen Kapitel am Ende des Buches.

Selbsteinschätzung

Zielvorstellung, eigene Stärken und Schwächen: Was stellen Sie sich unter einer hirngesunden Ernährung vor? Was motiviert Sie und wo haben Sie Widerstände?

Zielvorstellung: Wie sieht die ideale hirngesunde Ernährung aus? Welche Symptome sollen weggehen? Was könnte so eine Diät im Idealfall bewirken? Welche Nahrungsmittel wollen Sie im Zweifelsfall nur höchst ungern aufgeben? Was würden Sie dadurch gewinnen?
Stärken: Was hilft Ihnen beim Erreichen Ihrer Ziele? Auf welche Stärken und Methoden können Sie zurückgreifen?
Schwächen: Wo liegen wahrscheinlich die Hindernisse für das Erreichen Ihres Ziels?

1. **WAS BRINGT IHNEN EINE GESÜNDERE ERNÄHRUNG?**
Beispiele: Ich kann dadurch aktiv meinen Blutdruck senken. Meine Cholesterin- und Triglyzeridwerte werden runtergehen. Mein Kurzzeitgedächtnis wird besser. Ich kann mich besser konzentrieren. Ich habe mehr Energie.

2. **WAS SIND DIE WICHTIGSTEN BEREICHE, AN DENEN SIE ARBEITEN MÜSSEN?**
Beispiele: Ich will nichts Frittiertes mehr essen. Ich muss mehr Obst und Gemüse essen. Ich will weniger Fleisch essen. Ich will meine Speisekammer aufräumen und mit gesünderen Lebensmitteln bestücken. Ich brauche neue Rezepte, damit ich gesünder kochen lerne. Ich brauche einen Plan für das Essen auswärts und bei gesellschaftlichen Anlässen. Ich brauche ein gesundes Mittagessen bei der Arbeit.

3. **WAS GENAU HINDERT SIE DARAN, SICH GESÜNDER ZU ERNÄHREN?**
Beispiele: Mein Mann/meine Frau hat immer Eis in unserem Gefrierschrank. Ich reise viel und muss mehrmals pro Woche im Restaurant essen. Ich muss oft nebenbei essen; es gibt keine andere Möglichkeit. Es fällt mir schwer, Essen auf Feiern abzulehnen. Es gibt keinen Naturkostladen bei mir in der Nähe.

4. **WAS KÖNNTE IHNEN HELFEN, SICH GESÜNDER ZU ERNÄHREN? WELCHES SIND IHRE BEZUGSQUELLEN?**
Beispiele: Ich kann abends schon ein gesundes Frühstück vorbereiten. Mein Mann/meine Frau kann mit mir zusammen einkaufen gehen und mir helfen, gesunde Lebensmittel zu finden. Ich kann mir ein gesundes Mittagessen zur Arbeit mitnehmen. Ich kann Gemüse portionsweise zubereiten, sodass es zu jeder Mahlzeit welches gibt. In meiner Gegend sind frische, preiswerte Produkten erhältlich.

5. **WER KANN IHNEN HELFEN UND WIE?**
Beispiele: Mein Ehepartner/meine Ehepartnerin ist bereit, sich mir anzuschließen. Auch ein paar Kollegen sind daran interessiert, sich

gesünder zu ernähren. In meiner Kirchengemeinde gibt es eine Gruppe für gesunde Ernährung. Ich habe Onlineforen gefunden, in denen Leute wie ich Rezepte und Strategien austauschen.

6. WANN FANGEN SIE AN?
Unsere Empfehlung: Sie sollten zwar so schnell wie möglich anfangen, sich aber vorher überlegen, was Sie bei Ihrem Vorhaben unterstützt und sich innerlich auf den Erfolg einstimmen. Dazu gehört zum Beispiel das Ausmisten der Speisekammer oder das Mitnehmen von selbst gekochtem Mittagessen zur Arbeit, um das Kantinenessen zu umgehen. Fangen Sie mit dem neuen Essensplan nicht gerade vor Feiertagen oder Familienfeierlichkeiten an. Das könnte sonst schnell das Ende Ihrer neuen Vorsätze bedeuten.

Kühlschrank und Speisekammer aufräumen – und den Magen!

Entsorgen und ersetzen

Süßigkeiten: Beseitigen Sie Süßigkeiten, Sirupe, (Diät-)Limonaden, Fruchtsäfte und Nektare, Eis und andere gefrorene Desserts.

Ersetzen Sie diese durch Erythrit, Stevia, Apfelmus oder ganze Datteln, die den Blutzucker stabil halten. Probieren Sie die hirngesunden Chocolate Chip Cookies (Rezept auf Seite 328f.) als Alternativdessert.

Junkfood: Hochverarbeitete Lebensmittel sind in der Regel so verändert und degeneriert, dass ihre ungesunden Bestandteile überwiegen. Diese Nahrungsmittel sind reich an Salz, Zucker und gesättigten Fettsäuren. Wie Michael Pollan sagte: „Alles, was nicht vom Acker kommt, soll sich vom Acker machen."

Ersetzen Sie es durch Nüsse, frisches Obst, Bohnendips und Gemüse-sticks für einen Snack auf die Schnelle.

Zuckerhaltige Frühstückszerealien: Werfen Sie alle Zubereitungen weg, die mehr als 6 Gramm Zucker pro Portion enthalten.

Ersetzen Sie diese durch Hafer-Amaranth-Porridge ersetzen (Rezept auf Seite 319).

Kekse, Kuchen, Müsliriegel und Backwaren: Diese enthalten allesamt hohe Mengen an Zucker, Salz und gesättigten Fetten und sind damit in der Regel arm an Ballaststoffen, reich an Kalorien und ohne Nährwert.

Ersetzen Sie diese durch den Blaubeer-Crumble (Rezept auf Seite 340f.).

Chips, Cracker und andere salzige Snacks: Diese enthalten viel Natrium und ungesunde Fette. Wenn Sie gerne salzig naschen, greifen Sie zu gesunden Alternativen.

Ersetzen Sie sie durch salzarme Gemüsechips (etwa Grünkohl und Kochbananenchips) ohne gesättigte Fette, knusprig gebackene Frucht-chips oder das Kichererbsen-Sandwich (Rezept auf Seite 316f.).

Weißmehlprodukte: Alle Getreideprodukte in Ihrer Speisekammer sollten „100 % Vollkorn" enthalten. Vollkorngetreide bedeutet, dass das Getreide nicht „veredelt" wurde und damit noch alle seine Bestandteile – wie den Keim und die Kleie – enthält, die voller Vitamine, Mineralien und Ballaststoffe sind. „Vollkorn" bedeutet, dass das Produkt aus unraffinier-tem Getreide wie Reis, Gerste, Hafer oder Weizen hergestellt wurde. Diese Körner sind gesund (die Ballaststoffe schützen vor Schlaganfall und De-menz), solange sie zu 100 Prozent aus Vollkorn bestehen. Hüten Sie sich vor Formulierungen wie „100 % Weizen", was bedeutet, dass das Produkt höchstwahrscheinlich raffinierten Weizen enthält, oder „Mehrkorn", was bedeutet, dass das Produkt mehr als eine Getreideart enthält und dennoch verarbeitet und veredelt worden sein kann. „Herzgesund" weist normalerweise auf einen niedrigen Gehalt an gesättigten Fetten und Salz hin, womit nicht gesagt ist, ob es sich um ein Vollkornprodukt handelt.

Ersetzen Sie sie durch 100 Prozent Vollkornmehl beziehungsweise Vollkornbrot.

Milchprodukte und Eier: Entsorgen Sie auch Milch, Sahne, Joghurt, Käse, Eier (ja, ganz richtig – keine Eier, da allein ein Ei schon die Tageshöchstdosis an Cholesterin überschreitet, und zwar bis zu 235 Milligramm), Butter und Butterzubereitungen, Mayonnaise (vollfett oder fettarm) sowie alle anderen Produkte auf Milchbasis.

Ersetzen Sie sie durch Nuss-/Sojamilch und Nusskäse oder milch- und eifreie Mayonnaise mit ähnlicher Beschaffenheit und vergleichbarem Geschmack. Darüber hinaus eignen sich der Tofu-Kurkuma-Schmarrn (Rezept auf Seite 323f.), die Zitronen-Tahini-Kräutersoße (Rezept auf Seite 334f.) und das Caesar-Dressing aus dem Brain Booster Caesar Salat (Rezept auf Seite 332f.) als schmackhafte Alternativen.

Fleisch, Wurstwaren und Geflügel: Fleisch- und Wurstwaren sollten in Ihrem Kühlschrank möglichst keinen Platz mehr haben, da sie reich an gesättigten Fetten und überflüssigen Nitraten sind. Fisch ist wegen seiner Omega-3-Fettsäuren (und ihrer antientzündlichen Wirkung) definitiv die bessere Wahl. Zuchtfische und große Raubfische können jedoch viel Quecksilber, PCBs und andere Schadstoffe enthalten, die neurotoxisch sind. Aus diesem Grund raten wir von folgenden Fischen ab: Fettfischen, Karpfen, dunklem Krebsfleisch, Hering, Heilbutt, Makrele, Marlin, Steinlachs, Seebarsch, Seebrasse, Haifisch, Sprotten, Thunfisch, Steinbutt und Fischlarven. Greifen Sie stattdessen auf kleinere Fische aus Wildbestand zurück: Sardellen, Sardinen und Lachs. Ein DHA- und EPA-Nahrungsergänzungsmittel auf Algenbasis ist ebenfalls eine ausgezeichnete pflanzliche Quelle für Omega-3-Fettsäuren.

Ersatz finden Sie in Bohnen, Tofu, Tempeh oder Seitan. Oder Sie probieren die Bohnen-Moschuskürbis-Enchiladas (Rezept auf Seite 314ff.) und die gefüllten Paprika (Rezept auf Seite 320ff.).

Alkoholische Getränke: Einige Studien weisen auf die kognitiven Vorzüge des Weins hin. Allerdings werden diese Aussagen oft übertrieben. Diejenigen, die in Gesellschaft trinken, haben womöglich nicht wegen des Resveratrols im Rotwein eine bessere kognitive Funktion, sondern weil das Trinken oft in einem sozialen Kontext stattfindet, der sowohl das Gehirn stimuliert als auch Stress und Angst reduziert. Im Großen und Ganzen ist Alkohol schädlich für das Gehirn. Unter keinen Umständen sollte er in großen Mengen oder ständig konsumiert werden. Zwei Gläser Wein pro Woche sind ein guter Richtwert. Wir selbst raten dazu, ganz auf Alkohol zu verzichten, wenn Sie bereits erhebliche Gedächtnisprobleme haben oder Medikamente nehmen, die in Kombination mit Alkohol Nebenwirkungen haben können.

Ersetzen Sie Alkohol durch Kräuter- und Grüntees sowie mit Früchten angereichertes Wasser.

Dosensuppen, Tütensuppen und Instant(nudel)suppen: Hier enthält oft eine Portion bereits die ganze Tagesdosis Salz! Wenn Sie dennoch Tütensuppen brauchen, dann nur solche, die pro Portion nicht mehr 0,75 Gramm Salz enthalten.

Ersetzen Sie diese Fertigsuppen durch die Tomatensuppe (Rezept auf Seite 343f.).

Kokosöl, Palmöl: Diese Öle sind reich an gesättigten Fetten (Kokosöl: 92 Prozent gesättigte Fettsäuren; Palmöl: 50 Prozent gesättigte Fettsäuren). Außerdem wachsen sie nicht bei uns.

Ersetzen Sie diese Fette durch natives Olivenöl extra, Distelöl oder Sonnenblumenöl.

Was gibt's stattdessen?

GEMÜSE, FRISCH ODER TIEFGEFROREN

Artischocken, Auberginen, Blumenkohl, Brokkoli, Chinakohl, Erbsen, Grünkohl, Gurken, Karotten, Knoblauch, Kohlrabi, Ingwer, Kräuter (Koriander, Petersilie, Rosmarin, Salbei, Minze, Schnittlauch), Kürbis, Mais, Pilze, Rosenkohl, Salate, Spargel (weiß und grün), Spinat, Süßkartoffeln, Tomaten, Topinambur, Yams, Zucchini, Zuckerschoten, Zwiebeln

FRISCHES OBST UND TIEFKÜHLOBST

Gefrorene Früchte sind manchmal besser, weil sie reif geerntet werden, weniger Konservierungsstoffe enthalten und länger haltbar sind. Achten Sie auf Zuckerzusätze. In der folgenden Aufstellung wird das Obst nach seinem Zuckergehalt sortiert (von niedrig bis hoch) dargestellt. Menschen mit Diabetes oder hohem Blutzucker sollten immer zuckerarme Früchte wählen.

Avocados (ja, es sind Früchte!), alle Beerenarten (besonders dunkle Beeren wie Blaubeeren und Brombeeren), Zitronen, Limetten, Papaya, Wassermelonen, Pfirsiche, Nektarinen, Äpfel, Pflaumen, Kirschen, Orangen, Kiwi, Birnen, Ananas, Weintrauben, Bananen, Mangos

BOHNEN UND LINSEN Geeignet sind alle Varianten in Dosen, sofern sie – vorzugsweise – ohne Zusatz von Salz oder natriumarm eingelegt sind. Noch besser sind rohe Bohnen, die frisch zubereitet werden.

Dicke Bohnen, Cannellini-Bohnen, Edamame, Kichererbsen, Favabohnen, Kidneybohnen, Linsen, schwarze Bohnen, Schwarze-Augen-Bohnen

SONSTIGE KONSERVEN

Artischocken (in Wasser, natriumarm), Tomatensoße (natriumarm), Wasserkastanien, ganze Tomaten, Tomatenmark

DAS GANZE SPEKTRUM: ESSEN NACH DEM NEURO-PLAN

Kräuter
Petersilie
Oregano
Koriander
Dill
Basilikum
Rosmarin
Hibiskus
Minze
Thymian
Salbei

Beeren
Amla
Blaubeeren
Cranberrys
Erdbeeren
Gojibeeren
Johannisbeeren
Kumquats
Maulbeeren

alle Kürbissorten
Kerne (Sonnenblumen, Kürbis)
Walnüsse, Pistazien, Mandeln
Cashewkerne, Pekannüsse

Blattgemüse
frühe Kohlsorten
Mangold
Römersalat
Spinat
Rucola
Senfsaat
Brunnenkresse

Karotten
Sellerie
Rote Bete
Artischocke
Paprika
Süßkartoffeln

Meeresgemüse
Vollkornnudeln und
Vollkornbrot
Nussmilch
Tofu, Seitan, Tempeh

GESUNDE NAHRUNGSMITTEL

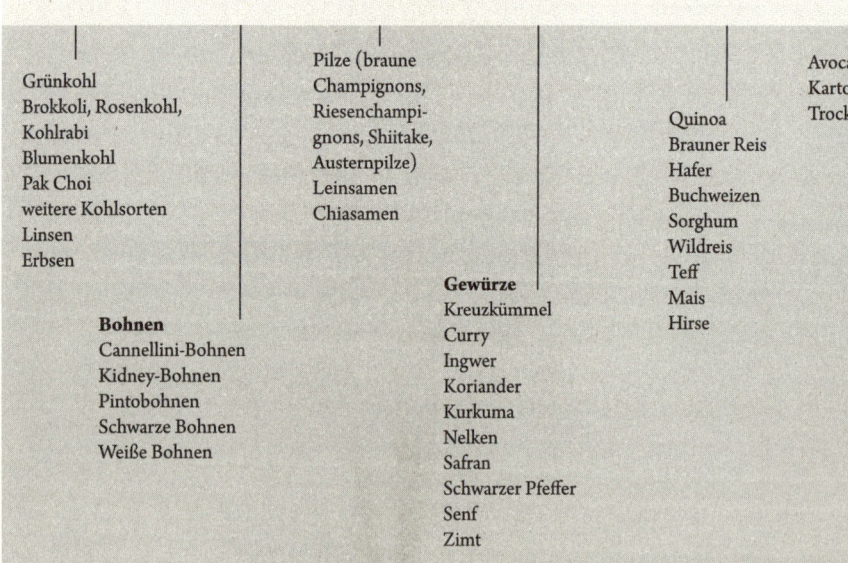

Grünkohl
Brokkoli, Rosenkohl,
Kohlrabi
Blumenkohl
Pak Choi
weitere Kohlsorten
Linsen
Erbsen

Pilze (braune
Champignons,
Riesenchampi-
gnons, Shiitake,
Austernpilze)
Leinsamen
Chiasamen

Avocado
Kartoffel
Trockenf

Quinoa
Brauner Reis
Hafer
Buchweizen
Sorghum
Wildreis
Teff
Mais
Hirse

Bohnen
Cannellini-Bohnen
Kidney-Bohnen
Pintobohnen
Schwarze Bohnen
Weiße Bohnen

Gewürze
Kreuzkümmel
Curry
Ingwer
Koriander
Kurkuma
Nelken
Safran
Schwarzer Pfeffer
Senf
Zimt

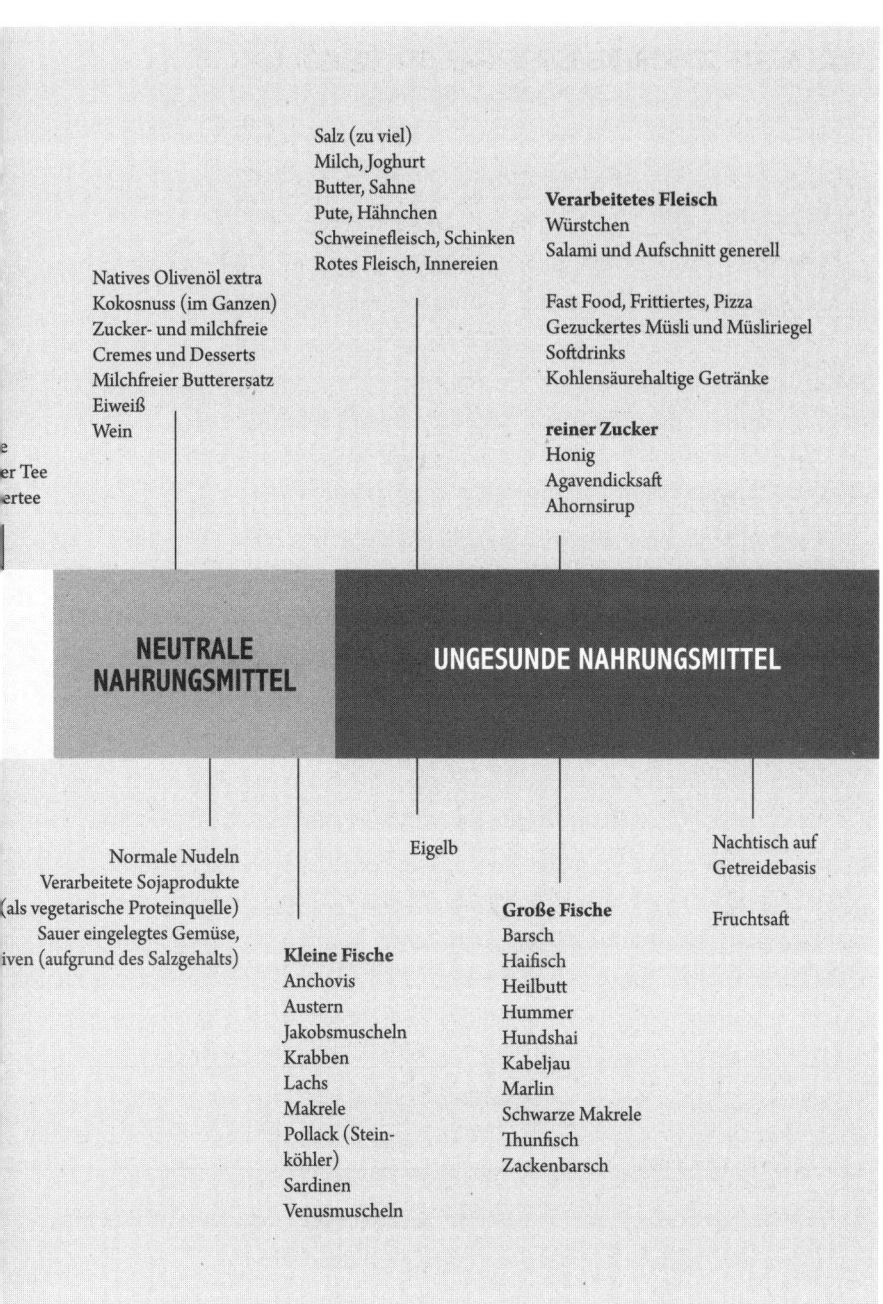

Salz (zu viel)
Milch, Joghurt
Butter, Sahne
Pute, Hähnchen
Schweinefleisch, Schinken
Rotes Fleisch, Innereien

Verarbeitetes Fleisch
Würstchen
Salami und Aufschnitt generell

Natives Olivenöl extra
Kokosnuss (im Ganzen)
Zucker- und milchfreie
Cremes und Desserts
Milchfreier Butterersatz
Eiweiß
Wein

Fast Food, Frittiertes, Pizza
Gezuckertes Müsli und Müsliriegel
Softdrinks
Kohlensäurehaltige Getränke

reiner Zucker
Honig
Agavendicksaft
Ahornsirup

e
er Tee
ertee

NEUTRALE NAHRUNGSMITTEL

UNGESUNDE NAHRUNGSMITTEL

Normale Nudeln
Verarbeitete Sojaprodukte
(als vegetarische Proteinquelle)
Sauer eingelegtes Gemüse,
iven (aufgrund des Salzgehalts)

Eigelb

Nachtisch auf
Getreidebasis

Große Fische
Barsch

Fruchtsaft

Kleine Fische
Anchovis
Austern
Jakobsmuscheln
Krabben
Lachs
Makrele
Pollack (Stein-
köhler)
Sardinen
Venusmuscheln

Haifisch
Heilbutt
Hummer
Hundshai
Kabeljau
Marlin
Schwarze Makrele
Thunfisch
Zackenbarsch

MILCHERSATZ, ZUCKERFREI

Mandel-, Cashew-, Hanf-, Hafer-, Reis- und Sojamilch – oder Mischungen davon

VOLLKORNBROT UND VOLLKORNTORTILLAS, -WRAPS

Reis und Getreideerzeugnisse (Vollkorn), Bulgur (Weizengrütze), Gerste, brauner Reis, Kamut, Quinoa, Haferflocken (grob)

SAMEN

Chia- und Leinsamen (ganz oder gemahlen), Kürbiskerne

NUSSKERNE (UNGESALZEN, ROH ODER GERÖSTET)

Cashewkerne, Haselnüsse, Macadamianüsse, Mandeln, Paranüsse, Pekannüsse, Pistazien, Walnüsse

HIRNGESUNDE ÖLE (IN GERINGEN MENGEN)

Avocado-, Distel-, Raps-, Traubenkern-, Oliven- und Sonnenblumenöl

KALORIENARME PFLANZLICHE SÜSSSTOFFE

Dattelzucker (aus getrockneten gemahlenen Datteln), Erythrit, Stevia

Lassen Sie vor allem Lebensmittel weg, die zu viele Zutaten enthalten, insbesondere solche, die Sie nicht aussprechen können. Verzehren Sie nach Möglichkeit unverarbeitete Lebensmittel.

Einkaufstipps

1. **Machen Sie einen Einkaufszettel:** Gehen Sie nicht ohne einen solchen aus dem Haus! Verwenden Sie die obige Liste und die Rezepte, um Ihre Mahlzeiten für die Woche zu planen.
2. **Einfach loslegen:** Verlieren Sie sich nicht in Details und denken Sie nicht ewig darüber nach, dass eine Scheibe Schinken Sie nicht umbringt etc. Man findet schnell irgendwelche Ausflüchte, wenn

man von leckeren Angeboten umgeben ist. Haken Sie die Dinge auf Ihrer Liste ab und wenden Sie sich dann etwas anderem zu.

3. **Gehen Sie niemals mit leerem Magen einkaufen.** Sehr wahrscheinlich kaufen Sie sonst, weil sie hungrig sind, Lebensmittel mit mehr Kalorien, Fett, Zucker oder Salz.

4. **Bitten Sie eine gute Freundin** oder einen guten Freund, Sie zu begleiten. Er oder sie passt auf, dass Sie nicht übertreiben.

5. **Gehen Sie zuerst in die Gemüseabteilung** oder an die Frischetheke. Wenn Ihr Warenkorb mit buntem Gemüse und Obst gefüllt ist, haben Sie eher das Gefühl, etwas geschafft zu haben, und sind nicht versucht, Junkfood zu kaufen.

6. **Vermeiden Sie die Gänge mit dem Naschkram.** Ganz nach dem Motto „aus den Augen, aus dem Sinn".

10 Tipps für das Essen im Restaurant

1. Trinken Sie Wasser, ungesüßten Tee oder Kaffee.

2. Bestellen Sie immer ein Gericht mit viel Gemüsebeilage oder vegetarische Gerichte wie zum Beispiel gegrilltes Gemüse, Gerichte mit Hülsenfrüchten oder Salate. Vermeiden Sie Fleisch, wann immer möglich. Fragen Sie nach Alternativen wie Pilzen, Tofu oder Bohnen.

3. Bitten Sie die Bedienung, Ihrem Essen keinen Käse hinzuzufügen.

4. Wählen Sie einen Hauch Olivenöl und Essig oder Zitrone als Dressing. Wenn diese nicht verfügbar sind, bitten Sie um ein separates Dressing. So können Sie weniger davon verwenden.

5. Lassen Sie die Finger von Essen, das in Sahne- und Bratensoßen ertränkt ist.

6. Bestellen Sie Gedämpftes, Gegrilltes oder Gekochtes – nichts Gebratenes.

7. Entscheiden Sie sich für braunen Reis oder Vollkornnudeln anstelle von weißem Reis und normalen Nudeln. Wählen Sie Vollkornbrot oder -tortillas statt Weißbrot oder normale Tortillas.

8. Wählen Sie einen kleinen oder mittelgroßen Teller am Buffet. Oder bestellen Sie eine kleinere Portion à la carte. Muss es eine Vorspeise sein? Bestellen Sie zwei oder drei Beilagen. Gegrilltes oder gebratenes Gemüse, Reis und Bohnen sind eine gute Wahl.
9. Bestellen Sie frisches Obst zum Nachtisch.
10. Rufen Sie vorher an und erkundigen Sie sich, ob Änderungen bei einem Gericht möglich sind. Fragen Sie, welches Öl die Köche zum Braten verwenden. Die meisten Restaurants sind bereit, Butter durch Olivenöl zu ersetzen, oder halten Essen mit wenig (gesättigtem) Fett vor.

Hirngesunde Zwischenmahlzeiten

1. Die besten Snacks sind Obst und Gemüse. Halten Sie immer Obst- und Gemüseschnitze in einer gut verschlossenen Dose im Kühlschrank auf.
2. Hummus, Bohnendips, vegetarische Dressings und Pürees sind bestens geeignet, um Gemüsessticks mit Geschmack zu versehen.
3. Kaffee und grüner Tee, mit Erythrit gesüßt, dürfen Sie regelmäßig genießen (auch als Eiskaffee oder Eistee).
4. Eine Handvoll Nüsse oder Kerne.

Vorschläge für eine gesunde Ernährung auf Reisen

1. Buchen Sie ein Hotelzimmer mit Kühlschrank oder Kochnische. Bestücken Sie den Kühlschrank mit Obst, Gemüse, Nussmilch und Hummus. Kaufen Sie ungesalzene Nüsse, Müsli und salzreduzierte Tütenbohnensuppe.
2. Ein empfehlenswertes einfaches Hotelfrühstück ist Porridge oder Müsli mit Mandelmilch, Beeren und Bananen.

3. Ein simples Mittag- oder Abendessen im Hotel kann so aussehen: Fertigbohnensuppe mit heißem Wasser aus dem Wasserkocher aufgießen (reich an pflanzlichem Eiweiß, natriumarm, frei von Cholesterin und gesättigten Fetten). Fügen Sie Zitrone, ein paar Salatblätter und etwas scharfe Soße hinzu.
4. Als einfache Zwischenmahlzeiten eignen sich Nüsse, Obst und Karotten. Zumindest Erstere kann man an Flughäfen und sogar manchmal an Kiosken oder Tankstellen kaufen.
5. Im Zweifelsfall vermeiden Sie Fleisch und zuckerhaltige, verarbeitete Lebensmittel und planen Sie so gut es geht im Voraus.

Typische Hindernisse

Gesunde Nahrungsmittel sind nicht verfügbar: Planen Sie im Voraus. Warten Sie nicht so lange mit dem Essen, bis Sie richtig hungrig sind und kurzfristig nichts Gesundes zur Hand haben. Sellerie- und Karottensticks, ein Apfel, eine Banane oder eine kleine Portion Nüsse kann man immer in der Tasche haben.

Die Zubereitung gesunder Ernährung ist kompliziert und lässt sich schwerer planen: Gesunde Ernährung ist viel einfacher, als man denkt. Auch mit wenigen Zutaten lassen sich leckere Mahlzeiten zubereiten. Frische Produkte, Bohnen, Nüsse und Vollkorngetreide lassen sich für viele verschiedene Gerichte und Snacks einsetzen.

Versuchung: Unser Gehirn basiert auf dem Prinzip „Nahrung als Belohnung". Eine Ernährungsumstellung ist deshalb für niemanden ganz leicht. Aber wenn es wirklich etwas werden soll mit der Ernährungsumstellung, ist Planung unabdingbar. Versuchung hat immer auch mit mangelnder Planung zu tun. Halten Sie gesunde Lebensmittel griffbereit. Sie können sich auf Erfolg programmieren, indem Sie zum Beispiel immer eine Schüssel mit frischem Obst in der Küche stehen haben oder ein gesundes Mittagessen mit zur Arbeit nehmen.

Diättrends: Machen Sie nicht jede Diätmode mit! Gesundes Essen soll Ihnen Freude machen und nachhaltig sein.

Unser ganz persönlicher Ernährungsansatz

WIR WOLLEN GESUNDES ESSEN LEICHT UND UNKOMPLIZIERT MACHEN. Unser Motto lautet deshalb: Planung, Planung, Planung und nochmals Planung. Im Folgenden zeigen wir, was wir *an einem idealen Tag* essen.

- **Ein idealer Tag in Sachen Ernährung fängt am Vorabend an!** Nachdem wir die Kinder ins Bett gebracht haben, gehen wir immer in die Küche. Unsere Arbeitstage sind lang, weshalb wir Frühstück und Mittagessen im Voraus machen. Es ist wichtig, die Planung für den nächsten Tag nach dem Essen vorzunehmen. Planen, wenn man hungrig ist, ist ungesund!
- **Frühstück:** Am Vorabend weichen wir die Haferflocken ein, dann müssen wir sie morgens nur noch aufwärmen. Wir mögen Sie mit Heidelbeeren, einem Teelöffel Mandelmus und einem Päckchen Stevia für ein bisschen Süße. Weitere Frühstücksmöglichkeiten sind Dinkel-Pfannkuchen mit Chia-Beeren-Soße (Rezept auf Seite 324ff.) und Blaubeer-Muffins (Rezept auf Seite 341f.).
- **Zwischenmahlzeit am Vormittag:** Eine Handvoll Nüsse oder Fruchtchips – das ist an einem geschäftigen Morgen im Krankenhaus genau das Richtige.
- **Mittagessen:** Ein Kichererbsen-Sandwich, das wir am Abend zuvor gemacht haben (Rezept auf Seite 316f.): schnell, einfach, lecker. Weitere Standardgerichte sind die Schwarzen-Bohnen-Burger-Salat-Wraps mit Chipotle-Soße (Rezept auf Seite 326f.) und der Brain-Booster-Caesar-Salat mit gerösteten Kichererbsen-Croûtons und Nussparmesan (Rezept auf Seite 332f.).
- **Nachmittagssnack:** Apfel- oder Karottensticks mit Hummus. Früher haben wir die nachmittäglichen Zwischenmahlzeiten gelegentlich ausgelassen, was dazu führte, dass wir auf dem Nachhauseweg irgendwo

essen gingen, natürlich etwas Ungesundes. Damit war Schluss, als wir gegen 15 Uhr etwas gegessen haben.

- **Nach der Arbeit:** Dieser Zeitpunkt ist der heikelste des Tages und für das Gelingen einer gesunden Ernährung zentral. Denn nun sind wir müde und hungrig. Ist jetzt nichts Gesundes im Haus, essen wir garantiert etwas, das wir später bereuen. Man muss die Fallen kennen und Erschöpfung nach der Arbeit gehört zu unseren. Aus diesem Grund halten wir immer schon gewaschenen Salat und geschnittenes Gemüse wie Tomaten, Gurken, grüne Paprika und Zwiebeln im Kühlschrank bereit. Das Dressing ist denkbar einfach: Salz und Pfeffer oder ein Dressing auf Nussbasis wie das Zitronen-Tahini-Dressing (Rezept auf Seite 334f.). Dean hat außerdem den Grund gefunden, warum er früher nie Salate mochte: Die Salatblätter waren ihm einfach zu groß. Klein geschnittenen Salat und feines Gemüse findet er aber ganz klasse. Das klingt jetzt vielleicht etwas pedantisch, aber genau solche Dinge sind es, die einen im Zweifelsfall von gesundem Essen abhalten. Wir essen jeder einen großen Teller voll Salat, gesund und sättigend. Auf diese Weise lässt sich gut der Gemüseanteil in der Nahrung aufstocken.
- **Abendessen:** Etwa zwei Stunden später essen wir mit der Familie zu Abend. Wir kochen gemeinsam gesund, erzählen uns was oder schauen ein Video an und reden darüber. Für uns ist das gemeinsame Mahl eine Gelegenheit zur Entspannung, zum Zusammensein und davon, uns gegenseitig in unserem Bemühen um einen gesunden Lebensstil zu unterstützen. Zu unseren Lieblingsgerichten gehören hier die Buddha Brain Bowl (Rezept auf Seite 334ff.) und Zucchinipasta mit Roter-Linsen-Bolognese (Rezept auf Seite 347f.).
- **Nachtisch:** Ungefähr drei Stunden vor dem Schlafengehen essen wir nichts mehr. Darauf achten wir. Wann immer wir Lust auf ein Dessert haben, essen wir eine Handvoll frischer Beeren oder einen Riegel Zartbitterschokolade mit wenig Zucker.

VERSUCHUNGEN ÜBERWINDEN WIR DURCH GUTE VORBEREITUNG.

Man muss wissen, wo die jeweiligen Versuchungen lauern – bei uns sind es zum Beispiel Familienfeiern. Familientreffen, vor allem rund um Feiertage, wecken sehr starke Emotionen. Ganz gleich, ob diese positiv oder negativ besetzt sind: Wir lassen uns dadurch eher verführen, Dinge zu essen, die unserer Gesundheit schaden können. Wir sind beide mit einer Tradition herrlicher Familienessen aufgewachsen, bei denen es nicht ganz so gesund zuging. Bei Deans Familie gab es Hirsch, Kaninchen oder was sich sonst noch in der Nähe der Familienlodge bei Charlottesville in Virginia tummelte und sich zur Jagd anbot. Dazu wurden Kartoffelpüree mit Creme Double, frisch gebackenes Weißbrot, quietschsüße Preiselbeeren und reichhaltige Käseplatten gereicht. Ayeshas Familie hingegen war auf Süßes aller Art fixiert: Süßigkeiten, Buttercremetorte und vor allem Schokolade. Uns ist klar, dass es kaum etwas Mächtigeres gibt als die Erinnerung an Familienfeiern mit Wahnsinnsessen. Das sensorische Gedächtnis auszutricksen geht nicht ohne Organisation und Planung. Hier unsere Geheimnisse, wie man Familienfeiern gesund übersteht:

Vorher essen: Wenn man vorgesättigt ist, kann man eher die Kontrolle behalten.

Unterstützung suchen: Wir verlassen uns aufeinander. Ayesha steht demonstrativ neben Dean, wenn er gerade dabei ist, sich eine Riesenportion Lasagne mit dreierlei Käse auf den Teller zu schaufeln – eine leise Erinnerung daran, warum er sich grundsätzlich für eine hirngesunde Ernährung entschieden hat. Dean unterstützt Ayesha, wenn die Torten und Kuchen auf den Tisch kommen. Er weiß, dass sie Süßigkeiten nur schwer widerstehen kann.

Bringen Sie etwas Gesundes und Leckeres mit, das Sie essen und teilen können: Wir bringen immer eines unserer vegetarischen Lieblingsgerichte mit, damit wir im Zweifelsfall etwas Gesundes zu essen haben. Dabei hat uns angenehm überrascht, wie sich unsere Familienkulturen im Laufe der Jahre entwickelt haben. Die Mahlzeiten sind immer noch üppig, aber jetzt gibt es viel mehr Gemüse und frisches Obst. Es gibt sogar einen kleinen Wettbewerb, um zu sehen, wer die leckerste und gesündeste Variante der klassischen Familiengerichte machen kann.

Bei Familienfeiern geht es um die Familie: Wir versuchen uns immer wieder klarzumachen, dass der eigentliche Sinn und Zweck dieser aufwendigen Mahlzeiten darin besteht, Zeit mit geliebten Menschen zu verbringen. Es geht nicht primär ums Essen.

WIR BLEIBEN INFORMIERT

Die Forschung auf dem Gebiet der Ernährungs- und Lebensstilforschung schreitet sehr schnell voran, obwohl die Grundlagen einer gesunden Ernährung – vollwertig, pflanzlich, cholesterinfrei, zucker- und fettarm – mittlerweile als Standard gelten. Wenn Sie immer noch den Essgewohnheiten folgen, die Sie als Kind gelernt haben, ist es wahrscheinlich an der Zeit, etwas zu recherchieren. Fallen Sie nicht auf jede Diätmode rein und auf das, was Ihnen die Leute erzählen. Suchen Sie nach gesicherten ernährungswissenschaftlichen Erkenntnissen und setzen Sie das Gelernte Schritt für Schritt um.

ERNÄHRUNGSPLAN FÜR DIE GANZE WOCHE

Hier finden Sie eine Zusammenstellung von vollwertigen Mahlzeiten und einfachen Snacks für ein hirngesundes Essen unter der Woche

MONTAG

Frühstück:

– Hafer-Amaranth-Porridge (S. 319)

– MIND-Smoothie (S. 320)

– Kaffee mit Mandelmilch oder Tee

Zwischenmahlzeit:

– Gemüse (Karotten, Salatblätter, Rettich) mit Hummus

Mittagessen:

– Tomatensuppe (S. 343f.)

– Kichererbsen-Sandwich (S. 316f.)

Zwischenmahlzeit:

– Apfelschnitze und Erdnussbutter

Abendessen:

– Buddha Brain Bowl mit Zitronen-Tahini-Dressing (S. 334ff.)

– Beeren zum Nachtisch (oder Obst der Saison)

DIENSTAG

Frühstück:

– Tofu-Kurkuma-Schmarrn (S. 323f.)

– Kaffee mit Mandelmilch oder Tee

Mittagessen:

– Bohnen-und-Linsen-Chili (S. 317f.)

Zwischenmahlzeit:

– Birnenscheiben mit Mandelmus

Abendessen:

– Blumenkohlsteaks mit braunen Champignons (S. 329ff.)

– Süßkartoffelstampf (S. 330)

– Kiwis und Weintrauben (oder Obst der Saison)

MITTWOCH

Frühstück:

– Gesunde Blaubeer-Muffins (S. 341f.)

– Kaffee mit Mandelmilch oder Tee

Zwischenmahlzeit:

– Grünkohlchips

Mittagessen:

–Caesar Salad „Brain Booster" mit gerösteten Kichererbsen-Croûtons und Nussparmesan (S. 332f.)

Zwischenmahlzeit:

– Walnüsse und Weintrauben

Abendessen:

– Achtsamer Makkaroni-Auflauf (S. 337ff.)

– Obst der Saison als Nachtisch

DONNERSTAG

Frühstück:

– Dinkel-Pfannkuchen mit Chia-Beeren-Soße (S. 324ff.)

– Kaffee mit Mandelmilch oder Tee

Zwischenmahlzeit:

– gedünstete Sojabohnen (Edamame)

Mittagessen:

– Schwarze-Bohnen-Burger-
Salat-Wraps mit Chipotle-Soße
(S. 326f.)

Zwischenmahlzeit:

– Gojibeeren und Macadamianüsse

Abendessen:

– Gefüllte Paprikaschoten (S. 320ff.)

– Heidelbeer-Kamut-Salat (S. 339f.)

– Obst der Saison als Nachtisch

FREITAG

Frühstück:

– Schoko-Chia-Pudding (S. 342f.)

– Kaffee mit Mandelmilch oder Tee

Zwischenmahlzeit:

– Banane und Mandelmus

Mittagessen:

– Gerösteter Moschuskürbis und
Rosenkohlsalat (S. 346f.)

Zwischenmahlzeit:

– Haselnüsse und dunkle Schokolade

Abendessen:

– Bohnen-Moschuskürbis-Enchiladas
(S. 314ff.)

– Obst der Saison als Nachtisch

SAMSTAG

Frühstück:

– MIND-Smoothie (S. 320)

– Kaffee mit Mandelmilch oder Tee

Zwischenmahlzeit:

– Gemüse (Karotten, Salatblätter,
Rettich) mit Hummus

Mittagessen:

– Mediterrane Brain Bowl mit gerösteten Süßkartoffeln und Kichererbsen,
Kurkuma-Quinoa und Zitronen-
Tahini-Kräutersoße (S. 351ff.)

– Cremig-süße Erbsensuppe (S. 353f.)

Zwischenmahlzeit:

– Mandeln und Johannisbeeren

Abendessen:

– Spaghettikürbis mit Pastasoße und
Nussparmesan (S. 345f.)

– Wein

Nachtisch:

– Hirngesunde Chocolate Chip-
Cookies (S. 328f.)

SONNTAG

Frühstück:

– Gesunde Blaubeer-Muffins (S. 341f.)

– Kaffee mit Mandelmilch oder Tee

Zwischenmahlzeit:

– Walnüsse und getrocknete Beeren

Mittagessen:

– Riesenchampignonssteaks mit argentinischer Chimichurri-Soße (S. 336f.)

Zwischenmahlzeit:

– Kurkuma-Milch (S. 355)

Abendessen:

– Gebratene Gemüselasagne
(S. 348–351)

– Blaubeer-Crumble (S. 340f.)

KAPITEL 4

Bewegung und Sport

Jerry saß, die Hände höflich im Schoß gefaltet, in Deans Praxis. Seine Frau Rose führte derweil mithilfe eines kleinen Notizbuchs seine lange Krankengeschichte auf. Auf Deans Frage nach Jerrys Alter schwieg Jerry einen Moment. Er blinzelte, als hätte er die Frage nicht gehört oder verstanden. Schließlich antwortete er nach einer längeren Pause.

Jerry war 54, Afroamerikaner und übergewichtig. Erst kürzlich hatte er die Diagnose vaskuläre Demenz von seinem Hausarzt erhalten, und den beiden war ihre Verzweiflung durchaus anzumerken. Im Zuge des Anamnesegesprächs kam heraus, dass Jerry bei einer Versicherungsgesellschaft arbeitete und die meiste Zeit am Schreibtisch saß. Seine Tätigkeit war eintönig und mit den Jahren war Routine eingetreten. Sowohl er als auch Rose arbeiteten weit weg von zu Hause, und weil sie so viel Zeit mit Pendeln verbrachten, kochten sie nur selten. Mindestens einmal in der Woche gab es Fast Food, und wenn sie kochten, dann sehr fleischlastig. Sport machten beide keinen. Rose berichtete, dass sich Jerrys Denken in den letzten Monaten deutlich verlangsamt hatte: Er kämpfte mit Namen und hatte Mühe, Fragen zu beantworten. Auch hatte sie mehrfach beobachtet, wie sein Blick ins Leere ging, völlig verwirrt und verloren, dasselbe Verhalten, das Dean an diesem Morgen in der Klinik hatte beobachten können. Jerry war ganz steif geworden, als Rose seine Symptome beschrieb. Er versuchte, das, was sie gesagt hatte, herunterzuspielen, aber er gab zu, dass auch er Veränderungen bemerkt hatte.

„Ach, ich bin nur langsam, … alles geht langsam, selbst meine Bewegung." Für Jerry fühlte es sich an, als ob die Zeit ohne sein Zutun verging. Stunden konnten vergehen, ohne dass er wusste, was passiert oder wo er gewesen war. Dieses Symptom kommt bei Patienten im Frühstadium der Demenz häufiger vor. Es gleicht einer Art kognitiven Verzögerung, bei der Informationen nur langsam zu den Verarbeitungszentren des Gehirns gelangen. Diese Verzögerung wird bei Patienten wie Jerry noch durch vaskuläre Risikofaktoren wie Bluthochdruck und einen hohen Cholesterinspiegel verstärkt. Zuerst stellte Jerry das Problem beim Kartenspiel mit Freunden fest. Er bemerkte, dass er mit seinen Spielentscheidungen langsamer wurde. Zwar sah er sich die Karten an, war aber zu langsam, um zu handeln. Seine Freunde zogen ihn auf, und in letzter Zeit war es ihm doch unangenehm geworden. Bei vielen Menschen mit frühen Demenzsymptomen macht sich diese kognitive Verzögerung im sozialen Austausch unangenehm bemerkbar, was dazu führt, dass sie sich zurückziehen.

Jerrys Body-Mass-Index (BMI) lag bei 35, was bedeutet, dass er fettleibig war. Ein BMI unter 18,5 gilt als untergewichtig; ein BMI zwischen 18,5 und 24,9 ist normal; 25,0 bis 29,9 ist übergewichtig; 30,0 bis 40,0 ist fettleibig; und ein BMI über 40 gilt als krankhaft fettleibig. Ein MRT von Jerrys Gehirn hatte bereits Veränderungen in der weißen Substanz gezeigt. Diese war entweder dem anhaltend hohen Blutdruck oder dem hohen Cholesterinspiegel – oder beidem – geschuldet. Darüber hinaus zeigten sich Gewebsveränderungen, lakunäre Infarkte genannt. Ein weiterer Hirnscan, ein FDG-PET, bei dem Fluorodeoxyglucose verwendet wird, um beschädigtes Gewebe zu identifizieren, zeigte minderversorgte Areale im vorderen Hippocampus und in subkortikalen Arealen, Bereiche, die für das Gedächtnis und die Verarbeitungsgeschwindigkeit wichtig sind. Insgesamt zeigte die bildgebende Untersuchung, dass Jerry an einer leichten vaskulären Demenz litt. Hinweise auf eine Schilddrüsenerkrankung oder etwaige Mängel, etwa an Vitaminen oder dergleichen, gab es keine. Das also war nicht die Ursache für Jerrys kognitiven Verfall. Obwohl er bereits seit Längerem einen hohen Blutdruck und einen erhöhten Cholesterinspiegel hatte, wurden beide erst seit kurzem medikamentös behandelt. Allem Anschein nach ging es mit seinem Denkvermögen weiter bergab. Dean war sehr wohl klar, dass der Lebensstil hier der entscheidende Faktor war.

„Gibt es ein Medikament für mich?", fragte Jerry irgendwann. Dean erklärte ihm, dass es in der Tat ein Medikament gebe. Dieses Medikament kann das Immunsystem des Gehirns stärken, die Gedächtnisareale vergrößern und Nervenwachstumsfaktoren sprießen lassen, wodurch neue Gehirnzellen entstehen und bestehende besser verbunden werden. Es sei gut bei Angst und Depressionen, es senke den BMI ab und ebenso das Risiko, an Diabetes zu erkranken. Für guten Schlaf sorge es außerdem. Jerry lehnte sich vor und sah ganz hoffnungsfroh aus. Diese Medizin, sagte Dean, verringere auch Amyloid im Hirnwasser und senke das Risiko, an Alzheimer zu erkranken. Außerdem wirke es recht schnell.

„Was ist das für ein Medikament?", entfuhr es Jerry. Rose hatte eine neue Seite in ihrem Notizbuch aufgeschlagen. „Es ist Sport", sagte Dean. Jerry fiel die Kinnlade herunter und lehnte sich im Stuhl zurück. Wie die meisten Patienten war er daran gewöhnt, dass ihm Medikamente verschrieben wurden. Er dachte, Bewegung sei gut und schön, aber dass sie Einfluss auf seine kognitiven Symptome haben sollte, fiel ihm dann doch schwer zu glauben. „Sportliche Bewegung ist überhaupt von zentraler Bedeutung für den ganzen Körper", führte Dean aus, „aber vor allem für das Gehirn. Wir sind nicht dafür gemacht, den ganzen Tag zu sitzen. Wir müssen uns bewegen, und zwar viel."

Das Problem ist, dass die meisten von uns sich überhaupt nicht mehr bewegen. Viele unserer Patienten wissen nicht, wie sie nach vielen Jahren ohne Bewegung aktiv werden sollen. Die Arbeit, der städtische Raum und die vielen Herausforderungen eines Erwachsenenlebens scheinen dem zunächst entgegenzustehen. Wenn sie sich dann doch einmal zum Sport durchgerungen haben, sind sie von dem übergroßen Angebot überfordert, obwohl doch Sport und Bewegung etwas ganz Natürliches sein sollten. Was wir Jerry gezeigt haben und was wir hier vorstellen wollen, ist, dass Bewegung keine Last sein muss. Sie kann einfach sein, ja sogar Spaß machen. Sie müssen nur herausfinden, was genau für Sie passt.

Wenn wir wirklich eine Verhaltensänderung in Angriff nehmen wollen – etwa mehr Sport machen – müssen wir zunächst verstehen, dass sich unser Gehirn über Jahrmillionen entwickelt hat. Unmittelbarkeit ist die treibende Kraft all unseres Verhaltens. Wir sind auf Überleben geeicht. Langfristige Planung gehört daher nicht zu unseren menschlichen Stärken, besonders wenn wir Stress, Zeitdruck oder Lust verspüren. Unser Gehirn ist dafür gemacht, sich um den Säbelzahntiger hinter dem nächsten Baum zu kümmern, nicht zu überlegen, wie man alle Säbelzahntiger in der Gegend in den nächsten fünf Jahren systematisch zur Strecke bringt. Ganz ähnlich verhält es sich, wenn Sie morgens noch müde sind, obwohl das Training ansteht. Da nützt der schönste Plan nichts, wenn die Müdigkeit Sie übermannt. Deshalb tun wir uns schwer damit, langfristig gesunde Gewohnheiten zu entwickeln. Im Zweifelsfall geben wir einem unmittelbaren Bedürfnis nach und suchen die unmittelbare Befriedigung. Der Trick besteht darin, die Belohnung zu nutzen und ein Programm darum herum aufzubauen, das dem Gehirn gibt, wonach es sich sehnt. Die unmittelbaren Belohnungen müssen persönlich relevant, messbar und sichtbar sein. Für unsere Patienten bedeutet das etwa, zu verstehen, dass Bewegung nicht nur den kognitiven Abbau aufhält, sondern auch eine Besserung der kognitiven Leistungsfähigkeit bewirkt. Es bedeutet, die persönlichen Fortschritte auf einer Tafel – gut sichtbar in der Wohnung platziert – anzuzeigen und dadurch den persönlichen Fortschritt unmittelbar zu erfahren. Ein kleiner Erfolg jeden Tag ist eine Motivation hin zum langfristigen Ziel. Dazu gehört auch die Einsicht in den Zusammenhang zwischen den sofortigen positiven Erfahrungen und dem langfristigen Ziel. Wir arbeiten mit Patienten zusammen, um ihre langfristigen Ziele in kleine, erreichbare Schritte zu gliedern: Wenn Sie zum Beispiel innerhalb von sechs Monaten 8 Kilometer am Stück laufen wollen, sollten Sie im ersten Monat an einem Zehntel Ihres Gesamtziels arbeiten. Sobald Sie die ersten 800 Metern erfolgreich absolviert haben, machen Sie weiter und verfolgen Ihre Fortschritte gut sichtbar Tag für Tag.

Auch eine positive emotionale Verankerung ist gut, wenn man eine neue Gewohnheit anfangen will.

Am Ende von Jerrys Krankengeschichte stellte sich heraus, dass er als junger Mann ein richtiger Sportler war. Er spielte College-Basketball, hat aber den Sport nach dem College aufgegeben und in den Folgejahren langsam, aber sicher zugenommen und sich immer weniger bewegt. Dean konnte spüren, dass er, aller Skepsis zum Trotz, doch den Wunsch hatte, seine körperliche Fitness wiederzuerlangen. Jerry konnte sich sehr wohl daran erinnern, wie es war, einen starken, belastbaren Körper zu haben.

Mit diesen positiven Empfindungen und Gefühlen – dazu gemacht, die Dopamin-Belohnungszentren im Gehirn zu aktivierten –, war ein wichtiges und nützliches Stimulans gefunden, um Jerry für die Wiederaufnahme der körperlichen Betätigung zu motivieren. Jerrys Trainingsplan konnte damit an seiner Lebensgeschichte anknüpfen und so den Erfolg absichern.

„Könnte ich denn einfach so mit dem Sport anfangen?", war Jerrys Frage, als Dean ihm einen Traingsplan für jeden Tag vorlegte. Er befürchtete, dass er vielleicht schon zu alt sei für den Sport und dass dieser gar nichts mehr bewirke. Dean erklärte ihm, dass Leute, die immer Sport gemacht hatten, insgesamt gesünder waren, dass jedoch viele Studien zeigt hätten, dass Sport auch später eine positive Wirkung habe. Sowohl bei Kindern als auch bei älteren Menschen lässt sich beobachten, dass Bewegung mit einer besseren Exekutivfunktion (Multitasking, Planung, Selbstkontrolle), einem größeren Hirnvolumen und verbesserter kognitiver Leistungsfähigkeit verbunden ist. Wer früh mit dem Sport anfängt, scheint vor kognitivem Abbau besser geschützt zu sein, doch auch wer spät mit Bewegung und Sport anfängt, steht besser da als jemand, der untätig bleibt. Mit anderen Worten: Es ist nie zu spät. Dean erzählte Jerry von einem Patienten, den er an der Uni San Diego gehabt hatte, einem ehemaligen Veteranen. Dieser begann jenseits der 50 mit dem Marathonlaufen und lief bis ins Alter von 90 Jahren. Mit kleinen Schritten und einem klaren langfristigen Ziel ist alles möglich.

Gleichzeitig hat Dean aber auch erkannt, dass es für Jerry gewisse Hindernisse gab, vor allem Zeitmangel und Gleichgewichtsstörungen sowie primär durch das Übergewicht bedingte Knieschmerzen. Abends war er immer todmüde und lümmelte dann am liebsten in einem bequemen Sessel, um seine Lieblingssendungen zu sehen. Dean war klar, dass hier der entscheidende Schwachpunkt lag, der womöglich dazu führen könnte, dass Jerry mit dem Training komplett aufhören würde. Wenn das der Fall war und der Plan scheiterte, konnte es lange dauern, bis er sich noch einmal aufraffte, vielleicht sogar nie mehr. Lebensgewohnheiten zu ändern ist für jeden von uns unglaublich schwierig, besonders solche, die lange bestehen. Weil wir uns dessen bewusst sind, muss eine in den Lebensstil eingreifende Maßnahme, die etwas bewirken soll, bei den besonderen Fähigkeiten, den Möglichkeiten, Stärken und Schwächen eines Patienten ansetzen. Den meisten Ärzten fehlt es bei ihrem Rat, auf die Ernährung zu achten und Sport zu machen, genau an diesem Detailwissen. Sie zeigen den Patienten nicht, wie man etwas erfolgreich umsetzt, und deshalb scheitern die guten Vorsätze zumeist. Wir indessen machen das anders: Wir möchten, dass die Leute Erfolg haben, und zwar mit einem Programm, das auf ihre spezifischen Bedürfnisse zugeschnitten ist. Dabei unterstützen wir sie dann Schritt für Schritt.

Und so sah Jerrys ganz persönlicher Trainingsplan aus: Dean legte Jerry und Rose nahe, ein Sitzergometer für das Wohnzimmer anzuschaffen. Da Jerry sich ohnehin im Wohnzimmer entspannte, brauchte er einfach nur von seinem Sessel auf das Fahrrad zu wechseln und er hatte somit einen schnellen und leichten Zugang zum Training in der Wohnung. Der Sitz musste so bequem sein, dass sein Radfahren in gewisser Weise mit seiner bisherigen Gewohnheit vergleichbar war. Zuerst war Rose nicht begeistert davon, Trainingsgeräte in ihrem Wohnzimmer zu haben, aber Dean machte sehr deutlich, dass ein Sitzergometer Jerrys Lebensader sein konnte. Es war absolut notwendig für seine körperliche und kognitive Gesundheit und damit das wichtigste Möbelstück im Haus. Dean erstellte auch einen detaillierten Trainingsplan, dem Jerry jeden Tag folgen sollte, etwa beim Fernsehen zwei Stunden lang langsam in die Pedale treten. Wann immer er die nötige Energie hatte, sollte er außerdem zwei schnelle Intervalle für jeweils fünf Minuten einschieben. Dabei sollte er sich richtig anstrengen, bis zur Erschöpfung, und das auch nur bis maximal drei Stunden vor dem Schlafen, damit es keine Probleme mit dem Einschlafen geben würde. Wenn alles gut lief, sollte er die Dauer der schnellen Strampelintervalle langsam um eine Minute pro Woche erhöhen. Dabei war es wichtig, so vorzugehen, dass Jerry den Erfolg sehen und fühlen konnte. Jerry sollte, so Deans Vorschlag, eine Tafel verwenden, um seine Fortschritte zu Hause aufzuzeichnen. Nach jeder Session sollte er kurz notieren, wie er sich fühlte. Den Fortschritt zu dokumentieren würde Jerry in seinen Bemühungen bestärken. Dass er seinem Arzt berichten würde, war ein weiterer wichtiger Faktor bei der geplanten Verhaltensänderung. Beide kamen überein, sich in drei Monaten wieder zu treffen.

Ausdauertraining

Bewegung und Gehirngesundheit haben vor allem mit der Durchblutung zu tun. Sie kennen das Gefühl vom Ausdauersport oder wie das Herz beim Treppensteigen anfängt zu schlagen. Oder wie lebendig sich der Körper bei einem Morgenspaziergang anfühlt, wenn das Blut durch die Adern fließt. Ausdauer ist jedoch nicht nur für das Herz wichtig, sondern auch für das Gehirn. Alles, was zur Verminderung der Durchblutung führt (Gefäßverhärtung, Plaques in den Arterien, ein hoher Cholesterinspiegel oder lange Inaktivität), vermindert auch die kognitive Funktion,[93] besonders im medialen Schläfenlappen, der das Kurzzeitgedächtnis steuert. Umgekehrt stärkt alles, was die Durchblutung fördert – etwa intensives Ausdauertraining – die Gesundheit von Gehirn und Körper. Viele Studien haben gezeigt, dass regelmäßiges aerobes Training (definiert als etwa 150 Minuten Training die Woche bei mittlerer Intensität, also etwa zügiges Gehen) das Risiko von Herz-Kreislauf-Erkrankungen signifikant vermindert, von Typ-2-Diabetes, Bluthochdruck und hohem Cholesterin, von Angst und Depression sowie Fettleibigkeit, allesamt Risikofaktoren für kognitiven Abbau[94].

Darüber hinaus gibt es zahlreiche Studien, die Ausdauertraining unmittelbar mit kognitiver Gesundheit verbinden. Eine Metaanalyse von 15 Studien und fast 34 000 Teilnehmern aus dem Jahr 2010 hat ergeben, dass ein hohes Maß an körperlicher Aktivität das Risiko eines kognitiven Rückgangs um 38 Prozent senken konnte.[95] Und selbst die Studienteilnehmer, die sich weniger intensiv, also nur moderat, bewegten, hatten immer noch ein um 35 Prozent geringeres Risiko einer kognitiven Beeinträchtigung. Forscher der Universität Lissabon untersuchten die Auswirkungen von Bewegung auf 639 ältere Probanden, deren Kognition und Gefäßgesundheit alle drei Jahre untersucht wurde.[96] Dabei fanden sie heraus, dass diejenigen, die trainierten, ein um 40 Prozent geringeres Risiko für kognitive Beeinträchtigungen und Demenz sowie ein um 60 Prozent geringeres Risiko für vaskuläre Demenz hatten. Die 2010 Framingham Longitudinal Study, eine umfassende Langzeitstudie, die 1948 begann und nun bereits die dritte Generation von Probanden verfolgt, hat bestätigt, dass bereits ein zügiger Spaziergang am Tag das Risiko, an Alzheimer oder einer anderen de-

WAS WIR „NORMALES ALTERN" NENNEN

Dr. Ellsworth Wareham, ein Kollege von uns an der Loma-Linda-Universität, hat noch bis ins Alter von 95 Jahren an Operationen am offenen Herzen mitgewirkt. Im Alter von 64 Jahren schwamm Diana Nyad in Rekordzeit von Kuba nach Florida. Heutzutage ist es „normal", dass Menschen jenseits der 60 und sogar noch über 70 Marathons laufen. Unsere Vorstellungen vom Altern haben sich schon im letzten Jahrhundert drastisch verändert, doch in den letzten Dekaden noch einmal mehr. Die menschliche Leistungsfähigkeit – sowohl körperlicher als auch geistiger Natur – wird ständig neu bewertet. Ein normaler Körper ist im Alter von 60, 70 und 80 Jahren zu beachtlichen Leistungen in der Lage, und auch im Gehirn gibt es im höheren Alter noch Zellwachstum und Veränderung.

Wenn Sie schon eine Weile nicht mehr aktiv und sich mit gewissen Einschränkungen der mittleren Jahre oder des Alters abgefunden haben, legen wir Ihnen hiermit ans Herz, Ihre Vorstellungen einmal kritisch zu überprüfen. Geben Sie sich nicht mit den überholten Vorstellungen des „normalen Alterns" zufrieden. Inaktivität und Niedergang sind keineswegs zwingend. Ein vernünftiges Programm, in kleinen Schritten durchgeführt, kann zu ganz erstaunlichen geistigen und körperlichen Resultaten führen. Die Geschichten in diesem Kapitel sind der schlagende Beweis. Der individuelle Trainingsplan weiter hinten zeigt Ihnen, wie Sie vorgehen müssen.

menziellen Erkrankung zu erkranken, um 40 Prozent Risiko verminderte.[97] In einer anderen Studie, diesmal aus Harvard mit mehr als 18 000 Frauen, fanden Forscher heraus, dass 90 Minuten pro Woche zügiges Gehen (etwa 15 Minuten pro Tag) den kognitiven Rückgang verzögert und das Risiko, an Alzheimer zu erkranken, deutlich reduziert.[98] Forscher an der Universität von Pittsburgh fanden heraus, dass ältere Menschen, die regelmäßig züzig spazieren gingen, sowohl größere Hirnvolumina als auch eine bessere kognitive Leistungsfähigkeit aufwiesen.[99]

Im Jahr 2016 haben mehrere neue Studien die Auswirkungen von Ausdauersport auf das Gehirn eingehender beleuchtet. Wissenschaftler der

Wake Forest University etwa haben die Wirkung von Stretching mit der von intensiver Bewegung verglichen, und zwar bei Menschen mit leichter kognitiver Beeinträchtigung, die jeweils 45 Minuten pro Tag an vier Ta-

HOHER BLUTDRUCK

Hoher Blutdruck in den mittleren Jahren ist eindeutig mit einem späteren kognitiven Einbruch verbunden.[195] Wir empfehlen deshalb eine regelmäßige Blutdruckmessung, um über etwaige Veränderungen auf dem Laufenden zu sein. Selbst bei leichtem Bluthochdruck sollten Sie blutdrucksenkende Medikamente nehmen, um Schäden an den Blutgefäßen – in Körper und Gehirn – zu vermindern. Blutdrucksenker wirken durch eine vorübergehende Entspannung der Gefäße, welche nach Jahren des ungesunden Lebens durch Cholesterin und Mikroverletzungen härter geworden sind. Das Problem ist, dass Medikamente einen künstlichen Blutdruckabfall verursachen, ohne die zugrundeliegenden Probleme anzugehen. Wenn Sie Ihren Lebensstil nicht durch Ernährung und vor allem durch Bewegung ändern, baut sich Cholesterin weiter auf, was die Gefäße noch steifer und enger macht. In der Folge benötigen Sie zwei Medikamente, um die Blutgefäße zu erweitern. Wenn Sie dann immer noch nichts an Ihrem Lebensstil ändern, der ja in erster Linie zu Ihrem Bluthochdruck geführt hat, werden Sie irgendwann an den Punkt kommen, an dem die Durchblutung überhaupt nicht mehr durch Medikamente beeinflusst werden kann. Sport und Bewegung jedoch versorgen anders als Medikamente nicht nur das Gehirn mit Blut, sondern beeinflussen unmittelbar die Ursachen, die zum Bluthochdruck geführt haben. Sie können sogar Schäden rückgängig machen, indem sie die Blutgefäße verjüngen und die Ausschüttung von Botenstoffen der Gefäßneubildung begünstigen. Bewegung wirkt auch blutdruckausgleichend. Der Kreislauf wird auf natürliche Weise reguliert. Deshalb verschreiben wir immer Bewegung – denn jeder braucht sie. Wer hohen Blutdruck hat, muss die Ursachen beseitigen. Wer normalen Blutdruck hat, muss dafür sorgen, dass es so bleibt. Und wer einen niedrigen Blutdruck hat (was später im Leben mit einem Rückgang kognitiver Leistung in Verbindung gebracht wird), muss dafür sorgen, dass das Gehirn besser durchblutet wird.

gen die Woche über einen Zeitraum von sechs Monaten trainiert haben.[100] Dabei wurde intensives Training so definiert, dass die Teilnehmer 70 bis 80 Prozent ihrer maximalen Herzfrequenz erreichen mussten. Die Ergebnisse waren verblüffend. In der Gruppe, die intensiv trainierte, fanden die Forscher einen erhöhten Blutfluss am Frontallappen (der Gehirnregion, die mit Planung, Organisation, Beurteilung und Selbstkontrolle zu tun hat), ein größeres Gehirnvolumen, eine verbesserte Exekutivfunktion und einen Schutz vor kognitiven Einbußen trotz ihres bestehenden Alzheimer-Risikos. Bei der Stretching-Gruppe hingegen war es zu einer Schrumpfung des Gehirns und einer verminderten Exekutivfunktion im Rahmen des regulären dementiellen Fortschreitens gekommen. Die wichtigste Schlussfolgerung war, dass Training ausdauernd und intensiv sein sollte. Es reicht nicht, mit normaler Geschwindigkeit zu spazieren zu gehen oder im Haus „aktiv" zu sein. Nur intensive aerobe Aktivität liefert diese erstaunlichen Ergebnisse, die ebenfalls von einer weiteren Studie am Wisconsin Alzheimer's Disease Research Center der Uni Wisconsin bestätigt wurden. Diese Studie hatte sich mit Freizeitaktivitäten insgesamt befasst und dabei festgestellt, dass weder berufliches Engagement noch häusliche Aktivitäten zu einer Verbesserung der Alzheimer-Biomarker führten.[101] Joggen und Schwimmen hingegen leiteten die für Alzheimer typischen Hirnveränderungen ein. Die vaskulären Effekte des Ausdauertrainings sind von entscheidender Bedeutung für die langfristige kognitive Gesundheit und die Prävention von Alzheimer, aber es hat nachgewiesenermaßen auch noch Vorteile darüber hinaus.

Ausdauertraining stärkt die neuronalen Verbindungen: Mit zunehmendem Alter verlieren wir Neuronen und die wichtigen Verbindungen zwischen ihnen. Es gibt jedoch Hinweise darauf, dass Ausdauertraining die neuronalen Verbindungen im Gehirn verbessern können – und dies bis weit in das neunte Lebensjahrzehnt hinein.[102] Verbesserte Nervenverbindungen führen zu einer besseren kognitiven Leistungsfähigkeit und damit auch zum Schutz vor Demenz im Allgemeinen und Alzheimer-Demenz im Besonderen. Funktionieren tut das ungefähr so: Stellen Sie sich die Erinnerung an eine Italienreise vor, das traumhaft leckere Stück Pizza in Neapel. Ihr Gehirn hat nun ein paar Verbindungen zu dieser Speicherdatei hergestellt, von denen nun eine im Zuge des Alterungsprozesses durch eine mikrovaskuläre Läsion (Verstopfung eines kleinen Blutgefäßes) unterbrochen wird. Eine andere wird durch Amyloid-Plaques unterbrochen. Wird noch eine weitere Verbindung unterbrochen, wird die Speicherdatei für immer unzugänglich. Deshalb sind mehrere Verbindungen – die dem Gehirn innewohnende Redundanz – mit zunehmendem Alter so wichtig. Ausdauertraining scheint nicht nur die Anzahl der Verbindungen zu erhöhen, sondern auch ihre jeweilige Stärke.

Ausdauertraining erhöht die Unversehrtheit der weißen Substanz: Das Gehirn verfügt über Dutzende von Bahnen (Tractus), die als Super-Highways fungieren und Regionen unterschiedlicher Funktion miteinander verbinden. So gibt es Bahnen, die den Hippocampus (das Gedächtniszentrum des Gehirns) mit der Amygdala (dem emotionalen Zentrum des Gehirns) verbinden, und andere, die den Hippocampus und die Amygdala mit dem Frontallappen verbinden, wo Exekutivfunktion und Problemlösung stattfinden. Diese Bahnen bestehen aus Millionen, wenn nicht Milliarden von Fasern aus weißer Substanz, die Zellkörper verbinden und eine schnelle Kommunikation ermöglichen. Allem Anschein nach wird die weiße Substanz durch Amyloid-Plaques geschädigt – die Alzheimer-Erkrankung entsteht –, aber Studien haben gezeigt, dass ein erhöhter Blutfluss im Rahmen des Ausdauertrainings die Integrität der weißen Substanz verbessern kann. Das Ergebnis ist eine schnellere und effizientere Kommunikation zwischen den Hirnregionen.

Ausdauertraining lässt Gehirnzellen sprießen: Mehr als 100 Jahre lang nahm die Forschung an, dass das erwachsene menschliche Gehirn keine neuen Neuronen mehr ausbilde. Man war überzeugt, der Mensch käme mit einer bestimmten Anzahl von Neuronen zur Welt, und diese nähmen im Laufe des Lebens fortwährend ab. Dasselbe gelte auch für das Herz. Aber heute wissen wir, dass das Herz zu neuem Wachstum fähig ist. Wegweisende Forschungsarbeiten aus den 1990er-Jahren haben dann ebenfalls gezeigt, dass es auch im Hirn Zellwachstum gibt. Dabei hat man Ausdauertraining direkt mit der Neurogenese in kritischen Gedächtnisarealen wie dem Hippocampus in Verbindung gebracht. Im Gegensatz dazu zeigen zum Beispiel bettlägerige Patienten Anzeichen einer unterdrückten

Neurogenese im Hippocampus. Bewegung scheint der wichtigste Lebensstilfaktor zu sein, wenn es darum geht, neue Zellen im Gehirn zu entstehen zu lassen. So bemerkenswert es ist, dass sich das Gehirn regenerieren kann, so bringt es doch nur eine begrenzte Anzahl neuer Zellen hervor. Doch auch eine begrenzte Anzahl neuer Zellen kann etwas bewirken, wenn man ihre Verbindungen zu anderen Neuronen mit einbezieht. Bewegung hat im Gehirn eine unmittelbare Wirkung: Sie fördert neue Nervenverbindungen zwischen Neuronen und trägt insgesamt zu ihrer Verjüngung bei.

Ausdauertraining bildet Nervenwachstumsfaktoren: Wachstumsfaktoren sind Proteine, die bestehende Zellen stimulieren, das Wachstum von Gehirnzellen fördern sowie ausgebildete Neuronen gesund erhalten. Sie sind so eine Art Dünger für Neuronen. Ausdauertraining erhöht nun die Bildung von BDNF (hirnabgeleiteter neurotropher Faktor) im Gehirn.[103] Eine Studie hat gezeigt, dass Ausdauertraining zu einem dreifachen

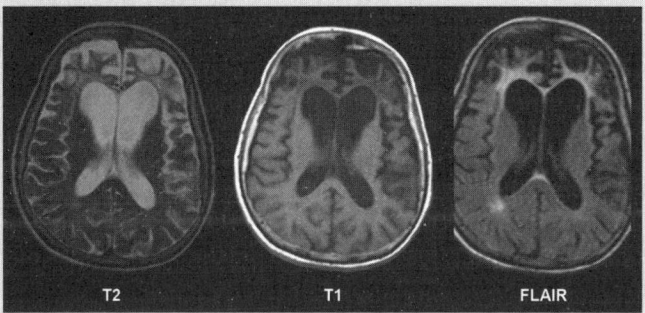

WHITE MATTER DESEASE

T2   T1   FLAIR

Diese Abbildung zeigt ein Gehirn mit White Matter Disease. Das Gehirn zeigt Aufhellungen im Hirninnern, was auf eine Schädigung der weißen Substanz (der Hauptgewebeart in diesem Teil des Gehirns) hinweist. Schäden an der weißen Substanz entstehen durch lebensstilbezogene Risiken wie Diabetes und Rauchen, die beide Gefäßerkrankungen und Entzündungen fördern, sowie durch lang andauernden Bluthochdruck. Dieser schädigt kleine Arterien, die das Gehirn mit Sauerstoff und Nährstoffen versorgen. Die White Matter Disease wird mit vaskulärer und anderen Formen der Demenz in Verbindung gebracht. Es hat sich gezeigt, dass Bewegung das Risiko von Läsionen in der weißen Substanz reduziert und in einigen Fällen sogar zurückbilden kann.

Anstieg von BDNF führt. Eine Zunahme lässt sich auch für andere wichtige Faktoren, die entweder die Neuroplastizität (Reparatur von Gehirnzellen) befördern oder die Neurogenese (Bildung neuer Gehirnzellen)[104], beobachten, unter anderem die Superoxiddismutase (SOD), die endotheliale Stickstoffmonoxid-Synthase (*eNOS*), den Insulinwachstumsfaktor-1 (IGF-1) und den vaskulär endothelialen Wachstumsfaktor (VEGF).

Ausdauertraining reduziert Entzündungen: In einer Metaanalyse von 43 Studien, die zwischen 1995 und 2012 veröffentlicht wurden (und insgesamt über 3 500 Probanden umfassten),[105] fanden Forscher der Kent State University heraus, dass ein geeignetes Trainingsprogramm die Entzündungsmarker im Blut signifikant senkte. Dieses beeindruckende Ergebnis zeigte sich bereits nach nur vier Wochen Trainingszeit.

Ausdauertraining erhöht den Klotho-Spiegel: Klotho ist ein Hormon, das mit Langlebigkeit und dem Schutz vor kognitivem Verfall verbunden ist. Forscher am Uni California in San Francisco fanden heraus, dass Menschen, die das Klotho-Gen tragen, bei bestimmten kognitiven Tests besser abschnitten.[106] Andere Studien zeigen, dass der Klotho-Spiegel nach nur 20 Minuten intensivem Ausdauertraining bei gesunden Erwachsenen ansteigen kann.[107]

Krafttraining

Obwohl Ausdauertraining bislang am ausführlichsten erforscht worden ist, hat sich gezeigt, dass auch Krafttraining die Gehirnfunktion positiv beeinflusst. „Gewichtheben" ist beileibe nicht nur etwas für Jugendliche und junge Erwachsene, dir ihren Körper optimieren wollen. Gerade im fortgeschrittenen Alter bekommt diese Form der Bewegung ihre Bedeutung, da sie sowohl den Körper als auch das Gehirn beeinflusst. Mit Krafttraining lässt sich der Knochenabbau aufhalten, die Muskulatur erhalten, das Gleichgewicht sichern und das Sturzrisiko verringern (ein großes Problem für ältere Menschen, vor allem solche mit kognitiven Einschränkungen und Demenz). Die Forschung hat gezeigt, dass besonders die Beinkraft mit einer besseren kognitiven Funktion einhergeht, da starke Beinmuskeln wahrscheinlich den Blutkreislauf hin zum Gehirn unterstützen. Um das zu erreichen, müssen Sie nun wirklich keine Kniebeugen mit 25-Kilo-Langhanteln absolvieren. Allein schon eine Teilkniebeuge mit Festhalten am Stuhl hat einen signifikant positiven Effekt auf das Gehirn. Darüber hinaus sind Menschen, die Krafttraining machen, kräftiger und beweglicher. Dadurch wiederum können sie viel länger sportlich aktiv sein und Alterserscheinungen, die so manche/n vom Sporteln abhalten, ein Schnippchen schlagen. Unter anderem sind folgende positive Auswirkungen des Krafttrainings wissenschaftlich belegt:

Krafttraining fördert die Regeneration der weißen Substanz: Forscher der University of British Columbia fanden heraus, dass zweimal wöchentliches Krafttraining über einen Zeitraum von 52 Wochen zu einer Verringerung der Läsionen an der weißen Substanz und einer verbesserten Aufmerksamkeit bei einer Gruppe älterer Frauen führte.[108]

Krafttraining fördert die Bildung von Wachstumsfaktoren: Forscher an der Universität Florida fanden heraus, dass Erwachsene, die Krafttraining machten, nach einer Trainingseinheit eine 98-prozentige Erhöhung des BDNF-Spiegels im Blut aufwiesen.[109]

Krafttraining verbesserte die Frontallappenfunktion: In einer Studie an der University of British Columbia[110] zeigte sich, dass Gewichte heben zu besseren kognitiven Fähigkeiten führt, bloßes Stretching oder leichtes Bauch-Beine-Po-Training jedoch nicht. Dabei hatte das Krafttraining vor allem Wirkung auf die argumentativen und aufmerksamkeitsbezogenen Fähigkeiten (im Frontallappen) und nicht so sehr auf Kurzzeit- und Langzeitgedächtnis (im medialen Schläfenlappen und Hippocampus).

Krafttraining für gesündere Gefäße: Sowohl kurz- als auch langfristiges Krafttraining wirken sich positiv auf die arterielle Gesundheit aus. Die Wirkung hält noch lange nach Trainingsende an. Durch das Krafttraining wird die Bildung von Cholesterin-Plaques deutlich reduziert und damit die Versorgung des Gehirns mit essenziellen Nährstoffen erhöht.

Krafttraining wirkt Entzündungen entgegen: Bei älteren Menschen nimmt bereits nach einem halben Jahr mit hochintensivem beziehungsweise leichtem Training der Homocysteinwert (ein Entzündungsmarker) nachweislich ab.[111]

Darüber hinaus geben uns jüngste Studien weitere Einblicke, wie Krafttraining vor geistigem Abbau schützt. Eine im *Journal of the American Geriatrics Society* veröffentlichte Studie hat dazu die Wirkung eines Krafttrainingsprogramms (sechs Monate, zwei- bis dreimal pro Woche) auf eine Gruppe älterer Erwachsener mit leichter kognitiver Beeinträchtigung (LKB) gemessen.[112] Dabei fanden die Forscher heraus, dass bei fast 47 Prozent der Teilnehmer nach der Intervention normale kognitive Werte erreicht wurden und diese über 18 Monate fortbestanden. Auch hier war wieder die Beinkraft für die Verbesserung der kognitiven Leistungsfähigkeit ausschlaggebend. Eine weitere Studie im *American Journal of Geriatric Psychiatry* ergab jüngst, dass ein neunwöchiges Programm, das Krafttraining mit Aerobic kombiniert, zu einer besseren Gehirnfunktion führte als ein reines Aerobic-Programm.[113]

———

Was all diese Forschungen belegen und was wir immer wieder in unserer Klinik beobachten können, ist, dass regelmäßiges Training für das Gehirn unglaublich wichtig ist, und zwar angefangen mit der Zellregeneration über eine größere Leistungs- und Widerstandsfähigkeit und nicht weniger als eine Abwendung der Alzheimer-Erkrankung. Falls Sie oder ihre Angehörigen unter kognitiver Beeinträchtigung leiden, hat ein Bewegungsprogramm sofortige Wirkung und macht sogar kognitive Beeinträchtigungen wieder rückgängig. Mit dem individuellen Trainingsplan am Schluss dieses Kapitels bekommen Sie alle Informationen an die Hand, um Bewegung in Ihren Alltag zu integrieren.

Weitere Vorteile der Bewegung

Der Nutzen einer Bewegung nimmt noch zu, sobald diese mehrere kognitive Modalitäten umfasst, ein Thema, das wir im siebten Kapitel mit der Bezeichnung „Optimieren" ausführlich behandeln. Die Grundidee ist, dass die Aktivierung mehrerer Gehirnareale das Gehirn auf anspruchsvolle, multimodale Art und Weise herausfordert und dadurch stärkere neuronale

Verbindungen knüpft und zu mehr Belastbarkeit führt. Nehmen Sie den Unterschied zwischen dem Walken auf einem Laufband und der Teilnahme an einem Sport wie Basketball, der alle Reflexe, das Gleichgewicht und die Hand-Augen-Koordination stärkt und darüber hinaus erfordert, dass Sie sich verschiedene Spiele merken. Selbst das Werfen eines Balles erfordert räumliche Wahrnehmung, Aufmerksamkeit und motorische Kontrolle. Yoga hat mit der Wahrnehmung bestimmter Muskelgruppen zu tun und erfordert gleichfalls Gleichgewicht, Atemkontrolle und Aufmerksamkeit. Nintendo Wii oder ähnliche Geräte halten mit ihrer ständig wechselnden Animation das Gehirn auf Trab und sind damit eine echte Alternative für alle, die sich mit Fahrrädern und Laufbändern langweilen. Alles, was wir über das Gehirn wissen, deutet darauf hin, dass anspruchsvollere Aktivitäten mehr Schutz vor kognitivem Verfall bieten. Das ultimative Ziel ist es, etwas zu finden, das Sie aktiv hält, geistig herausfordert und Sie dabei zufriedener macht.

Bewegung wirkt sich in zweierlei Hinsicht positiv auf das Gehirn aus: Erstens lassen sich leichte und mittelschwere Depressionen sehr gut mit Bewegung behandeln. Wie wir schon im zweiten Kapitel gezeigt haben, ist die Alzheimer-Erkrankung oftmals mit depressiven Symptomen verbunden. Dadurch werden vor allem die Hirnareale, die mit Aufmerksamkeit zu tun haben, sowie wichtige Neurotransmitter wie Serotonin und Dopamin in Mitleidenschaft gezogen. (Mehr Informationen über Depression und Demenz finden Sie im fünften Kapitel „Entspannen"). Sportliche Bewegung indessen führt zur Endorphinausschüttung, was sich sehr positiv auf die Stimmung auswirkt. Als Lebensstilfaktor kommt der Bewegung, was die Förderung der Gesundheit und des Wohlbefindens angeht, wirklich eine zentrale Rolle zu: Je mehr Sie sich sportlich betätigen, desto besser fühlen Sie sich körperlich, und je besser Sie sich körperlich fühlen, desto besser fühlen Sie sich auch geistig. Und je besser Sie sich geistig und stimmungsmäßig fühlen, desto mehr Motivation haben Sie, sich noch mehr zu bewegen und auch noch andere gesunde Lebensstilkomponenten wie richtige Ernährung und erholsamen Schlaf anzugehen. Das Gegenteil ist allerdings auch der Fall: Je länger Sie körperlich untätig sind, desto schwieriger wird es, sich zum Anfangen zu bewegen, und weil Ihnen Energie und

Endorphine fehlen, fühlt es sich an, als seien die verschiedensten Dinge vollkommen unmöglich. Wann immer es geht, fangen wir unser Lebensstilprogramm mit dem Element Bewegung an, weil diese sich nahezu augenblicklich auf die Stimmung auswirkt.

Bewegung führt auch zu Disziplin. Jegliches Verhalten, das Initiative und Planung, Ausdauer und die Überwindung des inneren Schweinehunds (den wir alle kennen) erfordert, stärkt die Verbindungen zwischen dem Stirnlappen (Planung und Problemlösung), dem limbischen System (dem Sitz von Instinkt und Stimmung) und den Basalganglien (verantwortlich für Motorik, Lernen und Gewohnheiten). Die Forschung hat deutlich gezeigt, dass, wer sich bewegt, bessere Verbindungen auf diesen wichtigen gewohnheitsmäßigen Leitbahnen herausbildet. Auch sind Menschen, die so diszipliniert sind, dass sie bereits regelmäßig Sport treiben, im Allgemeinen gut zu ihrem Körper. Studien zeigen, dass Jugendliche, die Sport treiben, viel seltener Drogen und Alkohol konsumieren – und das gilt auch für Erwachsene.

Training bei Verletzungen und körperlichen Einschränkungen

Bewegung kann für Menschen jenseits der 50 eine Herausforderung sein. Wie soll das Herz auf Trab kommen, wenn die Knie schmerzen, Ischiasbeschwerden bestehen oder Hüfte, Knöchel und Schultern schmerzen? Ein Drittel aller über 65-Jährigen hat irgendein Problem mit den Knöcheln, Knien oder Hüften. Fast jeder klagt über Schmerzen im unteren Rücken. Vielleicht können Sie nicht schwer heben oder um den Block joggen. Aber dennoch gibt es Übungen, die jede und jeder machen kann. Crosstrainer und Sitzergometer sind wunderbar geeignet, um den Druck auf die Gelenke zu vermindern. Wenn Ihre Beine aufgrund von Osteoporose oder Arthritis schmerzen, gibt es immer noch Armübungen. Miniheimtrainer funktionieren mit den Armen genauso gut, ganz bequem zu Hause beim Fernsehen. Es gibt sogar Automatik-Heimtrainer und -Fahrräder. Diese

Geräte sind für ältere Menschen gedacht, denen es an Beweglichkeit und Kraft mangelt. Durch die Nutzung wird die Kraft immer mehr zunehmen. Auch wenn es jede Menge Belege für die bemerkenswerte Wirkung von Ausdauer- und Krafttraining gibt, belegen andere Studien den kognitiven Nutzen von sanfteren Bewegungsformen wie Schwimmen, Tai-Chi, Tanzen und Yoga. Eine thailändische Studie aus dem Jahr 2016[114] ergab, dass Menschen mit leichter kognitiver Beeinträchtigung, die dreimal pro Woche Tai-Chi machten, eine deutlich bessere kognitive Leistung hatten; eine weitere Studie aus dem Jahr 2012 ergab, dass ein 40-wöchiges Tai-Chi-Training das Gehirnvolumen signifikant erhöhte.[115] Der meditative Aspekt scheint hier besonders zu Buche zu schlagen. Weiterhin wurde 2016 in einer Studie am St. Luke's Hospital auf den Philippinen die Wirkung des Gesellschaftstanzes bei älteren Patienten untersucht.[116] Die Forscher fanden heraus, dass die Patienten nach zwölf Monaten eine stärkere Kontrolle der Exekutivfunktion aufwiesen, bessere Denkleistungen und ein erhöhtes allgemeines Wohlbefinden.

Schwimmen ist für Menschen mit Verletzungen und körperlichen Einschränkungen besonders geeignet. Durch den Auftrieb im Wasser werden die Gelenke entlastet und damit das Verletzungsrisiko minimiert. Man kann Kicks im Wasser machen, beim Gehen die Beinkraft stärken, oder sogar Paddles und Flossen benutzen, um Muskeln aufzubauen. Eine gute Erreichbarkeit und Durchführbarkeit sind für ein nachhaltiges Bewegungsprogramm unerlässlich.

Sportmythen

- **Wenn Sie nicht laufen, ist es kein Sport:** Ihren Herzschlag können Sie schon allein dadurch beschleunigen, indem Sie auf einem kleinen, stabilen Hocker oder Tritt im Wohnzimmer auf und ab steigen oder bei der Arbeit die Treppe nehmen.
- **Kein Work-out ohne Beinbeteiligung:** Der Körper ist ein geschlossenes System. Wenn Sie den Oberkörper trainieren, profitiert der ganze Körper davon.

- **Ein 20-minütiges Training reicht völlig. Dann können Sie sich für den Rest des Tages entspannen:** Langes Sitzen macht die Vorteile eines 20- bis 30-minütigen Work-outs wieder zunichte.
- **Von nichts kommt nichts:** Heftige Schmerzen und Unwohlsein werden Sie nur vom Training abhalten. Ein bisschen Schmerz indessen kann jedoch sogar hilfreich sein, weil er Sie daran erinnert, dass Sie ein Ziel vor Augen haben. Es sollte daher heißen: „Weniger ist langfristig mehr".
- **Verletzungen muss man überwinden:** Machen Sie niemals weiter, obwohl Sie verletzt sind. Es besteht die Gefahr einer Chronifizierung. Stellen Sie Ihr Training in der Heilungsphase lieber um und weichen Sie auf andere Körperteile aus.
- **Ohne Proteinpulver und Nahrungsergänzungen gibt es beim Training keinen Muskelaufbau:** Wir bekommen mehr als genug Protein aus einer normalen Ernährung – sogar aus einer veganen.
- **Wenn man immer unsportlich war, sollte man nicht im Alter mit sportlicher Betätigung anfangen, da dies viel zu gefährlich ist:** Es ist nie zu spät, um anzufangen. Alle Menschen profitieren, auch ältere. Sie müssen nur langsam anfangen und mit Bedacht vorgehen, wobei Sie auf eventuelle Verletzungen oder Einschränkungen achten müssen.
- **Im Fitnessstudio trainieren ist besser als zu Hause:** Im Gegenteil: Wir finden sogar, dass es besser ist, zu Hause zu trainieren. Trainingspläne müssen einfach und bequem sein. Was ist leichter, als abends im Wohnzimmer während der Tagesschau Aerobic zu machen? Oder morgens in der Nachbarschaft zügig spazieren gehen? Natürlich können Sie ins Fitnessstudio gehen oder anderen Sport außerhalb der Wohnung machen, aber das ist dann eine Ergänzung für das Training zu Hause.

Jerrys Nachsorge

Bei seinem Nachsorgetermin zeigte Jerry nur wenig Ähnlichkeit mit dem Mann, der sich wie in Zeitlupe bewegte und den Dean drei Monate zuvor getroffen hatte. Er wirkte konzentrierter und energetischer. Im Gespräch äußerte er sich bei Weitem nicht mehr so langsam wie zuvor. Voller Stolz zeigte er Dean seine detaillierten täglichen Aufzeichnungen, Trainingszeit und -intensität und wie er sich danach fühlte. Jerry hatte ein richtiges Trainingsprogramm ausgearbeitet: Jeden Tag, wenn er von der Arbeit nach Hause kam, aß er zu Abend und dann sah er, auf seinem Sitzergometer platziert, fern. In der sechsten Woche fuhr er bereits 15 Minuten hochintensiv. Nach dem Training habe er sich unglaublich gefühlt, und das sei für ihn Ansporn gewesen, den Ausdaueraspekt im Training weiterzutreiben. Jetzt, nach drei Monaten, machte er bereits ein 25-minütiges intensives Radtraining, und das fünf- bis sechsmal die Woche.

Als Jerry nach weiteren drei Monaten abermals zu seinem Nachsorgetermin kam, waren Fokussierung, Aufmerksamkeit und Gedankenverarbeitung wieder normal. Das war angesichts des üblichen Fortschreitens beim kognitiven Verfall wirklich erstaunlich. Doch unser Ansatz hatte Jerry gezeigt, dass er sein Leben selbst in die Hand nehmen konnte, anstatt auf eine Wunderpille zu warten. Wir sehen viele Patienten wie Jerry, bei denen eine Alzheimer-Diagnose früher oder später kommen wird. Doch allein durch die Veränderung eines einzigen Lebensstilfaktors konnte Jerry diesem Schicksal entgehen und wieder ein normales, zufriedenes Leben führen, eines, das seiner eigenen Aussage nach mehr Lebensqualität hatte als zuvor. Er war nicht nur einer Alzheimer-Diagnose entkommen, nein, er hatte mit der Bewegung auch noch sein Herz-Kreislauf- und sein Diabetes-Risiko gesenkt. Jerry erzählte Dean, dass er jetzt früher aufstehe, um vor der Arbeit Rad zu fahren. Er hatte sich ein neues Rennrad gekauft, und damit fuhr er abends draußen herum. Das Radfahren wurde eine richtige Leidenschaft, was wiederum Dean half, noch weitere Verbesserungen an Jerrys Ess- und Schlafverhalten anzuschieben.

Nach einem Jahr wurde bei Jerry nochmals ein MRT gemacht. Und auch wenn der Schaden an der weißen Substanz nicht verschwunden war, so hatte er doch sichtbar abgenommen – ein wirklicher Unterschied und Beleg dafür, wie sich die Bewegung auf Jerrys Gehirn auswirkte. Noch vor wenigen Jahren war so etwas auf MRTs unbekannt, aber mittlerweile beobachten wir immer wieder strukturelle Veränderungen als Folge von Bewegungsinterventionen und anderen Lebensstiländerungen. Ein neuropsychologischer Test hat dann zusätzlich die Verbesserung der exekutiven Funktion und der Verarbeitungsgeschwindigkeit ans Licht gebracht, beides Funktionen, die bei Jerry am stärksten betroffen waren. Auch Jerrys Blutdruck war nun niedriger. Jerry fand, dass es ihm besser ging als früher, besser als das, was er früher als „normal" angesehen hatte, und Rose pflichtete ihm bei. Auch sie benutzte mittlerweile das Sitzergometer und hatte ihr Essverhalten gemeinsam mit Jerry verbessert. Nach und nach entdeckten sie immer mehr Möglichkeiten, um aktiver zu werden. Sie erwarben ein paar Hantelsets für zu Hause und gingen zusammen spazieren. Beide sagten übereinstimmend, sie hätten sich nie vitaler gefühlt als jetzt. „Durch die Bewegung bin ich wieder in der Gegenwart angekommen", bekannte Jerry. „Ich war wie in einem Paralleluniversum gefangen, aber jetzt bin ich wieder mit dabei."

Für Bewegung gemacht:
Was langes Sitzen mit uns macht

Michael hatte kräftige Schultern, einen schlanken Rumpf und eine ausgezeichnete aerobe Fitness. An mindestens vier Abenden pro Woche trainierte er im Fitnessstudio, seine Ernährung war relativ zuckerarm und enthielt frisches Gemüse. In letzter Zeit jedoch hatte Michael unter Müdigkeit, Schwindel und Konzentrationsschwierigkeiten zu leiden. Michael war Buchhalter, und an einem normalen Tag saß er gut zehn Stunden am Schreibtisch. Seine Arbeit erforderte volle Konzentration. Selten einmal stand er auf, machte kaum mal eine Pause. Seinen beruflichen Anforderungen sei er durchaus gewachsen, da legte er Wert darauf. Klar hatte er hie und da ein paar kleine Fehler in seinen Berechnungen gemacht, aber dafür konnte er sich an Ereignisse von vor 40 Jahren erinnern. „Mir fällt nur nicht ein, was ich zum Frühstück gegessen habe", fügte er hinzu. Dummerweise führt genau diese Art der Kurzzeitgedächtnisschwäche oftmals zu einer Alzheimer-Erkrankung. Uns war klar, dass wir so bald wie möglich gegensteuern mussten.

Wie wir bei Jerry gesehen haben, ist jedes Plus an täglicher Bewegung positiv für das Gehirn, aber die neuesten Forschungsergebnisse legen nahe, dass ein forderndes 30-minütiges Workout nach einem sitzend verbrachten Tag allein nicht genug ist, um die Gesundheit zu erhalten beziehungweise das Gehirn vor kognitiver Beeinträchtigung zu schützen. Im Moment finden wir gerade heraus, dass ein sitzender Lebensstil im Hinblick auf Krebs, Diabetes und kognitiven Verfall riskant ist. In diesem Zusammenhang haben Forscher in San Francisco die Zeit erhoben, die Menschen fernsehend verbrachten, und versucht, einen Zusammenhang mit der kognitiven Gesundheit herzustellen. Wenig überraschend fanden sie heraus, dass ein Mensch, der die die meiste Zeit fernsah, auch das höchste Risiko hatte, an Alzheimer zu erkranken.[117] Eine weitere Studie hat gezeigt, dass ein sitzender Lebensstil mit der Abnahme der grauen Substanz einhergeht, was bedeutet, dass mangelnde körperliche Aktivität sowohl zu einer Beeinträchtigung der Gehirnfunktion als auch zu negativen Strukturveränderungen führen kann.[118]

Deshalb können wir nicht einfach einen ganzen Tag im Sitzen mit nur wenigen Minuten Bewegung rückgängig machen. Noch nie in der Menschheitsgeschichte waren wir weniger körperlich aktiv als heute. Die viele Zeit im Sitzen ist allerdings ein recht junges Phänomen, genauso wie das sprunghaft angestiegene Risiko für nicht übertragbare Krankheiten wie Herzerkrankungen, Diabetes, Autoimmunerkrankungen und Demenz. Das Problem ist, dass sich Leute auf die Zahl der Stunden (oder Minuten) Bewegung pro Tag konzentrieren. Natürlich ist Training sehr wichtig, aber was noch wichtiger ist und was laut neuesten Forschungen wahrscheinlich eine größere Auswirkung auf die Hirngesundheit hat, ist die Zahl der sitzend verbrachten Stunden während des Tages. Unsere Patienten sind oft schockiert, wenn sie hören, dass diese ein viel aussagekräftigerer Indikator für den möglichen zukünftigen kognitiven Rückgang ist als ihr tägliches Trainingspensum. Deshalb war uns auch sofort klar, dass Michaels sitzend verbrachte Zeit mehr wog als sein Training, das er sorgfältig in seinen Alltag einbaute. Das können wir übrigens häufig bei unseren Patienten beobachten, weil das Dauersitzen mittlerweile so verbreitet ist. Wie viele Stunden pro Tag sitzen Sie am Schreibtisch, ohne einmal aufzustehen und einen kurzen Spaziergang zu machen? Wie viele Stunden sitzen Sie vor dem Fernseher? Oder im Auto?

Forschungen zeigen, dass vier bis fünf Stunden pro Tag mehr Schaden anrichten als ein Lebensstil, bei dem man sich, ohne zusätzliches Training, regelmäßig bewegt. Was der Körper – und das Gehirn – wirklich brauchen, ist über den Tag verteilte Bewegung in kurzen Schüben, idealerweise einmal die Stunde. Es wäre zum Beispiel perfekt, einmal pro Stunde langsam Radzufahren und einen kurzen Sprint einzulegen. Dieser Ansatz imitiert das aktive Leben der Menschen während der vergangenen Jahrtausende – Nahrung suchend, in der Landwirtschaft, bei der Jagd. Aber wie gestalten wir die kurzen Bewegungseinheiten, wenn wir im Büro festsitzen? Die meisten von uns haben Schreibtischjobs. Wir müssen lange Fahrtwege auf uns nehmen. Und nach einem stressigen Tag wollen wir nur noch vor dem Fernseher entspannen.

Doch es gibt mittlerweile kreative Lösungen für dieses Problem, denn der moderne Arbeitsplatz ist im Begriff, sich zu verändern, weil wir mehr über die Folgen des überlangen Sitzens wissen. Ein Stehpult zum Beispiel ist eine gute Möglichkeit, um bei der Arbeit körperlich aktiver zu sein. Stehen verbrennt nicht nur mehr Kalorien als Sitzen, es stärkt vor allem unsere Beinmuskulatur, von der wir wissen, dass sie für das Gleichgewicht und die Gefäßgesundheit wichtig ist. Manche Firmen in den USA stellen ihren Mitarbeitern bereits Laufband-Schreibtische zur Verfügung. Diese ermöglichen eine konstante Bewegung während des Tages und darüber hinaus kurze, für die kognitive Gesundheit so wichtige intensivere Trainingsintervalle. Auch gibt es Miniheimtrainer für den Schreibtisch, die unter 50 Euro kosten. Doch auch einen kurzen zügigen Spaziergang alle paar Stunden ist eine gute Möglichkeit, das Herz höherschlagen zu lassen. Ein paar Kniebeugen pumpen Blut ins Gehirn, nachdem man längere Zeit im Sitzen verbracht hat.

Den bewegungsorientierten Ansatz können wir auch im häuslichen Umfeld umsetzen. Einfaches Krafttraining lässt sich selbst im Wohnzimmer betreiben, genau wie Yoga, Pilates oder Calisthenics. Die Zeit vor dem Fernseher sollte Trainingszeit sein. Wir sagen unseren Patienten oft, dass die Welt anders wäre, wenn Fernseher an Fahrrädern befestigt und man so gezwungen wäre, sich seine Lieblingssendung strampelnd anzuschauen. Wenn Sie kein Fahrradergometer haben, dann reicht auch das Treppenhaus für Ausdauertraining. Und wenn die Treppe wegen einer Verletzung oder Arthritis nicht infrage kommt, dann halten Sie sich an einer Stuhllehne fest und machen in stabilem Stand 50-mal die Übung Beinheben – ganz einfach zu Hause.

Nachdem wir Michael die Folgen des langen Sitzens dargelegt haben, hat er in seiner Firma um ein Stehpult gebeten. Für zu Hause erwarb er ein Sitzergometer, damit er abends mehr Cardiotraining machen konnte. Michael war ein sehr motivierter, zielgerichter Typ, der Spaß an der Bewegung hatte. Das und seine Liebe zum Detail haben wir aufgegriffen und ihm einen Trainingsplan für jeden Tag gemacht: Er wiederum hat sich verpflichtet, jeden Abend zweimal fünf Minuten lang hochintensiv auf dem Rad zu trainieren; darüber hinaus arbeitete er mindestens zwei Stunden am Tag an seinem neuen Stehpult.

Somit waren wir ziemlich sicher, dass Michaels regelmäßige Bewegung während des Tages seine Kognition und den Allgemeinzustand merklich verbessern würde. Das hatten wir ja schon bei uns selbst beobachten können. Dazu muss man sagen, dass auch wir nicht immer in bester Verfassung waren. Der Stress des Medizinstudiums und zwei kleine Kinder haben auch bei uns Spuren hinterlassen. Vor ein paar Jahren noch geriet Ayesha schon nach ein paar Treppenstufen außer Atem. Sie hasste Laufen. Dean indessen war übergewichtig. Von seiner Power als Footballspieler 20 Jahre zuvor war nicht mehr viel übrig. Uns war klar, dass wir uns dringend mehr bewegen mussten. Also machten wir uns daran, Bewegung in unseren Alltag einzubauen.

Angefangen haben wir mit zügigen Spaziergängen in der Mittagspause. Das hat uns für die zweite Tageshälfte fit gemacht. Dann haben wir angefangen, in der Praxis oder im Büro öfter einmal kurze Pausen einzulegen, in denen wir Kräftigungsübungen wie Liegestütze und Sit-ups gemacht haben. Wir fingen klein an und erhöhten die Umfänge jede Woche um 2 Prozent, wobei wir genau auf die Anzahl der Wiederholungen geachtet haben. Unsere Fortschritte wollten wir ganz klar festhalten – als Motivationshilfe, um überhaupt weiterzumachen. Dean war geradezu geschockt, wie fit er mit diesen kurzen Trainingseinheiten im Büro und zu Hause wurde. Jetzt, mit 50, kann er 35 Klimmzüge, 120 Liegestütze und 70 Kniebeugen machen – deutlich mehr als zu seiner aktiven Zeit als Sportler. Ayesha hat mehr Kraft im Schultergürtel und im Bizeps gewonnen und kann ohne große Anstrengung 50 Kniebeugen machen. Selbst Langstreckenläufen kann sie heute etwas abgewinnen.

Wir haben somit ein Leben entworfen, in dem Bewegung ein normaler Teil des Tages, der Arbeit und des Familienlebens ist. Mittlerweile ist es völlig normal, dass wir beide eine Minute in jeder Stunde abzweigen und so viele Sit-ups wie möglich machen. Beide haben wir Stehpulte in unserem Büro und einen Mini-Cardiotrainer, auf dem wir am Tag 500 Umdrehungen machen. Fast alle unsere Arbeiten können wir am Stehpult erledigen, und der Mini-Cardiotrainer kommt beim Abhören von Nachrichten, beim Beantworten von E-Mails und beim Verfassen von Sprachnachrichten zum Einsatz. Was das Trainieren zu Hause betrifft, hatten wir selbst in unserer kleinen Wohnung in West-Hollywood kein Problem mit dem gemeinsamen Training. Im Wohnzimmer machten wir Taekwondo-Kicks, um unsere Herzfrequenz auf Trab zu bringen. Für mehr Beinkraft und Standfestigkeit gab es die Kniebeugen. Auch nehmen wir immer die Treppe. Natürlich erfordert dieser Lebensstil ein hohes Gesundheitsbewusstsein, und auch wir brauchten ein paar Anläufe, bis wir das Richtige für uns gefunden hatten. Allerdings sind wir zutiefst davon überzeugt, dass jeder so etwas Ähnliches auf die Beine stellen kann, und zwar ohne Mitgliedschaft im Fitnessstudio oder Personal Trainer.

Als Michael nach drei Monaten zur Nachuntersuchung vorstellig wurde, berichtete er, keine Leistungstiefs mehr während des Tages zu verspüren. Tatsächlich hatte er nun mehr Energie. Er konnte kaum glauben, dass sich seine Konzentrationsfähigkeit und geistige Klarheit allein durch zwei fünfminütige intensive Intervalle so verbessert haben konnten. Er schaute nun abends vom Fahrradergometer aus fern und brachte es mittlerweile auf drei zehnmütige Intensiveinheiten am Tag. So fühlte er sich deutlich besser. Seine kognitiven Symptome hatten ihm zugesetzt, aber nun war ihm leichter zumute, nicht zuletzt, weil er Arbeit und Entspannung gut verbinden konnte.

Fazit

Bewegung ist wichtig für die kognitive Gesundheit. Mit ihr lassen sich aktiv Demenz und Alzheimer vorbeugen, sie repariert Schäden in wichtigen Gedächtniszentren und lässt sogar neue Gehirnzellen wachsen. Mittlerweile haben wir reichlich Forschungsmaterial, das selbst noch den zurückhaltendsten Patienten vom Wert der Bewegung zu überzeugen vermag – aber die Einsicht praktisch umzusetzen ist manchmal schwer. Am besten schauen Sie sich erst Ihre Stärken und Schwächen an und gehen dann Schritt für Schritt auf ein klar formuliertes sinnvolles Ziel zu. Die beste Art der Bewegung ist einfach, bequem und nachhaltig. Ein Leben in und mit Bewegung ist möglich, Stimmungsaufhellung und geistige Klarheit inklusive. Alles, was Sie brauchen, ist ein wenig Ausdauer und ein gut durchdachter Trainingsplan.

Ihr ganz persönliches
Bewegungsprogramm

Ein individuelles, nachhaltiges Trainingsprogramm ist für die langfristige Hirngesundheit unabdingbar. Wie Sie nun wissen, helfen sowohl Ausdauer- als auch Krafttraining gegen den altersbedingten kognitiven Verfall. Auch lassen sich dadurch beide frühe Formen der Alzheimer-Erkrankung umkehren. Dauerhaftes Sitzen wird mit vielen chronischen Erkrankungen in Verbindung gebracht, einschließlich kognitiver Beeinträchtigungen. Deshalb sollte es Ihr Ziel sein, den ganzen Tag über in Bewegung zu bleiben. Irgendeine Form der Bewegung kann wirklich jeder ausüben, selbst bei gewissen Einschränkungen oder Verletzungen. Auf den folgenden Seiten bieten wir jede Menge Anregungen, anhand derer Sie sich ein Programm erstellen können, das genau auf Ihre individuellen Bedürfnisse zugeschnitten ist. Denken Sie daran, dass wir Verhaltensänderungen dann am besten umsetzen, wenn wir einen unmittelbaren Nutzen erfahren, einen der für Sie persönlich relevant, messbar und sichtbar ist. In diesem Abschnitt finden Sie alles, was Sie für ein hirngesundes Trainingsprogramm brauchen.

Selbsteinschätzung

Zielvorstellung, eigene Stärken und Schwächen: Was stellen Sie sich unter einem Bewegungsprogramm vor? Was motiviert Sie und wo haben Sie Widerstände?

- **Zielvorstellung:** Wie sieht der ideale hirngesunde Trainingsplan für Sie aus? Wie oft können Sie sich am Tag bewegen? Wie wird sich mehr Energie auf Ihr Leben insgesamt auswirken? Was könnte besser werden? Welche Art Bewegung, welchen Sport haben Sie früher gern gemacht? Können Sie sich vorstellen, dass Sie das heute auch wieder tun?

- **Stärken:** Was hilft Ihnen beim Erreichen Ihrer Ziele? Auf welche Stärken und Methoden können Sie zurückgreifen?
- **Schwächen:** Wo liegen die Hindernisse beim Erreichen Ihrer Ziele?

1. WAS BRINGT IHNEN EIN BEWEGUNGSPROGRAMM?

Beispiele: Ich werde wieder fitter sein. Ich kann besser schlafen. Ich bin wieder konzentrierter und wacher. Ich werde meinen Blutzuckerspiegel wieder in den Griff bekommen. Schwierige Aufgaben werden mir wieder leichter fallen. Ich kann mich wieder besser im Gleichgewicht halten, was mein Sturzrisiko senkt. Meine Verdauung wird besser (weniger Verstopfung).

2. WAS SIND DIE WICHTIGSTEN BEREICHE, AN DENEN SIE ARBEITEN MÜSSEN?

Beispiele: Ich möchte mir ein Aerobic-Programm zusammenstellen, das Spaß macht und das ich regelmäßig mache. Ich möchte trainieren, aber so, dass sich meine Schulter nicht verschlimmert. Ich brauche ein Trainingsprogramm, das einfach und bequem ist. Ich habe keine Kraft in den Beinen – ich will Beinkraft aufbauen und meine Standfestigkeit wieder verbessern.

3. WAS GENAU HINDERT SIE AM TRAINING?

Beispiele: Ich habe keine Zeit. Sport habe ich noch nie gemocht. Meine Knie tun immer weh. Ich habe nicht genug Platz in meiner Wohnung. Das Fitnessstudio kann ich mir nicht leisten und eine teure Ausrüstung auch nicht. Ich habe keine Energie.

4. WAS KÖNNTE IHNEN HELFEN, SICH ZU BEWEGEN? WORAUF KÖNNEN SIE ZURÜCKGREIFEN?

Beispiele: Es gibt bei der Arbeit einen Fitnessraum. Den könnte ich in der Mittagspause nutzen. Zusätzlich kann ich dann auf meinen Miniheimtrainer noch 20 Minuten zu Hause strampeln und dabei die

Nachrichten schauen. In der Mittagspause kann ich mit einer Freundin einen Spaziergang machen. Ich habe ein Fahrrad, das ich seit Jahren nicht mehr benutzt habe. Ich habe eine Tafel, die ich im Wohnzimmer aufhängen kann, um meine Fortschritte zu verfolgen. Ich wohne im vierten Stock und kann anfangen, mindestens dreimal die Woche die Treppe zu nehmen. Ich kann in ein paar Gewichte oder einen Heimtrainer für zu Hause investieren. Ich könnte zu Fuß zur Arbeit gehen. Ich liebe tanzen.

5. WER KANN IHNEN HELFEN UND WIE?

Beispiele: Ich könnte mich einem Kollegen anschließen, der jeden Tag während der Mittagspause trainiert. Mein Mann/meine Frau möchte auch mit dem Training anfangen. Meine Kinder können mir zeigen, wie man mit Gewichten arbeitet. Ich werde einen Wanderklub gründen. Ich gehe zweimal täglich mit meinem Hund spazieren. Ich werde einen Kurs im Freizeitheim machen. Ich werde einem Sportverein beitreten. Ich werde Freunde fragen, ob sie vielleicht noch alte Trainingsgeräte haben, die sie nicht mehr brauchen.

6. WANN FANGEN SIE AN?

Unsere Empfehlung: Sie sollten so schnell wie möglich loslegen – sobald Sie eine Zeit festgelegt haben und wissen, was Sie alles benötigen. Für die erfolgreiche Umsetzung eines Trainingsprogramms bedarf es einer gewissen Leichtigkeit und Effizienz. Allerdings sollten Sie auch nicht so lange mit dem Training warten, bis Sie das perfekte Programm ausgearbeitet haben. Legen Sie ein erstes Bewegungsziel fest und überlegen Sie, wie viel Zeit Sie investieren wollen. Fangen Sie mit geringer Intensität an und bauen Sie dann langsam Ihre Fitness auf. Auf das erste Bewegungsziel folgen nun nach und nach alle weiteren.

Bevor Sie starten

Haftungsausschluss und Gegenanzeigen: Vor jeder Art Training sollten Sie unbedingt zunächst Rücksprache mit Ihrem Arzt oder Ihrer Ärztin halten. Das gilt insbesondere bei Herzerkrankungen oder Gleichgewichtsproblemen. Wer bereits eine Vorerkrankung hat, macht sportliche Betätigung und Bewegung unter ärztlicher Aufsicht.

Hirngerechtes Training: Wir wollen Ihnen dabei helfen, Ihr Gehirn zu schützen, es gesunden zu lassen und eine Alzheimer-Erkrankung zu vermeiden. Das folgende Trainingsprogramm ist deshalb nicht ausdrücklich der Gewichtsabnahme und dem Muskelaufbau gewidmet. Abnehmen und Muskeln aufbauen werden Sie unweigerlich. Unser Hauptfokus jedoch liegt auf Übungen, die das Hirn erwiesenermaßen in die Lage versetzen, die Herausforderungen des Alterns zu bestehen und eine mögliche zukünftige Erkrankung verhindern.

Schritt 1: So gestalten Sie Ihr Übungsprogramm

WIE SIEHT EIN SINNVOLLES ÜBUNGSPROGRAMM AUS, WELCHE ELEMENTE MUSS ES ENTHALTEN?

- **Bequemlichkeit:** Ihr Programm muss einfach sein. Wenn es zu kompliziert ist, überfordern Sie sich.
- **Wiederholbarkeit:** Ein erfolgreiches Trainingsprogramm muss regelmäßig wiederholbar sein. Wiederholbare Aktivitäten sind einfach, effizient und angenehm.
- **Schrittweiser Erfolg:** Man muss kurzfristige Erfolg einplanen. Das könnte zum Beispiel bedeuten, neun Kniebeugen statt acht zu machen oder eine Minute länger in die Pedale zu treten als am Anfang.
- **Messbarkeit:** Sie sollten messen können, wie viel Bewegung Sie absolviert haben, auch sollten Ihre Fortschritte gut sichtbar sein. Verwenden Sie eine Schiefertafel, Ihr Notebook oder eine Smartphone-App.

DREI INSIDER-TIPPS

- **Das Training hat Priorität:** Ausreden, um nicht trainieren zu müssen, finden sich immer. Nehmen Sie sich deshalb fest vor, jeden Tag irgendeine Form von Bewegung zu machen: irgendeine Übung ist besser als keine. Wenn Sie wirklich keine Lust haben zu trainieren, schwören Sie, es wenigstens fünf Minuten lang zu tun.
- **Machen Sie eine tägliche Gewohnheit daraus:** Fangen Sie mit einer Bewegungsaktivität an, die Sie gern machen, und konzentrieren Sie sich auf sie, bis sie zur Gewohnheit geworden ist (beispielsweise jeden Morgen ein Spaziergang in der Nachbarschaft). Wenn Sie auf gar nichts Lust haben, fangen Sie mit der Bewegungsaktivität an, die am bequemsten und am leichtesten ist – beziehungsweise mit der, die Sie am meisten mögen (oder am wenigsten nicht mögen).
- **Hüten Sie sich vor einem allzu ehrgeizigen Übungsplan:** Fangen Sie klein an und bauen Sie darauf auf. Fangen Sie immer etwas zügiger an, als Sie meinen, es zu schaffen. Erhöhen Sie Tempo oder Umfang von Woche zu Woche in kleinen Schritten. Halten Sie alles schriftlich fest. Wenn Sie bei 50 Prozent Ihrer Zielvorgabe angelangt sind, können Sie andere Trainingselemente hinzufügen, etwa Stretching oder Kräftigungsübungen.

SO RICHTEN SIE IHR „FITNESSSTUDIO" EIN

Auch wenn Fitnessstudios und Sportvereine eine tolle Sache sind, sollte Ihr Zuhause die Basis Ihres Bewegungs- und Sportprogramms bilden. Zu Hause können Sie trainieren, wann immer Sie wollen, das Sich-Umziehen und die Wegstrecken entfallen. Auch müssen Sie nicht noch Zeit und Geld investieren, nur um sich täglich zu bewegen.

Zu Hause können Sie sehr wohl ein ausgiebiges Training ohne Geräte machen. Alles, was Sie dazu tun müssen, ist, die Herzfrequenz zu erhöhen und Widerstand zu nutzen, um Muskeln aufzubauen. Dies tun Sie mit Push-ups, Sit-ups, Planks, Kniebeugen, Bizeps-Curls und Schulterheben unter

Verwendung irgendeines passenden Gegenstands, der die nötige Schwere hat. Bilder und Erklärungen zu den folgenden Übungen und noch vieles mehr finden Sie auf unserer Website unter TeamSherzai.com. Dennoch hat eine gewisse Ausrüstung ihre Berechtigung, vor allem für Einsteiger.

EMPFOHLENE AUSRÜSTUNG

- **Gewichte** (2,5- bis 4-Kilo-Kurzhanteln; 1- bis 1,5-Kilo-Gewichtsmanschetten) oder verschiedene Therabänder
- **Matte** (wenn Sie keinen dicken Teppich haben)
- **Fahrradergometer** (optional, jedoch ausdrücklich empfohlen; eine gute Wahl für Menschen mit Gleichgewichtsproblemen; auf einen bequemen Sattel achten, weil der für die Bequemlichkeit und Trainingsbereitschaft entscheidend ist)
- **Miniheimtrainer** (falls kein Platz für ein Fahrradergometer vorhanden ist; kann mit Beinen und Armen betätigt werden)
- **Stabiler Stuhl** (zum Festhalten bei Gleichgewichtsübungen)
- **Laufband** (optional und nur, wenn Sie keine Probleme mit dem Gleichgewicht haben)

VERLETZUNGEN

- **Verletzungen vermeiden:** Achten Sie darauf, sich vor und nach dem Training richtig zu dehnen. Einzelheiten hierzu finden Sie im Abschnitt *Beweglichkeit und Dehnung* auf Seite 201ff..
- **Training bei Verletzungen:** Bei Verstauchungen und Zerrungen sollten Sie die betroffene Stelle entlasten, Eis auflegen, einen Kompressionsverband anlegen und das Körperteil hochlagern. Konsultieren Sie so bald wie möglich einen Arzt. Geben Sie dem Gelenk oder der betroffenen Muskulatur Zeit zum Heilen und trainieren Sie in dieser Zeit andere Körperbereiche. Haben Sie zum Beispiel eine Knieverletzung, können Sie sich auf Arm- und Schultertraining konzentrieren.

Wenn Sie chronisch krank sind und möglicherweise in Ihrer Mobilität eingeschränkt sind, also keine Gewichte heben dürfen, können Sie ein Sitzergometer ausprobieren oder in einem Schwimmbad trainieren (Krafttraining oder zügiges Gehen im flachen Bereich). Beides schont die Gelenke. Sie sollten auch nicht ganz so anstrengende Bewegungsformen wie Yoga, Tai-Chi oder sogar Gesellschaftstanz einmal ausprobieren. Denken Sie daran, dass es verschiedene Arten von Yoga und Tai-Chi gibt: Manche arbeiten mit sanften Bewegungen (Restaurative Yoga und langsames Tai-Chi), andere betonen Kraft oder Ausdauer (Power Yoga und Tai-Chi Langform, Yang-Stil). Falls Sie einen Kurs machen wollen, sollten Sie sich vorher erkundigen, ob der Stil für jemanden mit Ihrem Fitnessniveau und Ihren spezifischen Einschränkungen geeignet ist. Auf der Suche nach einem Onlinekurs sollten Sie gezielt nach „sanften" oder Methoden für „Anfänger" suchen, um den richtigen Stil und das passende Level zu finden.

Schritt 2: Ziele für jeden Tag

AB JETZT IMMER ÖFTER

- Die Treppe nehmen
- Sich beim Fernsehen bewegen
- Zu Fuß gehen oder Rad fahren, wo immer möglich
- Bei der Arbeit einen Stepper benutzen
- Tanzen, Tai-Chi oder Yoga zu Hause praktizieren
- Kniebeugen oder Step-ups mit Hocker bei der Arbeit oder im Wohnzimmer
- Push-ups an der Wand, wann immer möglich
- Hamstring-Übungen mit Gewichtsmanschetten in der Küche, im Wohn- oder Schlafzimmer
- Sit-ups morgens im Bett

AB JETZT IMMER SELTENER

- Dauersitzen am Schreibtisch oder im Auto
- Fernsehen ohne Bewegung

- Treppengehen vermeiden
- Tage ohne jegliche Bewegung

Verschiedene Übungsformen

Da Sie nun die Grundlagen des Trainings zu Hause und im Büro kennengelernt haben, hier unsere Empfehlungen:

AUSDAUERTRAINING
Wählen Sie jeden Tag eine der folgenden Aktivitäten aus:

- Schnelles Gehen
- Fahrradergometer oder Sitzergometer
- Hampelmänner
- Stepper
- Treppensteigen
- Tanzen
- Schwimmen
- Kampfsport (Taekwondo, Karate, Kickboxen)
- Auf- und Absteigen an einem stabilen Hocker

Während dieser Übungen sollten Sie leicht ins Schwitzen kommen und den folgenden Satz nur noch mit Mühe in einem Atemzug beenden: „Der Zug kam eine Stunde später als erwartet in München an." Wenn Sie in der Mitte des Satzes bereits nach Luft ringen, haben Sie ein angemessenes Intensitätsniveau erreicht. Sie können auch etwas wissenschaftlicher sein. Nachfolgend finden Sie eine Formel zur Berechnung Ihrer maximalen Herzfrequenz, basierend auf dem Alter (Sie finden diese Formel auch auf unserer Website: TeamSherzai.com).

MAXIMALE HERZFREQUENZ (HFMAX):
Sobald Ihr Arzt das Okay zum Training gegeben hat, sollte es Ihr Ziel sein, beim Ausdauertraining die auf Sie zugeschnittene maximale Herzfrequenz zu erreichen.

207 − (Alter × 0,7) = HFMAX

Für eine 70-jährige Person geht die Berechnung wie folgt:

207 − (70 × 0,7) = 207 − 49 = 158.

Wenn das Erreichen dieser Herzfrequenz zu schwierig ist, verwenden Sie den oben genannten Satz als Anhaltspunkt.

KRAFT- UND WIDERSTANDSTRAINING

Durch die folgenden Übungen erlangen Sie zunehmend Kraft und Stabilität. Wählen Sie eine aus und machen Sie sie jeden Tag. Fühlen Sie sich frei, die Übungen um mehr Ausgewogenheit willen zu wechseln. Videos von jeder Übung finden Sie auf unserer Website (TeamSherzai.com).

- Kniebeugen
- Ausfallschritte (vorwärts, rückwärts, seitwärts (beide Seiten)
- Beinheben/-strecken gegen einen Widerstand (Leg Extensions)
- Bauchmuskeltraining (Abdominal Crunches)
- Unterarmstütz (Plank)
- Bizeps-Curls/Trizeps-Curls
- Schulterheben
- Liegestütze (normal oder an der Wand)

GLEICHGEWICHTSÜBUNGEN

Nachfolgend finden Sie Übungen, die das Gleichgewicht schulen. Wählen Sie eine für jeden Tag aus. Halten Sie sich an einer Stuhllehne fest (muss stabil stehen), wenn Sie Anfänger/in sind und sich unsicher fühlen.

- **Fersengang:** Stellen Sie sich mit der Ferse des einen Fußes vor die Zehen des anderen; beide Füße sollten sich berühren. Gehen Sie in einer gedachten geraden Linie, während Sie sich auf einen Punkt konzentrieren, der vor Ihnen liegt. Starren Sie nicht auf Ihre Füße.

- **Einbeinstand:** Stehen Sie auf einem Fuß und halten Sie sich an einem Stuhl fest. Heben Sie ein Bein, bringen Sie das Knie nach vorne und halten Sie es für 10 bis 12 Sekunden. Senken Sie Ihr Bein und wiederholen Sie das Gleiche auf der anderen Seite. Zur Steigerung: Heben Sie das Bein an, ohne sich am Stuhl festzuhalten.
- **Beinheben rückwärts:** Stehen Sie auf einem Bein und halten Sie sich an einem Stuhl fest. Spreizen Sie das andere Bein mit durchgedrücktem Knie nach hinten oben ab und halten Sie die Position für 10 bis 12 Sekunden. Senken Sie das Bein und wiederholen Sie das Ganze auf der anderen Seite. Zur Steigerung: Spreizen Sie das Bein ab, ohne sich am Stuhl festzuhalten.
- **Seitliches Beinheben:** Stehen Sie auf einem Bein und halten Sie sich an einem Stuhl fest. Heben Sie ein Bein seitlich an und halten Sie die Position für 10 bis 12 Sekunden. Bringen Sie Ihr Bein zurück zur Mittellinie und wiederholen Sie das Gleiche auf der anderen Seite. Zur Steigerung: Heben Sie das Bein an, ohne sich an einem Stuhl festzuhalten.
- **Yoga:** Die Stellung „der Baum" ist ideal für das Gleichgewichthalten. Anfänglich können Sie die Übung mit dem Rücken zur Wand oder mit dem Standbein (seitlich) zur Wand üben. Sobald Sie Ihr Gleichgewicht besser halten können, versuchen Sie es einen Schritt von der Wand weg. Als Steigerung führen Sie im Stand die ausgestreckten Arme senkrecht nach oben. Die Stellungen Stuhl und Krieger 2 sind ebenfalls prima als Coretraining und zum Training der Beinmuskulatur. Fangen Sie langsam an und atmen Sie gleichmäßig.
- **Tai-Chi:** Die Yang-Kurzform eignet sich für Anfänger am besten. Schauen Sie sich das passende Video auf TeamSherzai.com.

BEWEGLICHKEIT UND DEHNUNG

Dehnübungen sind ein wichtiger Bestandteil eines jeden Bewegungsprogramms. Sie wurden entwickelt, um Ihnen mehr Beweglichkeit im Alltag zu verschaffen und sind besonders nach dem Ausdauer- und Krafttraining hilfreich. Einer der Hauptgründe, warum Menschen kleinere Verletzungen wie Bänder- und Sehnenzerrungen erleiden, ist, dass sie sich nicht richtig dehnen. Aus diesen leichteren Verletzungen erwächst allzu schnell ein veritables Hindernis für Bewegung im Alltag.

Zuerst wärmen Sie sich ein paar Minuten auf, indem Sie locker gehen (Dehnen ohne Aufwärmen kann zu Verletzungen führen). Wiederholen Sie jede Dehnübung drei- bis fünfmal. Beim Dehnen sollten Sie ein leichtes Ziehen verspüren, nicht jedoch Schmerzen. Nehmen Sie die gewünschte Position langsam ein und halten Sie die Dehnung zwischen 10 und 30 Sekunden. Entspannen Sie sich, atmen Sie normal weiter und gehen Sie dann noch einmal in die Dehnung hinein, wobei Sie diesmal etwas weiter gehen. Hier die neun wichtigsten Dehnübungen für jeden Tag:

- **Nackendehnung:** Neigen Sie Ihren Kopf von einer Seite zur anderen und von vorne nach hinten. Anschließend sanftes Kopfkreisen.
- **Dehnung der Schulterpartie und des Rückens:** Legen Sie Ihre Finger ineinander und heben Sie die Arme über den Kopf, wobei die Handflächen zur Decke zeigen. Drücken Sie die Ellenbogen durch und schieben Sie die Arme nach oben.
- **Schultergelenk und Schulterpartie:** Beugen Sie Ihren rechten Ellenbogen und führen Sie den Arm hinter den Rücken, wobei die Handfläche von Ihnen weg zeigt. Mit der linken halten Sie ein Handtuch und strecken Sie den Arm nach oben. Beugen Sie langsam den linken Ellenbogen und bringen Sie die linke Hand in Richtung Ihrer rechten. Halten Sie beide Enden des Handtuchs fest. Atmen Sie weiter und führen Sie die Hände näher zueinander, um die Dehnung zu verstärken.
- **Handgelenk:** Drehen Sie die Handgelenke im Kreis (abwechselnd in beide Richtungen). Strecken Sie einen Arm aus und ziehen Sie mit der einen Hand die Finger der anderen nach oben und nach unten.
- **Unterer Rücken:** Setzen Sie sich aufrecht mit ausgestreckten Beinen auf den Boden. Beugen Sie sich von der Hüfte ausgehend langsam nach vorn und versuchen Sie, Ihre Zehen zu greifen. Bewegen Sie sich langsam. Mit der Zeit werden sich Bauch und Oberschenkel einander annähern, desgleichen Kopf und Knie.

- **Hüfte:** Stehen Sie aufrecht. Lassen Sie Ihre Hüften in beide Richtungen kreisen. Dann drehen Sie, während die Hüfte stabil bleibt, Ihren Oberkörper nach beiden Seiten. Machen Sie dabei die Taille schön lang.
- **Hamstrings/Oberschenkelrückseite:** Stehen Sie aufrecht. Beugen Sie den Oberkörper in der Taille nach vorne. Wenn Ihre Muskeln an den Oberschenkelrückseiten verkürzt sind, beugen Sie die Knie leicht. Sobald sich Ihre Muskeln, Bänder und Sehnen mit der Zeit gelockert haben werden, arbeiten Sie darauf hin, die Knie durchzudrücken und die Beine zu strecken.
- **Knie:** Lassen Sie Ihre Knie sanft in beide Richtungen kreisen. Langsam beugen und strecken.
- **Fußgelenke:** Lassen Sie die Fußgelenke in beide Richtungen kreisen. Ziehen Sie im Sitzen den Fuß nach oben, unten, nach links und nach rechts.

Typische Hindernisse

- **Verletzungen:** Belasten Sie den verletzten Bereich nicht weiter. Suchen Sie ärztliche Hilfe, fragen Sie nach Empfehlungen: Was hilft, was führt zur Verschlechterung? Konzentrieren Sie sich auf das Training der unverletzten Bereiche. Wenn Sie zum Beispiel eine Schulterverletzung haben, konzentrieren Sie sich auf die Beinkräftigung.
- **Erkrankungen:** Bei Herzerkrankungen, schwere Arthritis oder Fersensporn besprechen Sie mit Ihrem Arzt, welche Übungen Sie sicher durchführen können und welche Sie lieber lassen sollten.
- **Keine Zeit:** Ihren Tagesablauf können Sie jederzeit so ändern, dass er auch Raum lässt für körperliche Betätigung. Nehmen Sie die Treppe anstelle des Aufzugs oder parken Sie weiter weg und gehen dann den Rest zu Fuß. Sie können ein paar Liegestütze und Kniebeugen im Büro während der Mittagspause machen oder bei gutem Wetter mit dem Fahrrad zur Arbeit fahren. Unsere erste Wahl ist das Sitzergometer oder der Miniheimtrainer im Wohnzimmer. Dann können Sie beim Fernsehen oder Lesen trainieren.

- **Schlechtes Wetter:** Tragen Sie geeignete Kleidung oder trainieren Sie zu Hause beziehungsweise drinnen.
- **Sie mögen einfach keinen Sport:** Aber eine Alzheimer-Erkrankung oder vergleichbare Hirnerkrankungen werden Sie sicherlich erst recht nicht mögen. Machen Sie sich klar, warum und wofür Sie trainieren. Denken Sie daran, wie Ihr Gehirn und Ihr Allgemeinbefinden davon profitieren werden. Machen Sie Bewegung vergnüglich, indem Sie sie mit einer befriedigenden geistigen Aktivität kombinieren. Viele Übungen erfordern nicht unbedingt die volle Konzentration, Sie können einen Fuß vor den anderen setzen, ohne bewusst auf die Bewegung zu achten. Musik, Hörbücher, Podcasts, Fernsehsendungen und Filme kann man beim Training hören oder sehen.

Unser ganz persönlicher Bewegungsansatz

- Unser tägliches Bewegungsprogramm findet vor allem an zwei Orten statt: im Wohnzimmer und im Büro.
- Bei uns im Wohnzimmer gibt es ein Fahrradergometer, Gewichte und Therabänder, eine Matte, einen kleinen Tritthocker (für Step-ups) und genügend Platz für Liegestütze und Sit-ups.
- In unserem Büro haben wir einen Stepper, einen Miniheimtrainer, Hanteln und eine Matte für Sit-ups. Außerdem benutzen wir Stehpulte.
- Am liebsten trainieren wir in den Pausen zwischen Besprechungen und Patientenbesuchen. Auf dem Stepper und dem Miniheimtrainer können wir auch während wir trainieren E-Mails versenden und Audiodateien aufnehmen. Darüber hinaus machen wir regelmäßig ein paar Minuten hochintensive Übungen. Wir machen unseren Sport also tagsüber, und zwar ohne dass wir uns umziehen oder ins Fitnessstudio fahren müssten.
- An unserer Ausdauer arbeiten wir, indem wir die Treppe statt den Aufzug nehmen, in der Mittagspause einen zügigen Spaziergang machen und zu Hause im Wohnzimmer auf dem Fahrradergometer fahren, während wir *The Big Bang Theory* schauen.
- Dann machen wir noch mit der ganzen Familie dreimal die Woche Taekwondo.
- Am Wochenende entspannen wir uns, sind aber dennoch körperlich aktiv. Wir schwimmen, spielen Tennis, fahren Rad am Strand von Santa Monica oder gehen in Topanga und den Runyon Canyons wandern.
- Unsere Trainingsziele erscheinen auf unserer Google-Tasks-Liste. Wir überprüfen sie jeden Tag und stellen gemeinsam sicher, dass alle in der Familie den jeweiligen Trainingsplan erfolgreich umsetzen können.

WOCHENPLAN BEWEGUNG UND SPORT

Ein Bewegungsprogramm muss, damit es überhaupt funktioniert, machbar und unkompliziert sein. Nach Möglichkeit sollten Sie lange Wege zum Fitnessstudio oder besonders schwierige Übungen genauso meiden wie langweilige oder stumpfsinnige. Wir empfehlen, mit dem Training zu den Zeiten anzufangen, wenn Sie normalerweise fernsehen oder sich entspannen. Trainieren Sie frühmorgens, während der Mittagspause (im Büro oder in der Nähe) oder abends nach der Arbeit.

Der folgende Wochenplan umfasst Dehnübungen, Ausdauer- und Krafttraining. Er ist so gestaltet, dass er leicht umgesetzt werden kann. Natürlich können Sie auch noch Übungen aus den vorangegangenen Listen hinzuziehen und selbstverständlich auch andere Bewegungsformen/Sportarten ausüben, die Sie gern machen.

MONTAG

Stretching: *Fangen Sie mit 5- bis 10-minütigem Stretching an. Orientieren Sie sich am obigen Abschnitt Dehnprogramm und dehnen Sie den Nacken, die Schulterpartie, die Hüften, die Oberschenkelrückseiten und die Gelenke.*

Miniheimtrainer: *Setzen Sie sich bequem hin und platzieren Sie den Miniheimtrainer vor Ihrem Sessel. Schalten Sie die Nachrichten oder Ihre Lieblingssendung ein und pedalieren Sie los. Die Geschwindigkeit sollte bei 2,5 bis 3 Kilometer pro Stunde liegen. Erhöhen Sie in der ersten Werbeunterbrechung das Tempo auf 5 Kilometer pro Stunde. (Drosseln Sie es gegebenenfalls wieder, falls Sie das Tempo nicht während des ganzen Werbeblocks halten können.) Nach der Werbung gehen Sie wieder auf das Anfangstempo. Bei der nächsten Werbung behalten Sie das Tempo bei. Fahren Sie in dieser Weise (normal wechselt mit intensiv) für insgesamt 30 bis 45 Minuten. Es kann etwas dauern, bis Sie längere Zeit am Stück etwas schneller treten können. Hier dranzubleiben ist besonders wichtig, wenn Sie erstmalig mit einem Bewegungsprogramm anfangen.*

Kniebeugen: *Stellen Sie die Füße hüftbreit auf. Stehen Sie aufrecht und beugen Sie dann die Knie ungefähr bis 90 Grad, während die Hüfte nach hinten unten geführt wird. Ziehen Sie den Bauchnabel zur Wirbelsäule, um den unteren Rücken zu entlasten. Die Knie bilden eine Linie mit den Füßen (zeigen nicht nach innen). Sie können sich auch an einer Stuhllehne festhalten, um sicherer zu stehen. Fangen Sie mit fünf Wiederholungen an (oder mit so vielen, wie sie durchführen*

können, ohne in der Bewegungs-
ausführung nachzulassen). Erhöhen
Sie allmählich die Zahl der Wiederholungen.

DIENSTAG

Stretching: *Wiederholen Sie die
Übungen vom Vortag. Gehen Sie in
den Übungen so weit, wie es Ihnen
schmerzfrei möglich ist.*

Miniheimtrainer: *Wiederholen Sie das
Tempowechsel-Training von gestern
ebenfalls für 30 bis 45 Minuten.*

Liegestütze: *Machen Sie 5 bis
10 Liegestütze entweder an der
Wand oder aus dem Vierfüßlerstand
heraus am Boden. Wenn Sie Liegestütze bereits können, machen Sie
sie zehn davon in der Normalaus-
führung. Dabei den Bauch anspan-
nen und den Rücken gerade lassen.*

MITTWOCH

Pause

DONNERSTAG

Stretching: *Wiederholen Sie das
Dehnprogramm und versuchen Sie
die Dehnungen noch intensiver zu
machen (auch hier gilt wieder die
Schmerzgrenze).*

Miniheimtrainer: *Wechseln Sie wieder
das Tritttempo bei einer Gesamt-
dauer 30 bis 45 Minuten. Erhöhen
Sie Sie dieses Mal das Tempo
während der Werbepause und versuchen Sie, es bis zum Ende der
Werbepause zu halten.*

Kniebeugen: *Wiederholen Sie die
Kniebeugen von Montag. Machen
Sie eine mehr, ohne sich in der Be-
wegungsausführung zu verschlech-
tern.*

FREITAG

Stretching: *Wieder holen Sie das
Dehnprogramm und spüren Sie immer besser in die Dehnung hinein.*

Miniheimtrainer: *Wiederholen Sie
das Vortagesprogramm (werden
Sie schneller, sobald die Werbung
läuft, und versuchen Sie, dieses
Tempo während des Werbeblocks
zu halten).*

Liegestütze: *Machen Sie wieder die
Liegestütze (Wand oder Boden),
ausgehend vom Vierfüßlerstand.
Machen Sie jedes Mal einen mehr.*

SAMSTAG

Pause

SONNTAG

Pause

*Mit der Zeit werden Sie mehr Kraft
und Selbstvertrauen bekommen. Ziel
sollte es dann sein, mindestens an
fünf Tagen in der Woche zu trainieren. Auch sollten Sie schrittweise das
intensivere Training verlängern, beim
Krafttraining mehr Wiederholungen
machen (eine Kniebeuge oder einen
Liegestütz pro Woche aufstocken).
Schließlich sollten Sie bei jeder Trainingseinheit ein oder zwei Krafteinhei-
ten absolvieren.*

KAPITEL 5

Entspannung

Colonel Thompson war Vietnamveteran Anfang 70 und eher von der nüchternen Sorte. Als wir ihn und seine Frau Clara zum ersten Mal im Veterans Affairs Hospital in Loma Linda trafen, schienen die beiden ihren Ruhestand zu genießen. Sie erzählten uns von Ausflügen entlang der kalifornischen Küste und wie gern sie die Kinder und die Enkelkinder besuchten. Der Grund, warum Sie zu uns kamen, war, dass sie sich Sorgen um das Gedächtnis des Colonels machten. Er war im letzten Jahr immer vergesslicher geworden, und das machte ihn nervös.

„Zuerst dachte ich, er habe eine leichte Amnesie", erzählte Clara, „aber mittlerweile vergisst er immer mehr. Manchmal verliert er den Faden, bevor er den Satz beendet, und dann wird er wütend." Als sie sich vor fünf Jahren kennenlernten, so erzählt sie weiter, habe sie gedacht, der Colonel leide an einer Art Aufmerksamkeitsdefizitstörung (ADS). Er war ein intelligenter Mann und schnell im Denken, was es ihm schwer machte, sich zu konzentrieren. Er hatte seiner Aussage nach immer schon ADS gehabt, doch in den letzten Jahren war es weitaus schlimmer geworden. Allmählich machten sich seine Probleme mit der Aufmerksamkeit im Alltag bemerkbar, etwa beim Autofahren oder bei den Geldangelegenheiten der Familie. Auch hatte er mehr Ängste als früher, wobei er seine mangelhafte Konzentration dafür verantwortlich machte. „Mein Gehirn funktioniert einfach nicht mehr wie früher, und das frustriert mich." Im Zuge des Gesprächs geriet der Colonel regelrecht in Stress und war zum Teil den Tränen nahe.

Während der neuropsychologischen Tests verhielt er sich zum Teil ablehnend: „Das kenne ich schon. Ich brauch keinen Test." Die Ergebnisse zeigten, dass sein Konzentrationsvermögen und das Kurzzeitgedächtnis besonders mangelhaft waren. Das MRT zeigte ein paar beschädigte Blutgefäße sowie eine Schrumpfung des gesamten Gehirns. Aufgrund dieser kognitiven und physiologischen Veränderungen diagnostizierten wir bei ihm eine LKB (leichte kognitive Beeinträchtigung). Während der körperlichen Untersuchung entdeckten wir allerdings, dass der Colonel einen ungewöhnlich hohen Ruhepuls von 96 hatte. Seine Blutdruckwerte lagen bei 160/90 mmHG und 180/110 mmHG (diese erhöhten Messwerte hatte es auch schon bei früheren Untersuchungen gegeben). Diese hohen Werte waren sicherlich Ausdruck von chronischem Stress und Adrenalin. Wie so viele der Patienten, mit denen wir schon gearbeitet haben, schien er in einem Teufelskreis gefangen zu sein: Seine mangelnde Konzentrationsfähigkeit bereitete ihm Stress, und dieser wiederum beeinträchtigte seine Konzentrationsfähigkeit.

Stress und das Gehirn

Stress kommt in vielen Facetten vor. Die Medizin unterscheidet zunächst zwischen akutem Stress und Dauerstress. Akuter Stress versetzt uns in die Lage, sofort zu reagieren – beim Vortrag vor einer Gruppe oder beim Treppensteigen. Dieser Stress ist zeitlich begrenzt. Er kommt und geht. Chronischer Stress indessen bleibt. Man könnte ihn als Reaktion auf dauernden emotionalen Druck bezeichnen. Dieser Stresstyp ist, wenn man ihn nicht behandelt, sehr ungesund, insbesondere für das Gehirn. Der Hauptunterschied zwischen akutem und chronischem Stress ist seine Dauer, das heißt, wie lange man ihm ausgesetzt ist.

An dieser Stelle wollen wir Stress etwas genauer betrachten. In der Tat ist die Unterscheidung zwischen akutem und chronischem, dauerhaftem Stress sinnvoll. Aber das ist nicht alles. Ist akuter Stress grundsätzlich gut? Ist chronischer Stress schlecht? Das hängt ganz davon ab, wie Sie mit dem Stress umgehen. Akuter Stress kann uns gelegentlich überfordern, was tatsächlich ungesund sein kann. Studien haben gezeigt, dass auch akute Stressschübe die Gehirnstrukturen schädigen können. Andererseits ist chronischer Stress nicht immer schädlich. Die Verfolgung langfristiger Ziele (etwa einen akademischen Grad oder der Vorsatz, eine alte Gewohnheit zu ändern) mag überfordernd erscheinen. Diese Form des zielgerichteten Handelns jedoch schafft auch erhebliche kognitive Reserven (ein Maß für die Belastbarkeit des Gehirns). Der damit einhergehende Stress ist zwar von längerer Dauer, aber er passt auch zum gewählten Ziel und ist somit sinnvoll. Der Stress ist nicht nur gerichtet, sondern auch zeitlich begrenzt: Sie setzen sich ein Ziel, und Sie haben die Kontrolle. So haben wir zum Beispiel während des Medizinstudiums und auch als praktizierende Ärzte viel Stress erlebt, und doch war dieser Stress immer mit unseren Lebenszielen verbunden. Die Verfolgung dieser lang gehegten Träume hat uns stärker und widerstandsfähiger gemacht. Haben Sie deshalb keine Angst vor dieser Stressform: Nehmen Sie den Stress zumindest so lange an, wie Sie ihn beeinflussen und bewältigen können.

Die Art Stress, auf den wir uns bei der Arbeit mit unseren Patienten konzentrieren, nennen wir belastenden, lang dauernden Stress (Disstress). Man hat ihn sich nicht ausgesucht und kann ihn vor allem nicht unmittelbar beeinflussen. Diese Art Stress erfüllt weder Sinn noch Zweck, und ein Ende ist auch nicht in Sicht. Fortdauernder Distress versetzt den Körper in eine Überreaktion des autonomen Nervensystems. Dabei wird vermehrt Cortisol ausgeschüttet, ein Steroid-Stresshormon, das von der Nebenniere hergestellt wird. Cortisol soll den Körper bei Stress mit Energie versorgen, das ist seine Aufgabe. Als Reaktion steigt der Blutzuckerspiegel an. Zunächst sollen uns höhere Blutzuckerwerte nur dabei helfen, unmittelbare Bedrohungen zu meistern. Auf lange Sicht jedoch sind sie schädlich, sie führen zu Angst und Depressionen, Verdauungsproblemen, Schlafstörungen und einer vermindertene Immunfunktionen, die uns dann anfälliger für Infektionen und Krebs macht. Ein dauerhaft erhöhter Cortisolspiegel kann auch zu einer Insulinresistenz führen. Das Gehirn ist besonders anfällig für diese physiologischen Veränderungen. In mehreren Studien konnte gezeigt werden, dass ein erhöhter Cortisolspiegel das Risiko einer Alzheimer-Erkankung erhöht. Cortisol wurde auch mit der Schrumpfung des Hippocampus in Verbindung gebracht.[119] Neue Erkenntnisse deuten darauf hin, dass dauerhaft starker Stress und hohe Cortisolwerte sogar die Aktivierung und Deaktivierung unserer Gene verändern können.[120]

Zu den vielen negativen Auswirkungen von dauerhaft starkem Stress gehören:

Angst und Depression: Dauerhafter Stress (auf den wir keinen Einfluss haben) scheint die Produktion von Serotonin und anderen wichtigen Neurotransmittern zu hemmen. Auch werden synaptische Verbindungen gestört, die bei der Bewältigung von Stresssituationen helfen. Infolgedessen erleben wir mehr Angst und Depressionen, beides auf lange Sicht bedeutende Risikofaktoren für Alzheimer.[121]

Verminderte Immunfunktion: Dauerhafter Stress beeinträchtigt die Signalgebung von Immunzellen und senkt darüber hinaus den Spiegel der weißen Blutkörperchen. Dadurch kann sich der Körper schlechter gegen akute Krankheiten zur Wehr setzen. Auch die Wundheilung braucht länger. Für das Gehirn bedeutet dies, dass sich Stoffwechselprodukte aufbauen und mit der Zeit erhebliche Schäden verursachen.

Verminderte Aufmerksamkeit: Hohe Konzentrationen von Cortisol und Adrenalin, wie sie bei Stress freigesetzt werden, hemmen das Wachstum von Neuronen im Frontallappen, einer Hirnregion, die Konzentration, Aufmerksamkeit, Entscheidungsfindung, Urteilsvermögen und Gedächtnisbildung steuert.

Erhöhte Entzündung: Anhaltender Stress kann eine Kaskade von Entzündungsbotenstoffen freisetzen, die Zellen und Blutgefäße schädigen und eine Entzündung des Nervengewebes verursachen.

Mehr oxidative Abbauprodukte: Diese entstehen ebenfalls bei anhaltendem Stress; sie können sowohl Gehirnzellen als auch -gewebe erheblich schädigen.

Schrumpfung des Gehirns: Stress lässt das Gehirn buchstäblich schrumpfen. Anhaltender Stress kann die Produktion neuer Zellstrukturen stören. Voll ausgebildete Zellen im Hippocampus werden schon nach einem einzigen Stressereignis zerstört. Eine Studie, durchgeführt von Forschern der kanadischen McGill University,[122] ergab, dass ältere Probanden mit erhöhtem Cortisolspiegel durchschnittlich 14 Prozent weniger Hippocampusvolumen und ein vermindertes vom Hippocampus abhängiges Gedächtnis hatten. Wenn der Hippocampus durch Cortisol geschädigt wird, versucht er dennoch, das Stresssystem des Körpers zu regulieren. Dies führt zur Ausschüttung von noch mehr Cortisol, ein Teufelskreis, der noch weitere Zellen schädigt.

Erhöhtes Beta-Amyloid: Es gibt Hinweise darauf, dass eine bestimmte stressbedingte chemische Reaktion – die Freisetzung des Corticotropin-releasing Factor (CRF) – zum Aufbau von Amyloid beitragen kann. Eine Studie ergab, dass mehr CRF im Gehirn anscheinend den Amyloidspiegel erhöht.

Genaktivierung und Funktionalität: Dauerstress verändert unsere Gene und deren Expression. Dabei hat sich gezeigt, dass Stress das Wachstum neuer Zellen verringert und die Neuroplastizität (die Fähigkeit neuronaler Schaltkreise, sich anzupassen und zu überleben) beeinträchtigt. Eine Studie hat ergeben, dass Veränderungen in der Genexpression zu veränderten BDNF-Spiegeln (vom Gehirn abgeleiteter neurotropher Faktor, ein Nervenwachstumsfaktor) führten: Bei Stress verringerte sich der BDNF-Spiegel, wodurch das Wachstum neuer Neuronen und Verbindungen gehemmt wurde, bei Bewegung dagegen, einer stressreduzierenden Aktivität, erhöhte sich der BDNF-Spiegel.

Gewichtszunahme: Dauerstress wurde immer wieder mit Gewichtszunahme in Verbindung gebracht,[123] ein Risikofaktor für Herzerkrankungen, Krebs und Demenz, wie wir wissen.

Erhöhte Herzfrequenz und hoher Blutdruck: Die Stresshormone Cortisol und Epinephrin lassen das Herz schneller schlagen und erhöhen den Blutdruck, beides sind vaskuläre Risikofaktoren, die den kognitiven Abbau fördern.

Gesundheitsbewusstes Verhalten leidet: Erleben wir starken Stress, hat das Auswirkung auf den Umgang mit unseren Gefühlen und Anpassungsreaktionen. Bald schon sind wir erschöpft, überfordert und nicht richtig in der Lage, gesund zu leben: Wir schlafen schlecht und tendieren zu zucker- und fetthaltigen Lebensmitteln. Auch für Sport und Bewegung sind wir einfach zu müde.

Ein Plan für den Colonel

Bei der Linderung der kognitiven Symptome des Colonels und die Vermeidung einer Alzheimer-Diagnose waren die Stress- und Angstreduktion elementar. Denn beide schadeten seinem Gedächtnis, beeinträchtigten seine Lebensqualität. Wir hatten bei der ersten Visite viel über den Colonel gelernt. So wussten wir, dass er auf Medikamente nicht ansprach, eine Anti-Angst-Medikation kam damit schon einmal nicht infrage. Seiner Ausdrucksweise und seinen Erfahrungen – der Art und Weise, wie er über Hobbys und Familie sprach – konnten wir entnehmen, dass er nicht der Typ war, der in einem Ashram im Schneidersitz sitzt und ein Mantra nachspricht. Diese Art Meditation würde bei ihm nicht funktionieren. Aber nicht alle Meditationen erfordern ein ruhiges Sitzen. In den traditionellen buddhistischen Meditationslehren gibt es viele Möglichkeiten, den Geist zu beruhigen: Man kann sitzen, gehen, stehen oder sich sogar hinlegen.

Da der Colonel ohnehin den größten Teil des Tages im Sitzen verbrachte, wollten wir ihm eine Alternative nahelegen, das Zufußgehen. Die Gehmeditation wurde in Meditationszentren erforscht und verschiedentlich getestet. Die Anwender beschreiben sie als belebend, auch fördert sie die Konzentration. Für viele von uns kann sie sogar entspannender sein als das Sitzen. Der Colonel beschrieb seine Gegend als ruhig und lauffreundlich, was schon mal ein guter Ausgangspunkt war. Was er für seine Gehmeditation brauchte, war eine sichere, gut kontrollierbare Umgebung. Wir haben dem Colonel geraten, einen bestimmten zu Weg wählen und nicht ziellos herumzuwandern. An einem Punkt anzufangen und an einem anderen zu enden würde zu dem Gefühl einer geordneten Aktivität führen, die Basis meditativen Denkens. Wenn der Körper einen vertrauten Ablauf erlebt, kann der problemlösende Teil des Geistes zur Ruhe kommen, und wir fühlen uns sofort entspannter.

Der Colonel musste im Übrigen verstehen, dass dies kein Walking im aeroben Bereich war (auch wenn Walken die Hirngesundheit sehr positiv beeinflusst, wie wir im Kapitel *Bewegung und Sport* gezeigt haben). Wir ermutigten ihn, langsamer als normal zu gehen und ein Tempo zu finden, das ihm ein Gefühl der Leichtigkeit vermittelte. Das Tempo kann im Übrigen je nach Grundzustand variieren, schnelles Gehen kann beruhigend sein, wenn man aufgeregt ist. Sobald er sein Tempo gefunden hatte, sollte er seine Aufmerksamkeit zur Ruhe kommen lassen. Vielleicht konnte er sich vorstellen, den Körper sozusagen loszulassen, damit dieser ihn spazieren führte. Wir ermutigen ihn, den Boden unter seinen Füßen zu spüren, die Anspannung seiner Beinmuskulatur, das leichte Schwingen der Arme.

Um den Colonel in die Lage zu versetzen, präsent und konzentriert zu bleiben, schlugen wir vor, dass er seine Schritte markieren sollte. Da er ohnehin sein halbes Leben marschiert war und er zu seiner Militärzeit eine positive Einstellung hatte, wollten wir diese Übung so reglementiert wie möglich gestalten. (Wobei wir niemals militärische Assoziationen bei einem Veteranen mit einer posttraumatischen Belastungsstörung verwenden würden, was allerdings auch beim Colonel nicht der Fall war.) Wir rieten ihm zu einem „Eins, zwei"-Zählen beim Gehen, aber der Colonel zog ein „Links, rechts" vor. Der Sinn dieser Markierung lag im Feedback: Wenn er nach unten schaute und sah, dass seine Füße nicht mit seinen verbalen Hinweisen übereinstimmten, würde er wissen, dass er unaufmerksam geworden war. Wir sagten ihm auch, dass es normal sei, abgelenkt zu werden, und dass er sich darüber nicht ärgern solle. Wenn er etwas Interessantes oder Schönes sah, das seine Aufmerksamkeit weckte, sollte er sich das ansehen, aber solange mit dem Gehen pausieren und sich dabei sagen, dass die Meditation unterbrochen sei. Sobald er wieder bereit und fokussiert war, sollte er wieder weitermachen. Zu unserer Überraschung begeisterte unser Vorschlag den Colonel regelrecht. Er war dankbar, dass wir ihm eine Alternative zu Arzneimitteln geboten hatten, und er wollte sofort mit der Meditationspraxis loslegen.

Meditation erforschen

Früher haben wir uns immer unbehaglich gefühlt, sobald jemand die Vorteile der Meditation erwähnte. In unserem Medizinstudium hatten wir nichts darüber gelernt – es gab keine starke, evidenzbasierte Forschung, die die Wirkung der Meditation auf das Gehirn oder den Allgemeinzustand belegte, zumindest nicht zu unserer Zeit als Medizinstudenten und in unserem praktischen Jahr. Nun wussten wir schon, dass achtsamkeitsbasierte Meditation ein Gefühl der Ruhe vermitteln konnte. Allerdings bezweifelten wir, dass sie einen therapeutischen Nutzen für Menschen mit LKB oder Demenz haben würde. Dann sind wir nach Kalifornien gezogen. Fast alle unsere Patienten praktizieren hier irgendeine Form von Meditation oder Yoga, und sie fragten uns ständig nach den positiven Wirkungen. Also beschlossen wir, dass wir da selbst weiterforschen mussten.

Zunächst schauten wir uns die Forschung an, die sich mit den Gehirnwellen bei der Meditation beschäftigte. Gehirnwellen sind koordinierte elektrische Impulse, die entstehen, wenn Neuronen miteinander kommunizieren. Wir fanden viele Studien, die zeigten, dass Meditation Thetawellen hervorruft. Diese rufen einen Zustand entspannter Wachsamkeit hervor. Fast alle entspannenden Aktivitäten erhöhen die Thetawellen in verschiedenen Hirnarealen. Selbst wenn Sie einen komplexen motorischen Ablauf vollziehen, etwa Klavier spielen oder Ski fahren, können Sie sich „in der Zone" wiederfinden, einem Gehirnzustand, in dem Sie die Aktivität einfach erleben, anstatt darüber nachzudenken. Dies wird manchmal als optimale Erfahrung bezeichnet oder, wie Mihály Csíkszentmihályi sagt, als „Flow-Erlebnis". Wir wussten, dass so ein psychischer Zustand sowohl für die Fokussierung als auch für die Stressbewältigung unabdingbar ist.

Uns war ebenfalls klar, dass die meisten von uns ihre Tage in einem ganz anderen mentalen Zustand verbringen. Wir leben in einer Welt der Ablenkung. Wir werden ständig durch Anrufe, E-Mails und Kurznachrichten unterbrochen oder checken unsere Social-Media-Accounts. Wir reden uns ein, dass Multitasking der Schlüssel zur Produktivität ist, aber in Wirklichkeit belastet dieser schnelle „Taskwechsel" das Gehirn enorm. Eine Studie aus dem Jahr 2011, erschienen in der renommierten Zeitschrift *Proceedings*

VERSCHIEDENE MEDITATIONSTECHNIKEN

Es gibt Hunderte Arten der Meditation. Zu den bekanntesten Stilen, die selbst oft noch Unterarten umfassen, gehören:

Kirtan Kriya: eine zwölfminütige Yogameditation mit Gesang

Kundalini Yoga: setzt auf Körperhaltung und Atemtechnik, um Energie zu wecken.

Metta-Meditation: liebende Güte sich selbst und anderen gegenüber.

Achtsamkeitsbasierte Stressreduktion (MBSR): Konzentration auf körperliche Empfindungen, um zu entspannen; vermindert nachweislich Angst und Depressionen

Qigong: Hier liegt die Betonung auf langsamen Bewegungen und einem geführten Atem zur Freisetzung von „Lebensenergie".

Transzendentale Meditation (TM): Hier wird ein Mantra verwendet, um die Aufmerksamkeit zu fokussieren.

Vipassana-Meditation: Konzentration auf Atmung, Gedanken und Empfindungen mit dem Ziel, die Einsicht zu kultivieren.

Zen-Meditation: Bei geöffneten Augen konzentriert man sich auf die Atmung und das Wahrnehmen von Gedanken und Empfindungen.

of the National Academy of Sciences (PNAS)[124], konnte belegen, dass Multitasking bei älteren Erwachsenen (60 bis 80 Jahre) das Arbeitsgedächtnis zu sehr fordert. In der Untersuchung wurden die Teilnehmer gebeten, sich eine aufgenommene Szene anzusehen. Diese wurde dann für ein paar Sekunden mit dem Bild eines Gesichts unterbrochen. Anschließend sollten die Teilnehmer das Geschlecht und das ungefähre Alter der Person bestimmen. Danach wurden sie über die ursprüngliche Szene befragt. Den älteren Menschen fiel es schwer, sich von der Unterbrechung zu lösen und sich an die vorherige Szene zu erinnern. Eine Kontrollgruppe jüngerer Erwachsener (zwischen 20 und 30) hatte mit der gleichen Aufgabe weit weniger Schwierigkeiten. Die Forscher untersuchten auch die Hirnaktivität mittels MRT-Bildgebung und fanden deutliche Unterschiede zwischen älteren und jüngeren Gehirnen: Jüngere Gehirne waren leicht in der Lage, zur vorherigen Aktivität zurückzukehren, während bei älteren Gehirnen die mit der Unterbrechung verbundenen Bereiche stimuliert blieben. Die Studie kam zu dem Schluss, dass Multitasking bei älteren Erwachsenen zu erheblichen Gedächtnisstörungen führen kann.

Nun fingen wir an, Meditation als ein Gegenmittel zur modernen Ablenkung zu begreifen. Wenn uns Meditation bei der Konzentration half, dann würde sie uns auch helfen, Stress abzubauen, besonders im Gehirn. Meditation bedeutet nicht gedankliches „Abschalten". Es ist keine passive Tätigkeit, sie bedeutet wirklich die Übung von Konzentration und Fokussierung – und das sind auch die ersten kognitiven Bereiche (spezialisierte Gehirnregionen), die von einer Demenz betroffen sind.

Mittlerweile haben wir eine ganze Reihe faszinierender Studien, die die Auswirkungen der Meditation auf Kognition und Stressabbau zeigen. Auch wenn keine dieser Studien perfekt ist, legt die Forschung doch nahe, dass Meditation für die kognitive Gesundheit sehr wichtig ist. Eine umfassende Überprüfung und Metaanalyse der Johns Hopkins University aus dem Jahr 2014[125] hat die Wirkung verschiedener Meditationsprogramme auf den Stressabbau überprüft. Dabei wurden insgesamt 47 Studien mit insgesamt 3515 Teilnehmern ausgewertet. Heraus kam, dass bereits achtwöchige Meditationsprogramme, insbesondere in Gruppen, die negativen Auswirkungen von Stress, Angst und Depressionen reduzieren können. Über den Stressabbau hinaus hat sich in anderen Studien gezeigt, dass Meditation entweder das Hirnvolumen vergrößert oder die Geschwindigkeit verlangsamt, mit der das Gehirn durch normales Altern oder Krankheit an Volumen verliert. In einer Studie, die am Harvard Massachusetts General Hospital durchgeführt wurde,[126] wurde die kortikale Dicke per MRT bei 20 Teilnehmern mit Meditationserfahrung gemessen. Hirnregionen, die mit Aufmerksamkeit und sensorischer Verarbeitung verbunden sind, waren bei Meditierenden dicker als in der Kontrollgruppe. Diese Unterschiede waren bei älteren Teilnehmern am stärksten ausgeprägt, was darauf hindeutet, dass Meditation altersbedingte Veränderungen des Gehirnvolumens ausgleichen kann. Eine andere Studie verglich Zen-Praktizierende mit Nichtmeditierern[127] und fand heraus, dass Meditation dabei hilft, das Gehirnvolumen stabil zu halten, besonders in den Zentren der Aufmerksamkeit. Zwei andere neue Studien stellten ebenfalls einen Zusammenhang zwischen Mediation und Gehirnvolumen fest. Zum einen eine Studie von 2015 an der UCLA,[128] die gezeigt hatte, dass Meditation das Hippocampusvolumen erhöhte. Zum anderen haben Forscher an der Universität von Pittsburgh[129] dargestellt, dass Meditation zu einem erhöhten Volumen der Amygdala und dem Nucleus caudatus führte, zwei Gehirnregionen, die an der Steuerung der Gefühle beteiligt sind. Eine weitere Studie ergab, dass Achtsamkeitstraining mit reduzierter Hippocampusatrophie und verbesserter Konnektivität zwischen dem Hippocampus und anderen Gehirnbereichen assoziiert war, die beide das Gedächtnis verbessern konnten.

Welche Art von Meditation ist nun für das Gehirn am besten? Nun, eine solche gibt es nicht. Verschiedene Menschen kommen mit den verschiedenen Meditationsstilen unterschiedlich gut zurecht. Wenn Sie gerade erst anfangen, empfehlen wir Ihnen, einfache Atemübungen zu machen wie die, die wir weiter hinten in diesem Kapitel im persönlichen Entspannungsprogramm aufgenommen haben. Wer bereits Erfahrung hat, ist vielleicht mit fortgeschritteneren Achtsamkeitstechniken am besten beraten. Die beste Technik für Sie ist eine, die Sie interessiert und Ihnen ein Gefühl der Ruhe vermittelt.

Erfolgsgaranten

Dean hatte einmal eine Patientin namens Monika, die sich sehr für Meditation begeisterte. Sie studierte bei Gurus, ging zu Retreats auf der ganzen Welt und meditierte schon mehr als zehn Jahre. Darüber hinaus war Sie eine toughe Geschäftsfrau mit einer äußerst erfolgreichen PR-Agentur. Die ständige Unkonzentriertheit war es, die sie schließlich bewog, einen Neurologen aufzusuchen. Mittlerweile hatte sie sehr mit Ihrem Erinnerungsvermögen und dem Kurzzeitgedächtnis zu kämpfen. Auf Dean machte sie keinen entspannten Eindruck.

Er nahm ihre Krankengeschichte auf und untersuchte sie eingehend. Beim neuropsychologischen Test machte Monika vor allem bei zwei Messungen der Konzentrationsfähigkeit Fehler. Sie redete sogar noch während der Untersuchung – es war extrem schwierig, sie dazu zu bringen, sich zu still auf etwas zu konzentrieren.

Anschließend gab ihr Dean zu verstehen, dass er ihre Meditationspraxis respektiere und dass sie sich ruhig weiter mit Meditation beschäftigen solle. Darüber hinaus aber wolle er, dass sie etwas anderes versuche. Etwas ganz Einfaches – keine Mantras, keine Malas, nur eine einfache Entspannungsübung. Er bat Monika, die Augen zu schließen und dann alle Muskeln anzuspannen, beginnend mit der Stirn und den Augen, weiter über den Nacken, die Schultern, den Rücken hinunter bis zu den Zehen. Nach fünf Sekunden sollte sie die Spannung lösen und tief ein- und ausatmen. Diese Übung machten sie mehrmals zusammen und haben sich dabei auf den Unterschied zwischen Spannung und Entspannung konzentriert. „Ich fühle mich tatsächlich entspannt", sagte Monika, als sie die Augen öffnete. Und das sah man ihr auch an. Die Übung würde von nun einen Monat lang zu ihrer täglichen Aufgabe gehören. Beim Nachsorgetermin wusste Monika dann von positiven Veränderungen bei ihrer Aufmerksamkeit und weitaus weniger Ängsten zu berichten. Weil Monika von dem ganzen Meditationsbrimborium so überaus begeistert war, hatte sie irgendwie das eigentliche Ziel aus den Augen verloren: Entspannung. Wir sagen nicht, dass Meditationsretreats nicht hilfreich seien – sie sind es durchaus. Aber sorgen Sie dafür, dass die achtsame Aktivität Ihrer Wahl Sie auch wirklich entspannt. Wenn Sie keine Leichtigkeit oder eine stärkere geistige Ausrichtung verspüren, müssen Sie womöglich etwas an Ihrer Technik ändern. Klappt das nicht, sollten Sie vielleicht einen anderen Stil ausprobieren.

Entspannungsmythen

- **Stress schadet vor allem dem Herzen:** Stress schadet dem ganzen Körper, aber besonders dem Gehirn – mehr noch als dem Herzen. Starker Stress verursacht Schäden in Schläfen- und Stirnlappen und zerstört sowohl Gehirnzellen als auch Nervenverbindungen.
- **Beim Meditieren muss man im Schneidersitz sitzen:** Sie können im Stehen, Liegen und selbst im Gehen meditieren. Gehmeditation kann

vor allem für ältere Leute eine gute Wahl sein, weil das Sitzen unbe-
quem ist oder es sie ermüdet.

- **Man muss lange meditieren, um die Wirkung zu erfahren:** Bei Meditation oder Achtsamkeit ist es ganz gleich, wie lange man es macht, es
ist beides immer hilfreich. Schon ein paar dreiminütige Sitzungen am
Tag können Stress abbauen und das Gehirn unterstützen.

Die Verwandlung des Colonels

Nach einem halben Jahr kam der Colonel zur Nachsorge. Im Behandlungs-
zimmer erblickten wir ein sehr glückliches Paar gespannt auf der Stuhl-
kante sitzend, bereit für einen vollständigen Bericht. Noch bevor wir Platz
genommen hatten, erzählte uns der Colonel von seinen Gängen zweimal
am Tag. Anfänglich hatte er Probleme mit der Konzentration, aber nun
mochte er die Gänge nicht missen. Clara, seine Frau, fand, seine Aufmerksamkeit habe sich erheblich verbessert. Nach einem erneuten neuropsychologischen Test konnten auch wir feststellen, dass es um die Aufmerksamkeit und das Kurzzeitgedächtnis des Colonels deutlich besser stand.
Noch bemerkenswerter war, dass seine Ängste und der Stress fast ganz
verschwunden waren. Auch sein Gleichgewichtsvermögen hatte sich verbessert, seine Rücken- und Beinmuskulatur war kräftiger geworden und er
hatte fast 7 Kilogramm abgenommen. Die Gehmeditation behielt er bei
und konnte Angst und Stress damit langfristig ohne Medikamente in den
Griff bekommen.

Alternativen zur Meditation

Weil Meditation Aufmerksamkeit über einen längeren Zeitraum hinweg
erfordert sowie die Fähigkeit, sich an den Grund des Übens zu erinnern,
ist sie für Menschen mit fortgeschrittenem kognitiven Verfall und Demenz
möglicherweise nicht sinnvoll. Es gibt jedoch Alternativen, die ähnliche
Vorteile bieten:

- **Gehen:** So wie wir es bei Colonel Thompson gesehen haben, kann ein Spaziergang eine wirksame meditative Aktivität darstellen. Das Gehirn hat Gelegenheit, sich währenddessen auszuruhen und zu erholen. Gehen Sie immer den gleichen Weg und arbeiten Sie daran, dass es zu möglichst wenig Ablenkungen und Unterbrechungen kommt. Betrachten Sie den Rhythmus des Gehens als eine Art Mantra, um Stress abzubauen.
- **Yoga:** Obwohl die Datenlage über Yoga und Kognition gemischt ist, haben Studien einige vielversprechende Aspekte dieser meditativen Praxis aufgezeigt. Eine in Indien durchgeführte Studie[130] hat ergeben, dass die Teilnehmer nach einem dreimonatigen Yogaprogramm signifikant niedrigere Cortisolwerte hatten. Auch fand eine Literaturanalyse von 2016 heraus, dass Yoga bei Depression einen therapeutischen Nutzen hatte. Andere Studien haben Yoga mit einer Besserung von Ängsten, Depression und des allgemeinen Wohlbefindens in Verbindung gebracht. Obwohl mehr Forschung erforderlich ist, können wir sagen, dass Yoga definitiv stressmindernd wirkt.
- **Musik hören:** Die meisten von uns wissen aus eigener Erfahrung, dass das Hören unserer Lieblingssongs gut gegen Stress ist. Die Forschung hat gezeigt, dass Musik einen direkten Einfluss auf unseren Cortisolspiegel hat. Eine Studie, 2011 in *Frontiers of Psychology* veröffentlicht[131], ergab, dass Menschen, die während einer Operation Musik hörten, einen niedrigeren Cortisolspiegel hatten und auch weniger Narkosemittel benötigten.
- **Räumen Sie auf:** Genauso wie Meditation und Yoga helfen, die Gedanken zu ordnen, kann Ordnung in Ihrer Umgebung Ihnen dabei helfen, neue Informationen besser zu verarbeiten. Wir sind Ausdruck unserer Umwelt, und die Umgebung, die wir schaffen, spiegelt auch unsere geistige und emotionale Gesundheit wider. Wenn unsere Wohnungen oder Büros unordentlich sind, kann darunter auch unsere körperliche und geistige Gesundheit leiden. Immerhin tendieren wir zur Ablenkung und die Fokussierung fällt uns schwer. Wir erleben mehr Stress und Ängste. Aber ein sauberer, geordneter Raum macht es uns leichter, uns auf das Wesentliche zu konzentrieren, und befördert

Ruhe und Selbstreflexion, die insgesamt gut für den Geist ist. Einfachheit – Simplify your life! – wirkt sich auch auf andere Lebensbereiche aus. Durch die Beseitigung der Unordnung im Wohnzimmer etwa könnten Sie Platz für ein Fahrradergometer, eine Yogamatte oder ein paar Hanteln schaffen. Anstatt sich mit Dingen zu umgeben, die Stress verursachen, können Sie sich ebensogut mit Dingen umgeben, die die Gesundheit des Gehirns befördern.

- **Gute Beziehungen pflegen:** Schöne Beziehungen senken bewiesenermaßen den Cortisolspiegel und erhöhen den Spiegel an BDNF (der Wachstumsfaktor, der Neuronen und Neuronenverbindungen bildet). Auch hat man herausgefunden, dass Oxytocin, ein Hormon, das mit einer verminderten Stressreaktion verbunden ist, freigesetzt wird, wenn ein geliebter Mensch Sie umarmt oder Ihre Hand hält. Die Harvard Grant Study[132] hat im Laufe von 75 Jahren gezeigt, dass sinnvolle Beziehungen uns glücklicher, gesünder, weniger gestresst und weniger einsam machen.

- **Ein sinnvolles Leben führen:** Viele Studien haben gezeigt, dass der Lebenssinn mit mit einem längeren, gesünderen Leben, einer weniger krankheitsbedingten Behinderung und einer geringeren Sterblichkeit verbunden ist. Das Gefühl, ein sinnvolles Leben zu führen, hält den Geist wach und macht weniger anfällig für Stressoren. Es sorgt für positiven Stress, der vorübergehend und daher durchaus sinnvoll ist, weil er die kognitive Reserve deutlich erhöhen kann. Die Forschung über die bereits erwähnten blauen Zonen hat uns immer wieder gezeigt, dass Menschen besser altern, wenn sie das Gefühl eines sinnvollen und verantwortlichen Lebens haben. In einer Studie der Rush University aus dem Jahr 2010[133] wurden ältere Amerikaner und Japaner und ihre jeweilige Vorstellung vom Alter untersucht. Es stellte sich heraus, dass Amerikaner nach dem 65. Lebensjahr einen signifikanten Rückgang der Sinnhaftigkeit erlebten, wahrscheinlich aufgrund der Pensionierung. In Japan hingegen hatten sich die Menschen bis ins hohe Alter einen hohen Lebenssinn bewahrt. Wenn Sie im Ruhestand sind, sollten Sie daher ein Ehrenamt oder etwas Vergleichbares in Betracht ziehen, um Ihre geistige und körperliche Gesundheit zu schützen.

Fazit

Stressbewältigung ist ein elementarer und oft missverstandener Aspekt eines hirngesunden Lebensstils. Gesunder Stress ist kontrollierbar. Er ist sinnvoll, um langfristige Ziele zu erreichen und die Herausforderungen des modernen Lebens zu meistern. Stress, den man nicht beeinflussen kann, löst jedoch eine Hormonkaskade aus, die das Gehirn auf vielen Ebenen belastet. Er verändert sogar die Hirnstruktur, zerstört Zellen und führt zur Verkleinerung. Durch Meditation im Alltag können wir jedoch die nachteiligen Wirkungen von starkem Stress vermindern und sogar noch wichtige Aufmerksamkeitszentren im Gehirn ausbauen. Wie alle Lebensstilfaktoren hier in diesem Buch sollte auch die Entspannung auf die eigenen Bedürfnisse und spezifischen Stärken zugeschnitten sein. Und wie gesagt, Meditation kann alles sein: Sitzen, Singen, Gehen, ein aufgeräumtes Zuhause, in dem Sie am Ende des Tages Entspannung finden. Welche Methode Sie auch wählen, sie sollte einfach, bequem und vor allem entspannend sein.

Ihr ganz persönliches
Entspannungs-
programm

Obwohl der Umgang mit chronischem Stress manchmal selbst in Stress ausarten kann, ist dieser Lebensstilaspekt für unser kognitives Wohl unerlässlich. Stress betrifft jeden von uns in anderer Weise, doch starker Stress ist grundsätzlich nicht gut für das Gehirn. Unabhängig von Ihrem Stadium der Demenz oder Ihres Risikos ist Stressabbau für Gesundheit und Lebenszufriedenheit unerlässlich. Wenn Ihnen Meditation nicht zusagt, gibt es noch viele andere entspannende und angenehme Aktivitäten, die Sie zur Ruhe kommen lassen. Verwenden Sie wieder die folgenden Selbsteinschätzungsfragen und Übungen, damit Sie Ihr persönliches Entspannungsprogramm erstellen können.

Selbsteinschätzung

Zielvorstellungen, eigene Stärken und Schwächen: Was stellen Sie sich unter einem hirngesunden Entspannungsprogramm vor? Was motiviert Sie und wo haben Sie Widerstände?

- **Zielvorstellung:** Was sieht der ideale hirngesunde Entspannungsplan für Sie aus? Was braucht es, damit Sie sich ruhig und entspannt fühlen? Wie oft entspannen Sie sich aktiv, und könnte das öfter der Fall sein? Welche Art Meditation aus diesem Kapitel hat Sie am meisten angesprochen? Was gehört zu den unangenehmen starken Stressoren in Ihrem Leben, mit denen Sie umgehen lernen wollen?

- **Stärken:** Was hilft Ihnen beim Erreichen Ihrer Ziele? Auf welche Stärken und Methoden können Sie zurückgreifen?
- **Schwächen:** Wo liegen die Hindernisse für das Erreichen Ihres Ziels?

1. WAS WIRD IHNEN DER STRESSABBAU BRINGEN?

Beispiele: Ich werde mich besser konzentrieren können. Ich werde weniger Ängste und Depressionen haben. Ich werde besser schlafen. Es wird mir leichter fallen, mich zu bewegen und gesund zu ernähren. Ich werde das Leben in vollen Zügen genießen können.

2. WAS SIND DIE WICHTIGSTEN BEREICHE, AN DENEN SIE ARBEITEN MÜSSEN?

Beispiele: Ich werde 20 Minuten am Tag für meine Entspannung reservieren. Ich werde verschiedene Meditationsformen ausprobieren. Ich gehe mit meiner Freundin zu einem Meditationsworkshop. Ich fange mit einer Gehmeditation an, entweder allein oder in einer Gruppe.

3. WAS KÖNNTE SIE DARAN HINDERN, STRESS ABZUBAUEN?

Beispiele: Ich habe einen sehr anstrengenden Job. Ich habe nicht viel Zeit zum Meditieren. Achtsamkeitstechniken habe ich noch nie vorher gemacht und weiß nicht, wo ich anfangen soll. Ich war mein ganzes Leben lang gestresst und weiß nicht, ob ich mich jetzt noch ändern kann. Ich finde nirgendwo Ruhe, um zu meditieren.

4. WAS KÖNNTE IHNEN HELFEN, IHREN STRESS ZU BEWÄLTIGEN? WAS KÖNNTEN SIE NOCH DAFÜR EINSETZEN?

Beispiele: Ich könnte verschiedene Entspannungstechniken lernen. Ich kann mir jeden Tag etwas Zeit zur Entspannung nehmen. Ich habe einen schönen, ruhigen Platz, den ich zum Meditieren nutzen kann. Ich kann im Internet nach weiteren Entspannungsmöglichkeiten suchen.

5. WER KANN IHNEN HELFEN UND WIE?

Beispiele: Mein Mann/meine Frau kann mich daran erinnern, mir Zeit für mich zu nehmen. Ich kann mit meiner Freundin zu einer Yogastunde gehen. Wir können als Familie zusammen die Wohnung entrümpeln – dann ist nicht alles so überladen und lädt eher zur Entspannung ein. Mein Freund ist Psychologe und kann mir mit Entspannungstechniken helfen.

6. WANN FANGEN SIE AN?

Unsere Empfehlung: Sobald Sie einen guten Platz gefunden haben und die nötige Zeit haben, sollten Sie mit dem Entspannungsprogramm anfangen. Ihr Unterstützungsnetzwerk muss dann noch nicht perfekt sein (wie etwa eine Freundin oder eine Gruppe oder einfach Zeit an jedem Tag). Fangen Sie mit drei Tagen pro Woche an und erhöhen Sie dann langsam auf sieben Tage pro Woche. Fangen Sie mit kurzen dreiminütigen Sitzungen an, mit der Option, diese schrittweise auf 20 bis 30 Minuten am Tag auszuweiten.

Meditationsübungen

Um das Meditieren zu erlernen, beachten Sie die folgenden Hinweise und probieren Sie die Übungen aus.

ACHTSAMES ATMEN

- Suchen Sie sich einen Ort, an dem Sie nicht gestört werden.
- Setzen Sie sich gerade hin, vielleicht an eine Wand gelehnt, wenn Sie Unterstützung im Rücken brauchen.
- Schließen Sie die Augen.
- Atmen Sie langsam und tief durch die Nase.
- Wenn Sie den natürlichen Ausatempunkt erreicht haben, atmen Sie langsam durch den Mund aus.
- Sobald Sie in ein rhythmisches Atemmuster gekommen sind, normalerweise nach ungefähr einer Minute, konzentrieren Sie sich auf die Geräusche in Ihrer Umgebung. Gehen Sie ihnen nicht auf den Grund und denken Sie nicht über sie nach. Hören Sie ruhig zu und nehmen Sie sie wahr.

- Wenn Gedanken in Ihrem Geist aufsteigen, gehen Sie ihnen nicht nach. Lassen Sie sie davonziehen und richten Sie Ihre Aufmerksamkeit auf das, was Sie hören.
- Machen Sie diese Übung jeden Tag für zehn Minuten. Wenn Sie mehr Erfahrung gesammelt haben, können Sie die Zeit gerne verlängern.

NOCH MEHR ACHTSAMES ATMEN

- **Wahrnehmung:** Spüren Sie in den Körper hinein, achten Sie auf Ihre Wahrnehmung, zum Beispiel auf den Boden, auf dem Sie stehen oder sitzen, oder darauf, wie der Atem in Ihre Nase ein- und durch den Mund wieder ausströmt.
- **Progressive Muskelentspannung:** Fangen Sie oben an und arbeiten Sie sich dann allmählich weiter nach unten vor. Dabei spannen Sie die beteiligten Muskeln zuerst an und dann lassen Sie sie wieder los: die Stirn, die Augenpartie, den Kiefer, den Nacken, die Schultern, den Rücken, die Arme, die Hände, den Bauch, das Gesäß, die Ober- und Unterschenkel und die Füße. Halten Sie die Spannung für mindestens fünf Sekunden, atmen Sie dann tief ein und lassen Sie beim Ausatmen los. Atmen Sie noch ein paarmal ein und aus. Spüren Sie den Unterschied zwischen Anspannung und Entspannung.
- **Fantasiereise:** Stellen Sie sich vor, Sie säßen an einem Flussufer. Ihre Gedanken strömen langsam von links nach rechts dahin. Wenn ein Gedanke in Ihnen aufsteigt, schauen Sie ihm nach, wie er langsam verschwindet.

Alternativen zur klassischen Meditation

Diese Optionen sind vor allem für Menschen mit kognitiven Beeinträchtigungen geeignet.

- **Gehmeditation:** Gehen Sie jeden Tag die gleiche Strecke. Dadurch kann sich Ihr Gehirn entspannen und sich ganz auf die angenehmen körperlichen Empfindungen konzentrieren. Es geht hier nicht um Ausdauertraining (auch wenn das dem Gehirn erwiesenermaßen sehr guttut). Finden Sie ein angenehmes und natürliches Schritttempo und halten Sie dieses den ganzen Weg über ein.

- **Yoga:** Es gibt eine ganze Reihe verschiedener Yogastile. Suchen Sie sich eine Form aus, die zu Ihnen passt. Das betrifft vor allem das erforderte Maß der Beweglichkeit und der gewünschte Grad der Entspannung. Es gibt sogar ein paar klassische Yogastellungen, die unmittelbar stresslindernd sind. Dazu gehören etwa die Kindshaltung, Rumpfdrehungen, Hüftöffner, Katze und Kuh, die Halbe Kerze und Savasana (die Totenstellung). Dazu finden Sie auch etwas auf unserer Website TeamSherzai.com.
- **Simplify Your Life:** Ihr Wohnumfeld sollte sauber und ordentlich sein. Achten Sie im Alltag auf eine geordnete und zielgerichtete Vorgehensweise.
- **Bedeutsame Beziehungen:** Umgeben Sie sich mit Freunden und geliebten Menschen. Gute Beziehungen senken das Stresslevel auf natürliche Weise.
- **Musik hören:** Dies gehört zu den besten Methoden, um sich zu entspannen. Hören Sie so oft Musik, wie es nur geht, vor allem auch abends zur Entspannung, bevor Sie ins Bett gehen.

AB JETZT IMMER ÖFTER

- Tiefe befreiende Atemzüge machen
- Zeit in der Natur verbringen
- Die Wohnung sauber und aufgeräumt halten
- Meditieren
- Stille Zeiten während des Tages einhalten, am besten ganz ohne technische Geräte

AB JETZT IMMER SELTENER

- In Situationen geraten, die stressig sind
- Beziehungen haben, die stressig sind
- Auf Entspannungszeiten während des Tages verzichten
- Ständige Ablenkung durch Smartphone, Computer und Fernsehen
- Ein häusliches Umfeld ohne ruhigen Rückzugsort

WOCHENPLAN ENTSPANNUNG.

Bauen Sie das Erlernte aus, mit dem Ziel, das tägliche Meditieren auf jeweils 15 bis 20 Minuten zu erhöhen.

MONTAG

Suchen Sie sich einen ruhigen Platz zum achtsamen Atmen. Nehmen Sie eine bequeme Sitzhaltung ein, aber legen Sie sich nicht hin, damit Sie nicht einschlafen. Schließen Sie die Augen und setzen Sie sich für drei bis fünf Minuten ruhig hin. Ihre Atmung sollte tief, aber natürlich und angenehm sein. Machen Sie dies einmal morgens und einmal nachmittags. Sollte Ihnen das Konzentrieren schwerfallen, verwenden Sie eine App mit Timer und beruhigender Hintergrundmusik oder Naturgeräuschen.

DIENSTAG

Wiederholen Sie die achtsame Atmung für drei bis fünf Minuten morgens und nachmittags. Spüren Sie, wie der Körper bei jedem Ausatmen gereinigt wird.

MITTWOCH

Fangen Sie mit dem drei- bis fünfminütigen achtsamen Atmen an. Dann machen Sie zusätzlich eine progressive Muskelentspannung oder eine andere oben beschriebene achtsame Atemübung. Spüren Sie, wie sich jeder Muskel entspannt und wie diese körperliche Entspannung auch die geistige nach sich zieht.

DONNERSTAG

Machen Sie zu Beginn ein paar Minuten achtsames Atmen und dann die progressive Muskelentspannung. Danach gehen Sie zusätzlich auf eine Fantasiereise. Stellen Sie sich vor, Sie sitzen bequem an einem ruhigen Ort – etwa am Strand, in der Wüste oder auf einem Berg. Stellen Sie sich Temperatur, Wind, Licht, Farben und andere Einzelheiten vor und spüren Sie in diese hinein. Entspannen Sie sich.

FREITAG

Beginnen Sie mit ein paar Minuten achtsamer Atmung, danach progressive Muskelentspannung und die Fantasiereise (nach Möglichkeit auf dem gleichen Platz wie zuvor; sich mit einem beruhigenden Ort immer mehr vertraut zu machen, vertieft die Meditation mit der Zeit). Heute kommt noch der Konzentrationsaspekt hinzu. Wählen Sie dazu einen bestimmten Gegenstand, den Sie häufig sehen, zum Beispiel Ihre Lieblingshalskette oder Ihr Lieblingsbild, und stellen Sie es sich genau vor. Schauen Sie sich den Gegenstand in allen Einzelheiten an. Tun Sie das mindestens drei Minuten lang voll konzentriert.

SAMSTAG

Heute sind Sie bereit, alle bisher gelernten Elemente zusammenzufügen: die progressive Muskelentspannung, die Fantasiereise und die Konzentration. Versuchen Sie heute, morgens und nachmittags mindestens fünf Minuten zu sitzen beziehungsweise in Ihrer Meditationseinheit zu verbringen.

SONNTAG

Machen Sie wieder die achtsame Atmung, wie gewohnt. Wenn Sie sich dabei gut fühlen, versuchen Sie, sechs bis sieben Minuten dabeizubleiben.

Typische Hindernisse

Sie wissen nicht, wie man meditiert: Probieren Sie die in diesem Programm beschriebenen Übungen aus. Sie sind einfach, kostenlos und wirksam. Auch im Internet gibt es viel kostenloses Meditationsmaterial, einschließlich Lehrvideos auf YouTube.

Sie haben keinen ruhigen Platz: Man braucht für die Meditation keinen Ashram. Sie könnten ein paar Minuten achtsames Atmen im Schlafzimmer nach dem Aufwachen oder vor dem Schlafengehen machen. Sie können sogar auf einer Parkbank meditieren oder beim Warten auf die U-Bahn. Sie müssen sich lediglich auf Ihren Körper und den Atem konzentrieren.

Ihr Leben ist stressig: Schon eine dreiminütige Meditation pro Tag kann Stress deutlich reduzieren. Stellen Sie sich achtsame Aktivitäten nicht als weitere Belastung vor, sondern als eine Lösung für den Stress, den Sie gerade empfinden.

Sie haben niemanden, der mitmacht: Während es entspannend sein kann, allein und in den eigenen vier Wänden zu meditieren, können Sie sich auch einer Gruppe anschließen oder einen Kurs bei der Volkhochschule, im Verein oder in einem Meditationszentrum belegen. Darüber hinaus gibt es Onlineangebote.

Sie sind eher hyperaktiv und können sich nur schwer entspannen: Nicht jeder muss auf die gleiche Weise meditieren. Auch längeres Sitzen ist nicht notwendig. Dreiminütige Sitzungen sind für Menschen geeignet, die Schwierigkeiten haben, sich zu entspannen. Legen Sie mehrere kurze Sitzungen über den Tag verteilt ein und steigern Sie die Zeit nach und nach.

Unser ganz persönlicher Entspannungsansatz

- Wir verwenden Google Tasks, um unsere Aktivitäten während der ganzen Woche zu verfolgen und uns am Ende die ungesunden abzugewöhnen. Auch wenn wir eine vielbeschäftigte Familie mit vier Leuten sind, wollen wir uns terminlich nicht überlasten. An besonders vollen Tagen streichen wir abendliche Meetings und Veranstaltungen, um genug Zeit zu haben, wieder runterzukommen. Wenn wir einen Forschungstermin einhalten müssen, geben wir diesem Priorität. Wenn wir weiter weg reisen müssen, lassen wir mindestens einen Tag Luft, bevor es wieder an die Arbeit geht. Auf diese Weise bleibt genug Zeit für gesunde Mahlzeiten, Sport und ausreichend Schlaf.
- Wir praktizieren viermal am Tag achtsames Atmen jeweils für fünf bis zehn Minuten.
- In der Mittagszeit gehen wir immer den gleichen Weg um das Krankenhaus herum. Das ist Übung und Entspannung zugleich.
- Zur Entspannung hören wir am liebsten Beethovens Mondscheinsonate. Auch hören wir gern unserer Tochter Sophie beim Singen vom Rücksitz aus zu, während wir den Pacific Coast Highway entlangfahren (Sophie hat eine klassische Gesangsausbildung und unser Sohn Alex spielt Klavier). Zu Hause hören wir oft leise klassische Musik. Immer wieder streuen Sophie oder Alex dann ein lebhaftes Tanzstück auf dem Klavier bei. Dann ist, so lautet die Regel, Tanzen angesagt. Auch das ist eine Form der Stressbewältigung.

KAPITEL 6

Regeneration

In unserem praktischen Jahr in der Neurologie hatten wir jede dritte bis vierte Nacht Rufbereitschaft für das Stroke-Unit-Team. 24 Stunden arbeiteten wir mit Patienten und mussten dabei wichtige Entscheidungen über ihre medizinische Versorgung treffen. Ab und an konnten wir uns zu einem zehnminütigen Nickerchen davonstehlen, aber das war selten. Nach den 24-Stunden-Schichten brachten wir dann nochmals sechs bis acht Stunden die Patientenakten auf den aktuellen Stand. Damals entwickelten wir das Nichtschlafen zu einer Kunstform. Wir tranken literweise Kaffee und hatten immer genaueste Checklisten zur Hand, um die Übersicht zu behalten und Fehler zu vermeiden. Diese Form der medizinischen Ausbildung würde uns, so meinten wir, härter, klüger und widerstandsfähiger machen. Wir hielten uns für unbesiegbar. Allerdings litten dabei unsere Forschung, unsere Kreativität und unsere familiären Beziehungen. Körperlich waren wir Wracks. Unser Kopf glich einem Computer am Limit, immer dabei, den nächsten klaren Gedanken zu fassen. Die Erschöpfung war manchmal fast unerträglich. Einmal war Ayesha nach einer 24-Stunden-Schicht so müde, dass sie ohnmächtig wurde und nicht mehr wusste, wo sie war. Der Professor klopfte ihr wortlos auf die Schulter, nahm ihre Patientenakten und schickte sie nach Hause. Im Krankenhaus gab es einen speziellen Transportdienst für übermüdete Ärzte im Praktikum, die nicht mehr selbst nach Hause fahren wollten, weil es zu gefährlich war.

1984 gerieten die Arbeitszeiten der Klinikärzte in die Schlagzeilen, als die 18-jährige Libby Zion mit Fieber und Muskelkrämpfen ins New York Hospital eingeliefert wurde. Sie wurde von zwei überlasteten Ärzten im Praktikum aufgenommen, die jedoch so mit anderen Patienten beschäftigt waren, dass sie nachts keine Zeit hatten, nach ihr zu sehen. Am nächsten Morgen stieg Libbys Fieber stark an und sie erlitt einen Herzstillstand. Die Wiederbelebung war erfolglos. Ihr Vater Sidney Zion war ein einflussreicher Journalist, der für die *New York Times* und die *Daily News* gearbeitet hatte. Als er herausfand, dass seine Tochter von Ärzten im Praktikum voruntersucht worden war, die 36-Stunden-Schichten durcharbeiten mussten, verklagte er zuerst das Krankenhaus und kämpfte dann für eine Änderung des Gesundheitssystems. Aufgrund seiner Bemühungen war New York 1989 der erste Staat, der Arbeitszeiten von Ärzten begrenzte. 2003 empfahl dann der amerikanische medizinische Akkreditierungsrat, dass Klinikärzte nicht mehr als 80 Stunden pro Woche arbeiten durften, mit einem Maximum von 24 Stunden pro Schicht. Eine Folgestudie in Harvard hat gezeigt, dass Klinikärzte, die 80 Stunden pro Woche arbeiteten, 36 Prozent mehr normale Fehler und 22 Prozent mehr schwere medizinische Fehler machten als diejenigen, die nur 63 Stunden pro Woche arbeiteten.[134]

Unsere klinische Erfahrung hat uns immer wieder gezeigt, dass erholsamer Schlaf entscheidend für die kognitive Funktion und die allgemeine Lebensqualität ist. Einfach ausgedrückt: Guter Schlaf führt zu guter Gesundheit. Anstelle von Saftfasten, Entschlackungskuren und anderen trendigen Wellnessangeboten sollten wir uns lieber auf die simpelste und wichtigste Reinigungsmethode überhaupt konzentrieren: wunderbaren erholsamen Schlaf. Sieben bis acht Stunden Schlaf tun mehr für den Abtransport von Giftstoffen, oxidativen Abbauprodukten und Amyloid, ja sogar von negativen Gedanken und Erinnerungen, als alle anderen Entgiftungskuren da draußen zusammen.

Der Schlaf wurde für das Gehirn geradezu gemacht.[135] Unser Körper ist an einen Zyklus gebunden, der Tag für Tag zwischen Wachsamkeit und passiver Ruhe hin- und herpendelt. Das Gehirn jedoch geht im Schlaf in einen völlig anderen Zustand über. Dieser energetische Zustand befördert zwei wichtige Funktionen: 1) die Entgiftung von Amyloid und oxidativen Stoffwechselprodukten und 2) die Festigung der Erinnerung und der Gedankentätigkeit. Inhalte des Kurzzeitgedächtnisses werden in das Langzeitgedächtnis überführt, nicht benötigte Erinnerungen werden eliminiert, Gedankenprozesse werden organisiert und neue Verbindungen aufgebaut.

Wenn Sie keinen erholsamen Schlaf bekommen, leiden Denken und Konzentration. Das Ergebnis ist der „Gehirnnebel", der so viele unserer Patienten mit LKB und Alzheimer plagt. Mangelnde Schlafqualität beeinträchtigt Konzentration, Informationsverarbeitungsgeschwindigkeit und das Kurzzeitgedächtnis während des Tages – und sie stört auch den zirkadianen Rhythmus. Allzu leicht gerät man in ein schlechtes Schlafmuster, in dem man zwar erschöpft ist, aber dennoch nicht gut schlafen kann. Das ist sehr frustrierend, besonders für Menschen, die ohnehin mit kognitiven Beeinträchtigungen zu kämpfen haben. Wie Sie jedoch in diesem Kapitel erfahren werden, gibt es viele Methoden zur Verbesserung der Schlafqualität. Regeneration geht weit über eine gute Nachtruhe hinaus und umfasst gesunde Schlafgewohnheiten, Entspannung vor dem Schlafengehen, den Umgang mit Licht und Umgebungsgeräuschen sowie eine Ernährungsweise, die erholsamen Schlaf fördert.

Seit Jahrzehnten wissen wir, dass Schlafentzug katastrophale physiologische und neurologische Folgen hat, aber neue Forschungen haben gezeigt, dass dauerhaft schlechter Schlaf und Schlafmangel (auch wenn man sich nach nur wenigen Stunden Schlaf gut fühlen mag) neuronale Netzwerke beeinflussen, die das Verhalten, die Problemlösungsfähigkeit und das Gedächtnis betreffen. Funktionelle MRT-Scans von Menschen mit Schlafentzug haben eine verminderte Hirnaktivierung sowohl bei mathematischen als auch bei verbalen Tests aufgezeigt. In den letzten zehn Jahren haben mehrere Studien Schlafstörungen außerdem mit einem erhöhten Demenzrisiko in Verbindung gebracht. Aus klinischer Sicht ist der Schlaf ein ganz wesentlicher Bestandteil der kognitiven Gesundheit, und oft sind Veränderungen der Schlafgewohnheiten ein frühes Zeichen für eine neurodegenerative Erkrankung. Seltsamerweise gibt es keine offiziellen Schlafrichtlinien für Patienten im Anfangsstadium von Gedächtnisproblemen und kognitiven Beeinträchtigungen, LKB, Demenzerkrankungen und Alzheimer. Für uns allerdings ist der Schlaf ein wesentlicher Aspekt des hirngesunden Lebensstils.

Wie Schlaf funktioniert

Schlaf ist für fast alle lebenden Organismen biologisch notwendig. Pythons und Opossums schlafen 18 Stunden am Tag, Delfine etwa zehn Stunden und Pferde nur drei. Selbst Fische und Fruchtfliegen schlafen. Zwar haben wir alle schon gehört, dass Menschen etwa ein Drittel ihres Lebens schlafend verbringen, aber nur wenige von uns verstehen den Zweck des Schlafes, die Tatsache, dass sich das Gehirn jede Nacht in aller Stille vom Vortag erholt, reinigt, aufräumt, organisiert und konsolidiert. Auch wenn es richtig ist, dass das Gehirn nachts etwas ruhiger ist, ist es weit davon entfernt, zu schlafen.

Der normale menschliche Schlaf ist durch zwei verschiedene Schlaftypen gekennzeichnet: NREM-Schlaf oder Non-REM-Schlaf (Non-Rapid Eye Movement, keine schnellen Augenbewegungen) und REM-Schlaf (Rapid Eye Movement, schnelle Augenbewegungen). Der NREM-Schlaf wiederum ist in drei Phasen unterteilt:

Stufe 1 (N1): Leichter Schlaf, der zwischen einer und sieben Minuten dauert. Dies ist eine Übergangsphase, in der ein Mensch durch das leiseste Geräusch erwacht.

Stufe 2 (N2): Während dieser Schlafphase, die etwa zehn bis 25 Minuten dauert, ist es schwerer, jemanden aufzuwecken. Herzfrequenz und Körpertemperatur sinken ab, Gedächtnisinhalte werden von kurzfristigen zu langfristigen verfestigt.

Stufe 3 (N3): Die eigentliche Tiefschlafphase, englisch Slow Wave Sleep (SWS). Nun reagieren wir am wenigsten auf die äußere Umgebung. Norepinephrin beziehungsweise Noradrenalin, Serotonin, Acetylcholin und Histamin nehmen allesamt ab, während es bei Wachstumshormonen zu Spitzen kommt. Erinnerungen vom Vortag werden verarbeitet, dabei von Zelle zu Zelle übertragen und schließlich in das Langzeitgedächtnis überführt. Amyloid, das sich während des Tages angesammelt hat, wird in diesem Stadium ebenfalls entfernt. Studien mit PET-Scans haben gezeigt, dass bei Probanden, die sich in einer virtuellen Stadt einen bestimmten Weg merken mussten, nachts die für diese Gedächtnisleistung zuständigen Bereiche des Hippocampus in der SWS-Phase ebenfalls eine erhöhte Aktivierung aufwiesen. Die Aktivität im Hippocampus korrelierte sogar mit der Leistung am nächsten Tag (mehr Gehirnaktivität im Schlaf bedeutete mehr Leistung auf der virtuellen Route). Diese Ergebnisse haben Wissenschaftler zu dem Schluss geführt, dass das Gehirn während der Tiefschlafphase mit langsamen Wellen codierte Informationen „wiedergibt".

REM-Schlaf, der zweite Schlaftypus, dauert zwischen 20 und 40 Minuten pro Zyklus. Unsere Muskeln sind dann gelähmt und das retikuläre Aktivierungssystem des Gehirns, das unsere Bewusstseinsebene steuert, wird gehemmt. Forscher glauben, dass das Gehirn durch den REM-Schlaf Informationen organisiert und sich umstrukturiert, indem es Erinnerungen in ein größeres neuronales Netzwerk einfügt, ähnlich wie beim Defragmentieren einer Festplatte. Der Anstieg von Acetylcholin und Cortisol während dieser Phase ist ebenso ein Aspekt der deklarativen Gedächtnisleistung [das sind Gedächtnisinhalte, die in Worte gefasst werden können, Anm. d. Ü.].

Ein Schlafzyklus ist wie folgt gegliedert und dauert etwa 90 Minuten:

Stufe N1 ⇒ Stufe N2 ⇒ Stufe N3 ⇒ REM ⇒ Zurück zu Stufe N1

Jede Nacht durchlaufen wir durchschnittlich vier bis sechs solcher Zyklen. Der meiste Schlaf, etwa 75 bis 80 Prozent, findet während der NREM-Phasen statt. REM-Schlaf indessen macht in der Regel 20 bis 25 Prozent des Gesamtschlafs aus. Der Tiefschlaf in NREM Stufe 3 dominiert die erste Hälfte der Nacht. In der zweiten Nachthälfte sind die REM-Phasen dann fast doppelt so lang.

Der Schlafzyklus ist elegant und effizient, wenn es darum geht, dass sich Körper und Geist erholen – allerdings nur solange wir ihn nicht stören. Unser Schlaf-wach-Rhythmus wird stark von zirkadianen Rhythmen beeinflusst, das sind die inneren Uhren unseres Körpers. Obwohl die innere

Uhr ein selbstregulatives System ist, wird sie doch von externen Faktoren
wie Licht und Temperatur beeinflusst und eingestellt. Unter dem Einfluss
von Tageslicht macht sich die Zirbeldrüse, eine erbsengroße Struktur ober-
halb des Mittelhirns, an die Arbeit und produziert das Hormon Melatonin,
das uns schläfrig macht. Wenn die Sonne untergeht, scheidet die Zirbeldrüse aktiv Melatonin aus und gibt es gegen 21 Uhr an das Blut ab. Etwa
zwölf Stunden später, gegen 9 Uhr, fällt der Melatoninspiegel rapide ab und
wir werden wach für die Aktivitäten des Tages.

Unterbrechungen bei der Lichteinwirkung wirken sich negativ auf diesen
natürlichen Rhythmus aus. Studien haben gezeigt, dass Nachtschichtarbei-
ter nachts eine unterdrückte Melatoninproduktion durch Dauerlichtein-
wirkung erfahren und einem erhöhten Risiko für kognitive Beeinträchtigungen ausgesetzt sind.[136] Eine Studie in *Nature Neuroscience* von 2001 hat
die kognitive Leistungsfähigkeit von Flugbegleitern untersucht, die über
mehrere Zeitzonen hinweg flogen.[137] Dabei fand man heraus, dass diese
am rechten Schläfenlappen ein geringeres Volumen hatten sowie eine verminderte kognitive Leistungsfähigkeit. Eine dauerhafte Störung des zirkadianen Rhythmus – in der Studie waren es vier Jahre gewesen – hatte
anscheinend zu einem sich wechselseitig bedingenden negativen Einfluss
sowohl auf die kognitive Funktion als auch auf die Struktur des Gehirns geführt. Andere Studien haben gezeigt, dass der Wert von TNF (Tumorne-
krosefaktor, ein Entzündungsbotenstoff, der normalerweise kurz vor dem
Schlafengehen verstärkt ausgeschüttet wird) durch Schlafstörungen und
-entzug erhöht ist.[138] Diese anormalen TNF-Werte tragen zur Erschöpfung
und Verwirrung bei, die den Jetlag insgesamt charakterisieren.

Zirkadiane Rhythmen werden auch durch biochemische Prozesse beeinflusst. Wir haben mittlerweile Belege dafür, dass Angst und Depression
den zirkadianen Rhythmus negativ beeinflussen und dass Menschen mit
veränderten zirkadianen Rhythmen häufiger an Depressionen und Ängsten leiden. Diese starke Beziehung spricht für den Einfluss von Neurotransmittern und Hormonen – etwa Serotonin und Cortisol – und ihre
Auswirkungen auf das limbische System im Gehirn, das Angst und Furcht
kontrolliert. Viele Menschen, die an psychischen Erkrankungen leiden,
wissen womöglich nicht, dass es einen so direkten biochemischen Zusam-

menhang zu Schlafstörungen gibt. Ein unregelmäßiger Schlafzyklus hat erhebliche Folgen, aber wenn Sie den Tagesablauf geregelter gestalten, hat das enorme Vorteile. Wenn sich Ihr Kurzzeitgedächtnis verschlechtert hat oder bei Ihnen andere Symptome eines Rückgangs Ihrer kognitiven Fähigkeiten festzustellen sind, sollten Sie einmal schauen, ob das mit Ihrem Arbeitsrhythmus zusammenhängen oder ob eine unerkannte psychische Erkrankung dahinterstecken könnte. Was für den Körper natürlich ist, ist auch für das Gehirn ideal. Denn ein Leben gegen unseren innere Uhr schadet dem Gehirn am meisten.

Wie viel ist genug?

Wie viele Stunden sollten wir nachts schlafen? Das hängt davon ab, wie man schläft. Die meisten Menschen brauchen mindestens sieben Stunden pro Nacht, aber mehr ist nicht unbedingt besser. Menschen, die neun Stunden pro Nacht schlafen, schneiden bei Kognitionstests im Allgemeinen schlechter ab (wobei bei älteren Menschen, die mehr als neun Stunden pro Nacht schlafen, dies auch mit Herz-Kreislauf-Erkrankungen in Verbindung steht).[139] Menschen, die maximal sechs Stunden pro Nacht schlafen, schneiden ebenfalls schlechter ab. Dennoch schlafen manche Menschen lediglich sechs Stunden, ohne negative Auswirkungen auf ihre kognitive Leistungsfähigkeit zu erleiden. Forscher haben herausgefunden, dass diese Menschen den Schlafzyklus mit seinen Phasen schneller durchlaufen und somit ausgeruht aufwachen. Dies ist bei vielen Wissenschaftlern, die wir kennen, der Fall. Sie schlafen weniger Stunden pro Nacht, sind aber energiegeladen und erfolgreich. Herausragende Führungspersönlichkeiten stehen in dem Ruf, weniger zu schlafen als die breite Masse. Margaret Thatcher ist für Ihren Ausspruch berühmt, dass sie nur vier Stunden pro Nacht schlafe. Als sie jedoch über 70 war, erkrankte sie an Demenz. Natürlich ist das nur eine Beobachtung aus der Ferne – wir wissen nicht, ob ihr Schlaf erholsam war oder nicht. Doch ständiger Schlafmangel, unabhängig davon, wie Sie sich tagsüber fühlen, kann mit der Zeit beträchtlichen kognitiven Schaden anrichten.

Nun haben Studien allerdings gezeigt, dass viele Leute zwar behaupten, nur wenige Stunden pro Nacht zu schlafen (drei oder weniger), tatsächlich aber eher an die sechs Stunden schlafen. Es gibt tatsächlich kaum Menschen, die drei Stunden oder weniger pro Nacht schlafen. Was die Langzeitwirkung angeht, haben wir da wenig Daten. Wir haben jedoch unglaublich viele Belege, dass ein Minimum von sechs Stunden und ein Durchschnitt von sieben Stunden pro Nacht äußerst vorteilhaft sind. Aus diesem Grund empfehlen wir Ihnen dringend, mindestens sechs Stunden pro Nacht zu schlafen. Letztlich kommt es auf die Qualität des Schlafes an. Er muss erholsam sein und Sie sollten sich danach erfrischt fühlen. Wenn Sie weniger als sieben Stunden pro Nacht schlafen, aber dennoch ein sehr aktives Leben führen, dann ist Ihr Schlaf sicherlich für Sie ausreichend. Wenn Sie jedoch zu wenig schlafen und diesen Mangel mit Koffein überdecken, ist Schlaf für Sie besonders wichtig, weil eine ständige Erschöpfung besonders mit kognitivem Abbau in Zusammenhang steht.

Unser Schlafbedarf ist sehr individuell. Ayesha liebt und braucht ihren Schlaf, pro Nacht mindestens sieben bis acht Stunden. Ansonsten wird der nächste Tag ziemlich schwierig. Deans aktueller Durchschnitt liegt bei sechseinhalb Stunden pro Nacht. Aber wenn er ein paarmal hintereinander nur fünfeinhalb Stunden schläft, ist das auch kein Problem. Aus der Teilnahme an einer Schlafstudie (mehr dazu später) weiß er, dass er tatsächlich in fünf bis sechs Stunden einen sehr tiefen Schlaf erreicht. Schläft er dagegen acht bis neun Stunden, wacht er mit Kopfschmerzen auf. Es ist wichtig, dass Sie Ihr persönliches Schlafbedürfnis kennen und berücksichtigen. Beurteilen Sie einmal ehrlich, wie Sie sich fühlen, wenn Sie morgens aufwachen: Sind Sie erfrischt oder eilen Sie sofort zur Kaffeemaschine? Haben Sie Energie für den Tag oder fühlen Sie sich nachmittags oder abends oft erschöpft?

Die Vorzüge erholsamen Schlafs

Mittlerweile gibt es jede Menge Studien, die die Zusammenhänge zwischen Schlaf und Gehirngesundheit illustrieren. So wurde bewiesen, dass der Nervenwachstumsfaktor BDNF (Brain-derived Neurotrophic Factor) das Gehirn nachts repariert, wobei sich sowohl Neuronen als auch deren unterstützende Gliazellen im Schlaf zu regenerieren scheinen. Im Jahr 2009 fanden Forscher der Washington University in St. Louis heraus,[140] dass Menschen, die unregelmäßig schlafen, tatsächlich mehr Amyloid-Plaques im Gehirn haben, was sie einem größeren Alzheimer-Risiko aussetzt. Nur vier Jahre später fanden Forscher der Oregon Health & Science University heraus, dass das Gehirn während des Tiefschlafs anscheinend Toxine beseitigt, einschließlich solcher, die zur Amyloid-Bildung führen.[141] Andere große Studien haben gezeigt, dass Menschen, die nicht genügend schlafen, Atrophien in bedeutenden Gedächtnisarealen wie dem Hippocampus erleiden. Auch haben sie im Schnitt kleinere Hirnvolumina, was darauf hindeutet, dass Schlafmangel sowohl die Struktur als auch die Funktion des Gehirns negativ beeinflusst.

Mittlerweile gibt viele weitere erforschte Mechanismen, wie der erholsame Schlaf (oder dessen Mangel) unsere Kognition und unsere Gesundheit beeinflusst:

Allgemeingesundheit: Wer besser schläft, geht seltener zum Arzt. Eine Studie ergab, dass, wer genug schläft, 11 Prozent weniger für die Gesundheitsversorgung ausgibt.[142] Wer unter Schlafstörungen leidet (etwa der Schlafapnoe, die wir später in diesem Kapitel ausführlicher behandeln), hat oftmals auch noch andere medizinische Probleme, einschließlich Herzerkrankungen, Schlaganfall und Diabetes – und das allein durch anhaltenden Schlafmangel. Guter Schlaf reduziert das Risiko für all diese Erkrankungen.

Immunität: Besserer Schlaf führt dazu, dass man seltener erkältet ist, dass das Immunsystem besser arbeitet, selbst das Krebsrisiko wird vermindert.[143] Erholsamer Schlaf scheint besonders die Entzündungsreaktionen zu beeinflussen. C-reaktives Protein und andere Entzündungsmarker wie Homocystein scheinen bei Normalschläfern niedriger zu sein. Weniger Entzündungen wiederum verringern die Amyloid-Bildung im Gehirn und damit das Alzheimer-Risiko.

Stimmung: Menschen, die ausreichend schlafen, sind glücklicher. Es besteht ein direkter Zusammenhang zwischen erholsamem Schlaf und Glück, und zwar sowohl was die Schlafdauer als auch die -intensität betrifft.[144] Viele Studien haben gezeigt, dass guter Schlaf zu einer besseren Stimmung, mehr Einsicht, sozialem Engagement und höherer Lebensqualität führt. Eine Studie ergab, dass Studenten mit gesundem Schlafverhalten psychisch und physisch gesünder waren und darüber hinaus in ihren akademischen Leistungen besser abschnitten.[145] Guter Schlaf hilft auch dabei, Emotionen zu verarbeiten, und wirkt wie ein Puffer gegen negative Gefühle.[146] Eine Studie der University of California, Berkeley und der Brown University hat gezeigt, dass durch eine schlechtere Schlafqualität unsere Fähigkeit, negative Emotionen zu verarbeiten und zu regulieren, beeinträchtigt wird.

Konzentration und Aufmerksamkeit: Beide bilden die Grundlage der Kognition – nicht nur der Gedächtnisleistung, sondern aller möglichen komplexen Fähigkeiten, etwa räumliches Sehen oder motorische Fähigkeiten. Beide werden durch Schlafstörungen im Übrigen überproportional beeinträchtigt und verbessern sich umgekehrt bei erholsamem Schlaf deutlich. Ein Review-Artikel von 2005, erschienen in *Seminars in Neurology*,[147] vermerkte, dass die Exekutivfunktion durch Schlafmangel besonders negativ beeinflusst wird. Die Untersuchung der Teilnehmer zeigte häufige kognitive Ausfälle in den Frontal- und Parietallappen. Damit konnte gezeigt werden, wie unzureichender Schlaf die Art und Weise beeinflusst, wie wir Informationen wahrnehmen und verarbeiten.

Lernen: Menschen, die gut schlafen, haben ein besseres Kurzzeit- und Langzeitgedächtnis. Ihr Denkvermögen ist beschleunigt, das Erinnerungsvermögen besser, dazu kommen räumliche Orientierungsfähig-keiten, Autofahrtauglichkeit und sogar sportliche Leistungen.[148]

Koordination: Schlafmangel lässt unsere Sinne erschlaffen. Wir lassen eher Dinge fallen und haben nicht nur mit komplizierten, sondern auch mit einfachen Aktivitäten zu kämpfen.[149] Bei älteren Patienten scheinen leichte Schlafstörungen die Augen-Hand-Koordination ne-gativ zu beeinflussen, was das Risiko von Autounfällen und Stürzen erhöht.

Entscheidungsfindung: Wer regelmäßig und gut schläft, trifft weni-ger häufig ungünstige finanzielle Entscheidungen. Schlafbedürftige, müde Menschen neigen dazu, unangemessene Risiken einzugehen. Es scheint, dass Schlaflosigkeit den Frontallappen hemmt, was spontane Entscheidungen aus dem Bauch heraus gegenüber rationalen Abwäge-prozessen begünstigt.[150]

Alkohol- und Drogenmissbrauch: Bessere Schläfer sind seltener von Alkohol- und Drogensucht betroffen (was wiederum auf die Fähigkeit des Frontallappens hinweist, ungute Entscheidungen zu verhindern). Dies gilt in der Pubertät, in der Lebensmitte und im Alter. Unabhängig vom Alter macht erholsamer Schlaf Sie weniger anfällig für Drogen-missbrauch und eine damit einhergehende nachteilige Veränderung der kognitiven Fähigkeiten.

Diabetes: Menschen, die nicht genug schlafen, entwickeln eher Typ-2-Diabetes. Studien haben einen direkten Zusammenhang zwi-schen Schlaf und Insulinaufnahmefähigkeit hergestellt. Erwachsene, die sieben bis acht Stunden pro Nacht schliefen, bekamen 1,7-mal seltener Diabetes als die Kontrollgruppe (mit einer Schlafdauer von sechs Stunden). Wer lediglich fünf Stunden schlief, hatte ein 2,5-faches Diabetes-Risiko.[151] Darüber hinaus erwies sich wiederholt ein Zu-sammenhang zwischen Prädiabetes und Diabetes und Demenz sowie kognitivem Abbau.

Schlaganfall: Mangelnde Schlafqualität erhöht das Schlaganfallrisiko.[152] Dieser Zusammenhang ist so stark, dass er bereits vielfach in Studien nachgewiesen werden konnte. Das zeigt, dass Schlaf für gesunde Gefäße elementar ist.

Kopfschmerzen: Menschen, die besser schlafen, haben deutlich weniger Migräne und Spannungskopfschmerzen. Diesen Effekt hat man in einer Studie herausgearbeitet, in der 43 Frauen ihre Schlafhygiene verbessern lernten.[153] Alle Teilnehmerinnen bis auf eine hatten weniger Kopfschmerzen. Die Mehrzahl war anschließend über einen längeren Zeitraum kopfschmerzfrei. Wir wissen auch, dass sowohl Schlafmangel als auch zu viel Schlaf Migräneschübe auslösen können.

Gewicht: In einer 13-jährigen Studie mit 500 Teilnehmern hat man herausgefunden,[154] dass, wer regelmäßig weniger als sieben Stunden pro Nacht schlief, 7,5-mal häufiger übergewichtig war (die Faktoren Aktivitätsniveau und Erblichkeit hatte man herausgerechnet). Schlaf scheint einen signifikanten Einfluss auf die Gewichtszunahme zu haben. Dafür gibt es viele Gründe: Bei Menschen, die wenig schlafen, ist der Frontallappen gehemmt, was sie appetitanfälliger macht. Gestörte zirkadiane Rhythmen spielen ebenfalls eine Rolle bei der Gewichtszunahme, ebenso wie der Hypothalamus, der die Sättigungs- und Hungerzentren des Gehirns beherbergt. Zu wenig Schlaf macht Lust auf fettreiche Nahrungsmittel und Süßigkeiten. In diesem Zusammenhang werden zwei appetitsteigernde Hormone ausgeschüttet: Leptin und Ghrelin.

Libido: Menschen, die mehr Schlaf bekommen, haben eine bessere Libido und einen höheren Testosteronspiegel. Das Gegenteil ist aber auch wahr – weniger Schlaf führt zu weniger Testosteron. Eine geringe Libido kann zu Depressionen und verminderter Lebensqualität führen, die beide wiederum die Kognition und das Gedächtnis beeinträchtigen. Studien haben bei Menschen mit Hormonstörungen (und einem damit einhergehenden niedrigen Testosteronspiegel) ein erhöhtes Risiko festgestellt, an Alzheimer zu erkranken. Das gilt ebenfalls für Menschen, die Testosteronsenker (Antiandrogene) nehmen müssen.

Gehirnatrophie: Eine neue Studie aus dem Jahr 2017[155] hat gezeigt, dass Schlafentzug dazu führen kann, dass Mikroglia (die spezialisierten Immunzellen des Gehirns) gesunde Neuronen und ihre Verbindungen zerstören. Normalerweise entfernen sie schädliche Stoffwechselprodukte. Bei dauerhaftem Schlafentzug allerdings richtet sich das System gegen sich selbst und entsorgt genau die Zellen, die es normalerweise erhalten würde. Der Schaden durch diese Entgleisung scheint sich mit der Zeit zu vergrößern und kann die Schrumpfung des Gehirns bei Menschen erklären, die dauerhaft nicht genug Schlaf bekommen.

Chronisch schlaflos, chronisch krank

Trotz der Tatsache, dass der Schlaf für so viele Aspekte unserer Gesundheit und unseres Wohlbefindens entscheidend ist, zeigen Studien, dass viele von uns nicht genügend ruhen. Schlafmangel ist ein großes Problem für die Gesundheit jedes Einzelnen und für die gesamte Gesellschaft. So klagt ein Drittel der Deutschen über schlechten Schlaf, ein Viertel kommt nicht einmal auf das Minimum von sechs Stunden Schlaf pro Nacht. Schichtarbeiter, insbesondere im Transport- und im Gesundheitswesen, sind am meisten gefährdet, wenn sie nicht genügend Schlaf bekommen. Übermäßiger Schlaf ist ebenfalls ein Problem, zum Teil deshalb, weil Menschen, die zu viel schlafen, weniger Zeit haben, ihr Gehirn zu fordern. Das macht sie ebenfalls anfälliger für einen kognitiven Abbau. Hinter zu viel Schlaf verbirgt sich aber oft auch ein tiefer liegendes medizinisches Problem, etwa Anämie, Schlafstörungen, Herz-Kreislauf-Erkrankungen und viele Erkrankungen der Psyche.

Ältere Menschen sind besonders von Schlafstörungen betroffen. Im Alter verändert sich vor allem Stadium 1 des NREM-Schlafs – der Beginn des Schlafzyklus. Ältere Menschen bleiben tendenziell länger in diesem Anfangsstadium, was bedeutet, dass sie weniger lang in dem tieferen erholsameren Schlaf der Stufen 3 und 4 verbringen. Das hat wahrscheinlich damit zu tun, dass wir mit zunehmendem Alter nicht mehr so gut Tageslicht aufnehmen können. Nach dem 60. Lebensjahr werden bis zu 40 Prozent des Tageslichts nicht mehr von der Netzhaut in die optischen Zentren des Gehirns weitergeleitet. Eines dieser Zentren ist die ventrolaterale präoptische Region, ein „Schlafschalter", der die zirkadiane Uhr des Gehirns einstellt. Viele Zellen in dieser Region sterben anscheinend in der Lebensmitte ab.

Zwischen 50 und 70 Prozent aller älteren Menschen leiden in irgendeiner Form an Schlafstörungen. Regelmäßige Nächte mit zu wenig oder schlechtem Schlaf führen oft zu einer dauerhaften Tagesmüdigkeit. Untersuchungen zeigen, dass Tagesmüdigkeit über einen Zeitraum von drei Jahren bei älteren Menschen mit einem erhöhten Risiko von kognitivem Abbau und Demenz verbunden ist. Eine kürzlich durchgeführte Studie hat das erneut bestätigt und zudem wurde klar, dass eine Verringerung der Schlafzeit das Risiko einer Demenz um 75 Prozent und des Alzheimer-Risikos um 50 Prozent ansteigen lässt. Eine weitere Studie, bei der die Faktoren bestehende Depression, Alter, Geschlecht und Gefäßzustand herausgerechnet worden waren, fand ebenfalls eine Verbindung zwischen Schlafmangel und dem Abbau kognitiver Fähigkeiten. Bei älteren Menschen mit LKB, Demenz oder Alzheimer wirkt sich schlechter Schlaf sogar noch schlimmer aus. Bei dieser Gruppe Patienten kommt es im Laufe des Tages oft zu vermehrter Konfusion, die zum Teil auf chronische Erschöpfung zurückzuführen ist, ein Phänomen, das als „Sundowning" bezeichnet wird.

Schlafmythen

Ein, zwei Stunden weniger Schlaf werden schon nichts ausmachen. Studien zeigen, dass sich Schlafmangel auf Gedächtnis, Denkvermögen und Stimmung auswirkt. Zu wenig Schlaf – und wenn es auch nur ein oder zwei Stunden sind – ist auf lange Sicht besonders schlecht.

Das Gehirn schaltet beim Schlafen ab: Im Schlaf ist das Gehirn sogar unglaublich aktiv. Es konsolidiert Gedächtnisinhalte und entsorgt

Abbauprodukte (einschließlich Amyloid), die sich während des Tages ansammeln.

Schnarchen ist ganz normal und nichts, worüber man sich Sorgen machen sollte: Schnarchen kann in der Tat harmlos sein, aber auch ein Symptom der Schlafapnoe. Falls Sie den Verdacht haben, an dieser häufigen Schlafstörung zu leiden, besuchen Sie am besten ein Schlaflabor.

Ältere Leute brauchen nicht mehr so viel Schlaf: Ältere Menschen brauchen genauso viel Schlaf wie andere Erwachsene, nämlich sieben bis acht Stunden, tun sich aber aufgrund alterstypischer biologischer Veränderungen im Gehirn damit schwer.

In der Woche schlafe ich weniger und gleiche das dann am Wochenende aus: Sicherlich kann man in gewissem Umfang ein Schlafdefizit ausgleichen. Dennoch ist das nicht das Gleiche wie ein guter erholsamer Schlaf unter der Woche, der immer noch die beste Wahl für die geistige und körperliche Gesundheit bleibt.

Gefährliche Schlafmittel

Manche Menschen greifen zu rezeptfreien Schlafmitteln, weil sie Schlafprobleme haben. Wenn sie dann damit sieben bis acht Stunden schlafen, gehen sie davon aus, dass nun alles im Lot sei. Aber die Forschung zeigt, dass Schlafmittel zwar nach einem Tag mit Stress und Koffein beim Einschlafen helfen, die Schlafzyklen jedoch negativ beeinflusst werden.[156] Mittlerweile wissen wir, dass viele dieser Medikamente ein Erreichen der Phasen 3 und 4 verhindern und damit tiefen, erholsamen Schlaf vereiteln. Dies könnte der Grund sein, warum viele Menschen, die Schlafmittel nehmen, nach sieben oder acht Stunden aufwachen und sich immer noch groggy fühlen. Dabei bleibt es dann, doch je länger sie die Medikamente einnehmen, desto eher verlieren sie die ursprünglichen Probleme aus dem

Blick und wissen nicht mehr, was sie für besseren Schlaf ändern müssten. Oft beobachten wir ältere Patienten, die beim Versuch, wieder gut schlafen zu können, hohe Schlafmitteldosen einnehmen. Das aber führt mit der Zeit zu einer Gewöhnung, woraufhin immer höher dosiert wird.

Eine solche Patientin war Catharina, Ende 60. Sie hatte einen unserer Vorträge über Alzheimer besucht, weil ihr Mann davon betroffen gewesen war, der aber inzwischen an einem Herzinfarkt gestorben war. Catharina erzählte Dean, dass ihre Schlafprobleme seit dem Tod ihres Mannes schlimmer geworden seien. Mittlerweile hatte sie den Punkt erreicht, dass sie jede Nacht zwei verschiedene Schlafmittel einnahm – und zwar jeweils in dreifacher Dosierung. Obwohl Catharina mehr schlief, fühlte sie sich wie in einem Nebel. Gespräche waren schwierig, oft verlor sie den Faden oder vergaß die Namen neuer Bekanntschaften. Sie war immer stolz auf ihre Beziehungen gewesen. Und die Tatsache, dass sie in ihrem sozialen Umfeld nicht mehr so richtig funktionierte, bereitete ihr große Sorge, insbesondere jetzt, da ihr Mann nicht mehr da war. Catharina spürte, dass die Medikamente nicht wirklich halfen, aber ohne sie fand sie überhaupt keinen Schlaf mehr. Sie wusste sich nicht zu helfen.

Alle Laboruntersuchungen von Catharina waren normal, einschließlich des MRTs. Damit war klar, dass die Schlafmittel ihr Hauptproblem waren. Das hieß, wir mussten ihren Schlaf stabilisieren, um dann die Dosis des Schlafmittels Schritt für Schritt zu senken. Im Gespräch mit Catharina stellten wir fest, dass ihre Schlafprobleme stark mit der Angst zu tun hatten, ihren Mann zu verlieren. Schlafprobleme hatte sie schon ewig, sodass ihr selbst das Gespräch über Aktivitäten vor dem Schlafengehen erheblichen Stress bereitete. Angesichts ihrer gestörten Beziehung zum Schlaf beschlossen wir, Catharina für einen achtwöchigen Kurs in kognitiver Verhaltenstherapie (KVT) an einen Spezialisten zu überweisen. Dadurch würden sich Angst und Spannung bei ihr lösen. Das war das Beste, was wir in puncto Schlaf zunächst machen konnten. Am Ende des Kapitels zeigen wir Ihnen die verwendeten Techniken aus der KVT.

Als Teil der Behandlung sollte Catharina ein detailliertes Schlaftagebuch führen, wie es auf Seite 262f. zu finden ist. Darin trug sie ein, wann sie schlafen ging sowie wann sie erwachte und wie wach und fit sie sich fühlte.

Catharinas Mittagsschlaf schien sich auf ihren Nachtschlaf auszuwirken. Sie ließ ihn weg und blieb länger auf. Am Anfang machte sie das sehr müde, aber nach ein paar Wochen schlief sie die Nacht durch, etwas, was sie seit Jahren nicht mehr erlebt hatte.

Als Catharina sich allmählich ausgeruhter fühlte, haben wir ihr Methoden der Schlafhygiene gezeigt, etwa Rituale vor dem Zubettgehen, aber auch Dinge, die sie am Tage tun sollte – alles mit dem Ziel, den Schlaf dauerhaft erholsam zu machen. Schlafhygiene ist gar nicht so schwer: zum Beispiel frühmorgens Sonne tanken oder das Schlafzimmer in beruhigenden Farben gestalten. Vor dem Schlafengehen nichts mehr zu essen lässt dem Gehirn mehr Energie zur Durchführung von Reparaturarbeiten, die sonst in den Darm fließen. Der Verzicht auf Koffein am späten Nachmittag wirkt sich positiv auf die Schlafqualität aus. Außerdem helfen Bewegung, Meditation, die richtige Temperatur im Schlafzimmer und die Bettwäsche. Eine vollständige Liste der Schlafhygiene-Methoden finden Sie im Anschluss.

SCHLAFAPNOE: EIN MEDIZINISCHER NOTFALL

Jim, Mitte 50 und Ingenieur von Beruf, kam wegen Gedächtnis- und Konzentrationsproblemen in unsere Sprechstunde. Andauernd, so berichtete er, vergaß er, wo er das Auto geparkt hatte. Einmal suchte er eine ganze Stunde lang. In seiner Jugend hatte er immer ein tolles Gedächtnis gehabt, aber nun wurde es von Tag zu Tag schlimmer, so sein Eindruck. Seine Oma war bereits mit 60 dement geworden und er war womöglich auf dem besten Weg dazu, ebenfalls zu erkranken.

Bei der Anamnese erzählte Jim, dass er zwar gut schlafe, morgens allerdings immer müde erwache und tagsüber häufig erschöpft sei. War er früher gerne durch die Hügel und Canyons von Los Angeles gefahren, wurde er seit ein paar Jahren schläfrig, wenn die Fahrt länger als eine halbe Stunde dauerte. Ein paarmal wäre es fast zu einem Unfall gekommen. Auch am Wochenende fühlte er sich nicht ausgeruht. Wir fragten ihn, ob er schnarche. Jim war seit sechs Jahren geschieden und zu erschöpft für eine neue Beziehung. Er war sich nicht sicher, ob er nachts schnarche,

Die meisten sehen schon mit zwei oder drei dieser Methoden erste Erfolge. Bei Catharina halfen das morgendliche Zu-Fuß-Gehen (wegen der Bewegung und der Tageslichtaufnahme), spätestens um 14 Uhr den letzten Kaffee zu trinken und die gesamte Elektronik 30 Minuten vor dem Schlafengehen auszuschalten. Ihr Schlaf hat sich zunehmend gebessert, und so haben wir schließlich damit angefangen, ihre Medikamente schrittweise zu reduzieren, im ersten Monat um 25 Prozent. Nach einer Untersuchung auf mögliche Entzugserscheinungen haben wir die Dosis im Folgemonat nochmals um 25 Prozent reduziert. Mit dieser neuen Dosierung hatte Catharina gewisse Schwierigkeiten. Sie rief uns ein paarmal wegen Einschlafproblemen an. Wir vereinbarten, dass sie sich einen Monat lang an die neue Dosis gewöhnen sollte. Am Ende des dritten Monats haben wir die Medikamentendosis schließlich wieder um 25 Prozent reduziert. Bei dieser Dosis blieb es dann für ein paar Monate, um ihrem Körper Zeit für die Ausbildung eines gesunden Schlafmusters zu geben.

allerdings sei er manchmal schon von seinem Schnarchen wach geworden. Eine komplette Untersuchung samt MRT erbrachte keine Besonderheiten. Allerdings zeigte der neurologische Test, dass Jim Probleme mit seiner Aufmerksamkeit und dem Erinnerungsvermögen hatte. Das Rückswärts- und Vorwärtszählen klappte nicht gut, auch konnte er keine mehrteiligen Anweisungen behalten. Das war ein Befund, der sicherlich auf viele medizinische Probleme zutraf, etwa Depressionen, aber dafür gab es keine Anzeichen. Eine Nacht im Schlaflabor (Polysomnografie) zeigte uns dann alles, was wir wissen mussten. Bei dieser Untersuchung werden Elektroden auf der Kopfhaut, den Augenlidern und der Stirn angebracht. Elektronen an Kinn und Beinen registrieren Bewegung. Das Herz wird mittels EKG kontrolliert. Dann wird noch der Luftzustrom durch Nase und Mund gemessen und die dazu erforderliche Anstrengung sowie die Sauerstoffsättigung im Blut. Die Untersuchung bei Jim ergab, dass er 43-mal pro Nacht aufhörte zu atmen. ⇒

Schlafapnoe gehört zu den am meisten verbreiteten Schlafstörungen, wobei Männer öfter betroffen sind als Frauen. Schlafapnoe wird viel zu selten diagnostiziert. Oft liegen mehrere Jahre zwischen den ersten Symptomen und einer Diagnose. Wegen der schädlichen Auswirkungen auf das Gehirn und weil viel zu wenig Menschen wissen, was Schlafapnoe ist, halten wir sie für einen veritablen medizinischen Notfall.

Schlafapnoe geht oftmals mit Fettleibigkeit einher, doch auch Normalgewichtige sind betroffen. Obstruktive Schlafapnoe ist mit Abstand die häufigste Form. Die Obstruktion tritt auf, wenn Rachen und Bindegewebe im hinteren Teil des Mundes den Luftstrom blockieren. Dies passiert besonders häufig im Liegen. Menschen mit großer Zunge, großen Mandeln oder Polypen sowie kurzen, dicken Hälsen oder einem schmalen Hohlraum im hinteren Teil des Mundes sind eher betroffen, unabhängig von ihrem Körpergewicht.

Oftmals wird der Atemweg für länger als zehn Sekunden blockiert, und das bis zu 20- oder 30-mal pro Stunde. Alle Schlafzyklen sind damit gestört. Das Gehirn wird sauerstofftechnisch buchstäblich ausgehungert, was Neuronen beschädigt und zu chronischer Erschöpfung, Kopfschmerzen und Konzentrationsschwierigkeiten führt. Die Forschung meint, dass der Mangel an Sauerstoff und die dadurch verminderte Durchblutung des Gehirns direkt zum kognitiven Niedergang beitragen.[196] Der mediale Temporallappen, ein Gehirnareal, das sehr stark an der Gedächtnisausbildung beteiligt ist, scheint besonders empfindlich auf niedrigere Sauerstoffwerte zu reagieren. In unserer eigenen Forschungsarbeit, 2015 in *Circulation* veröffentlicht[197], haben wir einen starken Zusammenhang zwischen COPD – einer Lungenerkrankung, die das Gehirn ähnlich wie die Schlafapnoe sauerstoffarm macht – und einer folgenden Alzheimer-Diagnose entdeckt. Als wir im Rahmen unserer landesweiten Studie die Prävalenz der Demenz bei Patienten mit Schlafapnoe untersuchten, konnten

Ein typischer Fehler ist es, Schlafmittel zu schnell abzusetzen, was zu Kopfschmerzen, Depression, Ängsten und sonstigen Nebenwirkungen führen kann. Anstatt uns an ein festes Therapieschema zu halten, behielten wir bei der Festsetzung des Zeitplans immer die Motivation der Patienten, ihre medizinische Vorgeschichte und bestimmte Gewohnheiten im Auge.

wir einen deutlich stärkeren Anstieg der Demenzraten bei Menschen mit Schlafapnoe feststellen. Wir haben auch festgestellt, dass, sobald die Erkrankung diagnostiziert und behandelt wurde, das Demenzrisiko sank. Hier sind weitere Forschungen notwendig, um diese wichtige Erkenntnis besser zu belegen. Bei der Überprüfung und Metaanalyse von sieben im Jahr 2015 veröffentlichten Studien,[198] die mehr als 13 000 Teilnehmer umfassten, berichteten Wissenschaftler der University of South Florida, dass Schlafapnoe das Risiko einer Alzheimer-Krankheit um 70 Prozent erhöhe. Dies sollte Anlass für eine nationale Kampagne zur Erkennung und Behandlung von Schlafapnoe sein.

Von diesen Forschungsergebnissen haben wir natürlich auch Jim nach seiner Diagnosestellung erzählt. Wir haben darauf bestanden, dass er ein Schlafapnoe-Gerät namens CPAP (Continuous Positive Airway Pressure) verwendet. Dabei handelt es sich um eine Maske, die über Gesicht und Nase getragen wird und für eine gleichmäßige Sauerstoffversorgung während der Nacht sorgt. Dabei haben wir kein Blatt vor den Mund genommen: Die Maske kann unangenehm sein. Allerdings sagen wir unseren Patienten auch ganz klar, dass es keine Änderung des Lebensstils gibt, die dabei hilft, den ernsten Sauerstoffmangel im Gehirn zu lindern. Das CPAP-Gerät ist notwendig, und obwohl es etwas gewöhnungsbedürftig ist, kann man mit ihm schlafen und dadurch eine deutliche Verbesserung seines kognitiven Zustands erzielen. Nach drei Monaten kam Jim wieder in die Praxis. Er musste zugeben, dass er Mühe hatte, sich an das Gerät zu gewöhnen. Aber er blieb am Ball und schaffte es schließlich, die Nacht durchzuschlafen. Nachfolgende kognitive Tests zeigten Verbesserungen sowohl im Gedächtnis als auch bei der Aufmerksamkeit. Und noch wichtiger: Er war deutlich besserer Stimmung und hatte mehr Energie. Seitdem haben wir ihn noch mehrmals gesehen, seine kognitiven Testergebnisse werden immer besser.

Das Ausschleichen kann sich daher über mehrere Monate bis hin zu einem Jahr oder mehr hinziehen.

Durch unsere Intervention hat sich Catharinas kognitive Situation deutlich gebessert. Obwohl sie immer noch kleine Dosen ihrer Medikamente benötigt, zeigt sich eine deutliche Besserung ihres Gedächtnisses und

Denkvermögens. Und das motiviert Catharina genau wie die anderen Patienten weiterzumachen. Wäre es bei den Schlafmitteln, dem schlechten Schlaf, den Nickerchen und dem Koffein geblieben, wäre es mit ihr sicherlich weiter bergab gegangen. Weil sie die Schlafprobleme jedoch schrittweise anging, führt sie heute ein gesünderes und zufriedeneres Leben.

Fazit

Ständiger Schlafmangel trägt ganz wesentlich zum Rückgang kognitiver Fähigkeiten bei. Schlafmittel, Schlafstörungen und unsere Aktivitäten vor dem Schlafengehen beeinflussen die Schlafqualität erheblich. Wenn Sie mit Gedächtnis- oder Konzentrationsproblemen oder anhaltender, unerklärlicher Erschöpfung zu kämpfen haben, sollten Sie sich auf Schlafapnoe untersuchen lassen. Starke Schlafmittel vereiteln die Tiefschlafphasen, in denen das Gehirn wesentliche Reorganisationen und Reinigungsarbeiten vornimmt. Durch eine gute Schlafhygiene können Sie Ihre Schlafgewohnheiten wieder normalisieren und eine etwaige Medikamentenabhängigkeit verringern. Auch einfache Verhaltensänderungen können einen enormen Einfluss auf die Schlafqualität und die kognitive Gesundheit haben. Wie die neueste Forschung beweist, sollten wir, wenn es um unser Gehirn geht, die Schlafqualität im Auge behalten.

Ihr ganz persönliches
Erholungsprogramm

Erholsamer Schlaf ist für die kognitive Gesundheit und die Belastbarkeit ganz entscheidend. Ein hirngesunder Lebensstil ist ohne guten Schlaf nicht möglich, und erholsamer Schlaf bedeutet mehr als nur sechs bis acht Stunden Nachtschlaf. Guter Schlaf hat auch mit der Zeit vor dem Zubettgehen zu tun. Betreiben Sie eine aktive Schlafhygiene. Der folgende Plan beinhaltet wieder eine Selbsteinschätzung, dazu ein Schlaftagebuch und Methoden für besseren Schlaf.

Selbsteinschätzung

Zielvorstellung, eigene Stärken und Schwächen: Was stellen Sie sich unter erholsamem Schlaf vor? Was könnte Sie bei Ihren Bemühungen unterstützen und wo liegen mögliche Hindernisse?

Zielvorstellung: Wie viele Stunden möchten Sie pro Nacht schlafen? Wie fühlen Sie sich am Morgen? Wie fühlen Sie sich am Tag? Welche kognitiven Probleme würden Sie gern loswerden, etwa gelegentliche Verwirrung oder Ängste in der Nacht?
Stärken: Was hilft Ihnen beim Erreichen Ihrer Ziele? Auf welche Stärken und Methoden können Sie zurückgreifen?
Schwächen: Wo liegen mögliche Hindernisse beim Erreichen Ihres Ziels?

1. WIE PROFITIEREN SIE VON EINEM VERBESSERTEM SCHLAFRHYTHMUS?

Beispiele: Ich werde mehr Energie haben. Meine Arbeit wird mir besser von der Hand gehen. Meine Stimmung wird besser. Ich werde mich besser konzentrieren können. Ich werde mein Gewicht in den Griff bekommen. Mein Gedächtnis wird besser. Mein Risiko für Herzerkrankungen und Demenz wird geringer.

2. WAS SIND DIE WICHTIGSTEN BEREICHE, AN DENEN SIE ARBEITEN MÜSSEN?

Beispiele: Ich werde nach 14 Uhr keinen Kaffee mehr trinken. Ich werde möglichst immer zur gleichen Zeit ins Bett gehen. Ein paar Stunden vor dem Schlafengehen esse ich nichts mehr. Ich werde nur noch am Vormittag Sport machen. Eine halbe Stunde vor dem Zubettgehen schalte ich den Fernseher und alle elektronischen Geräte aus. Ich werde dafür sorgen, genug Tageslicht zu bekommen. Ich werde mein Schlafzimmer nachts richtig abdunkeln. Ich werde vor dem Schlafengehen meditieren, um mich zu entspannen.

3. WAS GENAU HINDERT SIE AN EINEM ERHOLSAMEN SCHLAF?

Beispiele: Es fällt mir schwer, mich zu entspannen. Ich bin koffeinsüchtig. Mein Mann schnarcht. Ich arbeite im Schichtdienst und muss tagsüber schlafen. In meinem Zimmer ist zu viel Licht. Mein Verstand rast vor dem Schlafengehen. Oft wache ich mitten in der Nacht auf.

4. WAS KÖNNTE IHNEN DABEI HELFEN, ERHOLSAMEN SCHLAF ZU BEKOMMEN? WAS KÖNNEN SIE LEICHT UMSETZEN?

Beispiele: Ich kann den Fernseher aus dem Schlafzimmer verbannen. Ich esse früher zu Abend. Ich kann mit Speziallampen meinen Tag-und-Nacht-Rhythmus um- beziehungsweise einstellen (mehr dazu auf Seite 257). Ich mache am Morgen Sport. Ich kann verschiedene Meditationstechniken zur Entspannung lernen. Ich kann Techniken aus der kognitiven Verhaltenstherapie anwenden, um besser zu schlafen.

5. WER KANN IHNEN HELFEN UND WIE?

Beispiele: Ich kann ein Schlaflabor aufsuchen, um meinen Schlaf überprüfen zu lassen. Mein Ehepartner hilft mir dabei, immer zur gleichen
Zeit ins Bett zu gehen. Wenn ich trotz Schlafhygienemethoden immer
noch nicht schlafen kann, werde ich einen Schlafspezialisten aufsuchen. Meine Familie kann mich bei meinen häuslichen Pflichten
unterstützen. Dadurch habe ich weniger Stress.

6. WANN FANGEN SIE AN?

Unsere Empfehlung: Fangen Sie mit zwei Schlafhygienemaßnahmen an,
etwa mit dem Schlafengehen und Erwachen zur gleichen Zeit. Sorgen
Sie für richtiges Licht, eine angemessene Temperatur im Schlafzimmer
und eliminieren Sie störende Lärmquellen. Führen Sie ein Schlaftagebuch, um herauszufinden, was Sie zuerst angehen müssen.

Das können Sie konkret tun,
um besser zu schlafen

1. **Gehen Sie jede Nacht zur gleichen Zeit ins Bett** und stehen Sie
   jeden Morgen zur gleichen Zeit auf: Durch Regelmäßigkeit erkennt
   Ihr Gehirn, wann es sich ausruhen und wann es wachsam sein sollte.
   Wir Menschen haben uns dahingehend entwickelt, mit dem Sonnen-
   untergang ins Bett zu gehen und bei Sonnenaufgang zu aufzustehen.
   Unregelmäßige Schlafzeiten stören die hormonellen Zyklen im Tages-
   verlauf, die zu einem erholsamen Schlaf beitragen.

2. **Vermeiden Sie spätes Essen am Abend:** Solange Ihr Körper mit
   Verdauen beschäftigt ist, erreichen Sie keine große Schlaftiefe. Dean
   hatte seit Längerem die Angewohnheit, ein paar Stunden vor dem
   Schlafengehen gesüßtes Getreide mit Mandelmilch zu essen – als
   Belohnung am Ende eines langen Tages. Ungefähr ab 40 bekam er
   Schlafschwierigkeiten. Zunächst hatte er keine Idee, was das Problem
   war. Irgendwann jedoch vernahm er eines Abends nach dem Müsli ein

leises Rumoren in der Magengegend. Seine Verdauung war ordentlich beschäftigt, und er fragte sich, ob ein früheres Essen womöglich einen positiven Einfluss auf seinen Schlaf haben würde. Vielleicht hielt ihn der Zucker wach. Am nächsten Abend aß er sein Müsli dreieinhalb Stunden vor dem Schlafengehen – und hatte keine Schlafprobleme. Schließlich tauschte er das zuckerhaltige Getreide mit Mandelmilch gegen Hafer mit Beeren. Das tat seiner Verdauung gut. Experimentieren Sie auch und finden Sie heraus, was Ihren Schlaf beeinträchtigt.

FOLGENDE NAHRUNGSMITTEL WIRKEN SICH BESONDERS NACHTEILIG AUF DEN SCHLAF AUS:

- Zuckerhaltige Nahrungsmittel versorgen den Körper mit schneller Energie, was Entspannung und Schlaf stört.
- Fettreiche Lebensmittel können zu Verdauungsstörungen und Sodbrennen führen.
- Scharfes kann den Magen reizen und ebenfalls zu Sodbrennen führen.
- Schokolade enthält Zucker und Koffein, die beide den Schlaf negativ beeinflussen.

3. **Vermeiden Sie bestimmte Getränke vor dem Schlafengehen:** Koffein wirkt bis zu acht Stunden und länger im Körper. Wir empfehlen deshalb, nach 14 Uhr keinen Kaffee und andere koffeinhaltige Getränke mehr zu trinken. Ayesha steht auf Kaffee und hat früher ihre letzte Tasse Kaffee um 17 Uhr getrunken. Seit sie darauf verzichtet, ist ihr Schlaf sehr viel besser geworden. Manchmal sind es kleine Veränderungen, die eine große Wirkung auf die Gesundheit haben.

ANDERE GETRÄNKE, DIE MAN IM AUGE HABEN MUSS:

- Ein oder zwei Gläser Wein können entspannen, können aber auch dazu führen, dass Sie nachts aufwachen, um auf die Toilette zu gehen.
- Zitronensafthaltige Getränke können Sodbrennen verursachen und die Blase reizen.

4. **Vermeiden Sie Sport vor dem Schlafengehen**, nicht jedoch während des Tages: Ein zügiger Spaziergang am Morgen hat wunderbare Auswirkungen auf Ihren Schlaf. Der Aufenthalt im Freien stellt ihre chronobiologische Uhr und macht Sie überdies frisch für den Tag. Sport fördert die Schlaftiefe, wie sich in vielen Studien gezeigt hat. Ein Spaziergang nach dem Abendessen (am besten in der Abenddämmerung) ist ebenfalls eine gute Option. Das Gehirn reagiert auf das wechselnde Licht und bereitet sich ganz natürlich auf den Schlaf vor. Stellen Sie sicher, dass Sie mindestens drei Stunden vor dem Schlafengehen mit dem Sport aufhören, besonders was intensives Ausdauertraining angeht.

5. **Schwaches Licht bei Nacht, helles Licht am Tag:** Ihr Gehirn braucht helles, natürliches Licht am Tag und weicheres Licht in der Nacht. Wenn es Ihnen schwerfällt, ausreichend natürliches Licht zu bekommen, sind Leuchtkästen eine gute Lösung. Sie liefern 20- bis 40-mal mehr Licht als herkömmliche Lampen und gleichen dem natürlichen Tageslicht. In vielen Studien hat man eine Lichttherapie schon als Behandlung für die saisonale affektive Störung und Depression vorgeschlagen. Doch genauso profitiert der Schlaf-wach-Rhythmus. Leuchtkästen sollten immer morgens verwendet werden, sonst können sie den Schlaf stören. Machen Sie nachts nur gedämpftes Licht im Schlafzimmer an und schalten Sie elektronische Geräte aus, die helles Licht abgeben.

6. **Keine Computerspiele, Filme oder Tabletnutzung im Bett:** Die Idee ist, das Gehirn zu beruhigen und es nicht auf Touren zu bringen. Lesen Sie stattdessen lieber – das macht Spaß, ist aber nicht zu aufregend. Sie können allmählich abschalten und vermeiden überdies das blaue Licht elektronischer Geräte, welches nachweislich schlafstörend wirkt. Am besten ist es, das Schlafzimmer nur für Schlaf und Sex zu reservieren.

7. **Vermeiden Sie Mittagsschlaf:** Die meisten von uns können nachts schlecht einschlafen, wenn Sie tagsüber geschlafen haben. Wir empfehlen kein Nickerchen, es sei denn, Sie machen es schon ewig. Doch auch dann sollten Sie den Wecker nur auf zehn bis maximal 30 Mi-

nuten stellen. Alles, was darüber hinausgeht, kann groggy machen und die Leistungsfähigkeit beeinträchtigen. Wenn es Ihnen darauf ankommt, regelmäßiger zu schlafen, empfehlen wir Ihnen, tagsüber wach zu bleiben (es sei denn, Ihre Müdigkeit könnte Sie oder andere in Gefahr bringen). Sie werden abends so müde sein, dass Sie früher und schneller einschlafen, was Ihnen hilft, einen normalen Schlafrhythmus zu finden.

8. **Meditieren Sie:** Meditation passt sehr schön in Ihr Zubettgehritual. Meditation wirkt entspannend, weil sie sowohl die Atmung als auch die Herzfrequenz verlangsamt und nachweislich Stress reduziert.

9. **Schall- und Lichtschutz für Ihr Schlafzimmer:** Sowohl Geräusche als auch Licht können Sie aufwecken, Ihre Schlafzyklen stören und den für das Gehirn so wichtigen Tiefschlaf rauben. Versuchen Sie es mit weißem Rauschen oder natürlichen leisen Tönen. Sind Sie ständigem Lärm ausgesetzt, sollten Sie überlegen, ob Sie das Schlafzimmer mit Eierkartons schallisolieren. Verdunkelungsvorhänge sind ideal, um Ihr Zimmer dunkel zu halten.

10. **Machen Sie es sich bequem:** Bevorzugen Sie eine warme Decke oder kühle Bettwäsche? Es scheint einen Unterschied in der Temperaturpräferenz zwischen Männern und Frauen zu geben. Frauen bevorzugen eine etwas höhere Temperatur zum Schlafen, Männer haben es lieber etwas kühler. Das gilt sicherlich auch für uns. Wir benutzen unterschiedlich dicke Daunendecken (eine mehr und eine weniger wärmend), damit wir zwar zusammen schlafen, aber die unterschiedlichen Schlaftemperaturwünsche Berücksichtung finden.

11. **Tun Sie etwas gegen Schlafmittelabhängigkeit:** Erarbeiten Sie mit Ihrem Hausarzt ein Verfahren zur langsamen Reduktion der Schlafmitteleinnahme.

12. **Arbeiten Sie, falls nötig, mithilfe der Verhaltenstherapie (KVT):** Suchen Sie Hilfe bei einem qualifizierten Therapeuten, wenn Sie nachts unter starken Ängsten leiden oder Ihr Schlafrhytmus völlig aus dem Takt geraten ist: Die KVT ist vor allem für diejenigen Personen geeignet, die nach dem Ausprobieren der Entspannungstechniken im Kapitel *Entspannen* und der hier vorgestellten Schlafhygienemethoden

immer noch mit Ängsten zu tun haben. Starke Ängste erfordern gegebenenfalls eine qualifzierte Therapie.

13. **Suchen Sie nach Anzeichen von Schlafapnoe:** Wenn Sie vermuten, dass Sie diese häufige Schlafstörung haben, lassen Sie sich von Ihrem Arzt in ein Schlaflabor überweisen. (Nur so können Sie sich vergewissern, ob Sie darunter leiden.) Schauen Sie sich das Ergebnis an und besprechen Sie dann die beste Lösung, damit Sie Ihren Schlaf verbessern.

Progressive Muskelentspannung im Bett

Versuchen Sie es mit der folgenden Übung, wenn Sie einmal nicht einschlafen können:

- Atmen Sie tief ein. Halten Sie den Atem für fünf Sekunden an und atmen Sie dann aus.
- Atmen Sie nochmals tief ein. Spannen Sie diesmal die Fußmuskeln an und halten Sie die Spannung für fünf Sekunden. Dann atmen Sie aus und entspannen den Körper. Spüren Sie den Unterschied zwischen Anspannung und Entspannung, die Art und Weise, wie Ihr Körper sich nach dem Halten der Spannung lockert.
- Gehen Sie nun langsam nach oben weiter und entspannen Sie nacheinander Knöchel, Waden, Oberschenkel, Hüften, Bauch, den unteren Rücken, den oberen Rücken, Finger, Unterarme, Oberarme, Schultern, Hals, Kiefer, Mund, Wangen, Nasenlöcher, Augenlider, Schläfen und Stirn. Atmen Sie dabei jedes Mal tief ein und aus.

AB JETZT IMMER ÖFTER
- Entspannen vor dem Insbettgehen
- Zeit ohne elektronische Gerätschaften
- Regelmäßige Schlaf- und Aufstehzeiten
- Meditation
- Aufenthalt im Freien tagsüber
- Sport früher am Tag

AB JETZT IMMER SELTENER
- Helles Licht spät am Abend
- Essen vor dem Schlafengehen
- Abends Kaffee trinken
- Durch Lärm nachts wach werden
- Bewegung und Sport am späten Abend

Typische Hindernisse

Unerkannte Schlafstörungen: Lassen Sie sich an ein Schlaflabor überweisen, wenn Sie unter unerklärlicher anhaltender Erschöpfung leiden.

Ein schnarchender Ehepartner: Lassen Sie Ihren Ehepartner auf Schlafstörungen wie eine Schlafapnoe hin untersuchen. Dies wird Ihnen zu einem gesünderen Schlaf verhelfen.

Unregelmäßige Schlafgewohnheiten: Schlafen Sie regelmäßig und immer zur gleichen Zeit. Verwenden Sie einen Wecker. Dies ist besonders wichtig an Wochenenden, wenn wir dazu neigen, lange aufzubleiben und am nächsten Tag auszuschlafen. Dadurch aber wird der Schlafrhythmus des Körpers gestört.

Mitten in der Nacht aufwachen und nicht wieder einschlafen können: Versuchen Sie die auf der vorherigen Seite beschriebene progressive Muskelentspannung. Wenn Sie immer noch nicht schlafen können, verlassen Sie das Schlafzimmer. Lesen Sie eine halbe Stunde lang und versuchen Sie dann, wieder einzuschlafen.

Zu viel Licht und zu viel Lärm: Sorgen Sie dafür, dass Ihr Schlafzimmer richtig dunkel und schallisoliert ist. Kaufen Sie Verdunkelungsvorhänge. Investieren Sie in ein Gerät, das weißes Rauschen erzeugt, oder nutzen Sie eine der vielen Apps für Ihr Smartphone.

WOCHENPLAN ERHOLUNG

MONTAG

Arbeiten Sie daran, Lichteinfall und Geräuschpegel in Ihrem Schlafzimmer zu vermindern. Versuchen Sie, mit dicken Vorhängen, Ohrstöpseln oder einem einfachen Ventilator für einen erholsameren Nachtschlaf zu sorgen.

DIENSTAG

Legen Sie eine Zeit für sich fest, wann Sie ins Bett gehen und aufstehen wollen. Das sollte möglichst immer zur gleichen Zeit sein. Denken Sie daran, dass wir zumeist sieben bis acht Stunden Schlaf pro Nacht benötigen. Wenn Sie während des Tages müde sind, vermeiden Sie ein Nickerchen, da es Ihren Schlafzyklus stören könnte.

MITTWOCH

Essen Sie mindestens drei Stunden vor dem Schlafengehen nichts mehr. Zwei Stunden vor dem Schlafengehen auch nichts mehr trinken. Vermeiden Sie den Konsum von Koffein, Schokolade und Zucker nachmittags und abends.

DONNERSTAG

Tagesziel ist heute, ein bis zwei Stunden Tageslicht zu tanken. Gehen Sie doch einmal am Morgen oder in der Mittagszeit spazieren. Wenn Sie keine Zeit haben, nach draußen zu gehen, sollten Sie sich vormittags dem Licht eines Leuchtkastens aussetzen.

FREITAG

Heute wird vormittags Sport gemacht. Dadurch verbessert sich die Schlafqualität deutlich.

SAMSTAG

Hören Sie mindestens eine halbe Stunde vor dem Schlafengehen auf, elektronische Geräte zu benutzen (eine Stunde vorher ist noch besser). Dimmen Sie das Licht im Schlafzimmer und vermeiden Sie anregende Filme und Musik vor dem Schlafengehen.

SONNTAG

Wenn Sie vor Sorgen und Ängsten keinen erholsamen Schlaf bekommen, stellen Sie sich einen beruhigenden Ort vor, vielleicht einen Strand oder einen üppigen Wald. Versuchen Sie, sich zu entspannen. Bestellen Sie sich eine Atem-CD bei Ihrer Krankenkasse. Wenn Ihre Angst längere Zeit andauert, suchen Sie sich professionelle Hilfe. Das kann die kognitive Verhaltenstherapie oder eine andere Therapieform sein.

SCHLAFTAGEBUCH

	BEISPIEL	MONTAG	DIENSTAG
Schlafenszeit gestern Abend:	24:00 Uhr		
Aufwachzeit heute morgen:	8 Uhr		
Geschlafene Stunden:	8		
So oft bin ich nachts aufgewacht:	3 Mal		
Wach gelegen in der Nacht:	3 Stunden		
Wie lange hat es gedauert, bis ich wieder eingeschlafen bin?	45 Minuten		
Stärke des Gedankenkarussels: So lange konnte ich deshalb nicht mehr einschlafen: 1 = 15 Minuten 2 = 30 Minuten 3 = 1 Stunde 4 = 2 Stunden oder mehr	3		
Wie munter war ich heute Morgen beim Aufwachen? 1 = hellwach 2 = noch etwas müde 3 = schläfrig	2		
Anzahl der koffeinhaltigen Getränke von heute (Kaffee, Tee, Kakao) Zeitpunkt der Einnahme	2 Getränke 18 Uhr und 18:30 Uhr		
Anzahl der alkoholischen Getränke (Bier, Wein, Schnaps) und Zeitpunkt der Einnahme:	3 Getränke 22 Uhr		
Anzahl und Länge der Nickerchen	2: 20 + 30 Minuten		
Zeiten der Bewegung	21 Uhr: 20 Minuten		
Aufenthalt im Freien am Tage:	45 Minuten		
Wachheitsgrad während des Tages: 1 = So müde, dass ich kaum die Augen offen halten konnte 2 = ein bisschen müde 3 = Ziemlich wach 4 = hellwach	2		

Tragen Sie in der Tabelle Ihre Schlafgewohnheiten und Ihr Energielevel über einen Zeitraum von ein bis zwei Wochen ein. Dadurch werden Sie leichter erkennen, wo Sie gegebenenfalls Veränderungen vornehmen müssen, um besser und erholsamer zu schlafen.

MITTWOCH	DONNERSTAG	FREITAG	SAMSTAG	SONNTAG

Unser ganz persönlicher Ansatz
für erholsamen Schlaf

- Dean ist immer zu ganz unterschiedlichen Zeiten ins Bett gegangen. Jetzt hat er einen Schlafplan, den er auch am Wochenende einhält.
- Mindestens 30 Minuten vor dem Zubettgehen schalten wir unsere Computer ab.
- Kaffee und Tee trinken wir noch, aber nur vor 14 Uhr. Ayesha schläft nachts viel besser, seitdem sie den Kaffee am Spätnachmittag weglässt.
- Drei Stunden vor dem Schlafengehen essen wir nichts mehr. Das hat besonders Dean sehr geholfen, dessen Verdauungsprobleme ihn wach hielten und zu einer dauerhaften Erschöpfung geführt haben.
- Wir trainieren morgens und während des Tages. Die Abende haben wir der Entspannung vorbehalten.
- Wir achten darauf, dass wir tagsüber genügend Tageslicht abbekommen, um einen gesunden Tag-und-Nacht-Rhythmus zu haben. In der Mittagspause spazieren zu gehen hilft dabei.
- Zu Hause haben wir einen speziellen licht- und lärmfreien Schlaftherapieraum geschaffen. Auf die Idee sind wir gekommen, nachdem wir im Keller eines Freundes so gut wie noch nie geschlafen hatten. So wie wir in unserem Wohnzimmer Platz für Bewegung schaffen können, können wir auch unser Zuhause so gestalten, dass es erholsamen Schlaf ermöglicht.

KAPITEL 7

Optimierung

Dean war mit einer Gruppe von zwölf Stationsärzten auf dem Weg zu Mrs Collins' Krankenzimmer. Diese saß auf Kissen gestützt in ihrem Bett, ihr leerer Blick war auf den Fernseher gerichtet. Heute morgen war sie die vierte Patientin in der neurologischen Abteilung in der Uniklinik Loma Linda. Der für sie zuständige Facharzt trat einen Schritt vor, um ihren Fall zu präsentieren.

„Die Patientin ist 84, Rechtshänderin. Sie leidet unter Bluthochdruck, Hypercholesterinämie und raucht seit 40 Jahren. Vor acht Jahren wurde bei ihr die Diagnose Alzheimer gestellt. Sie lebt seit sechs Jahren in einem Pflegeheim und ist stabil, wach und orientiert."

Nach Darstellung ihrer Krankengeschichte führte er weiter aus, dass sie ins Krankenhaus eingeliefert worden war, weil sich ihr Geisteszustand nach einer akuten Lungenentzündung plötzlich verschlimmert hatte. Mrs Collins reagierte auf negative Reize, etwa auf ein eingerissenes Nagelbett, war aber ansonsten aphasisch, was bedeutete, dass Sie weder sprach noch auf Anweisungen reagierte. Seit über einem Monat habe sie nach Aussage des Pflegepersonals keinen Augenkontakt mehr mit jemandem gehabt. Vor ihrer Einweisung sei Mrs Collins durchaus in der Lage gewesen zu sprechen und konnte auch in begrenztem Maße logische Zusammenhänge herstellen. Die Familie war in großer Sorge angesichts ihrer gravierenden Verschlechterung.

Der zuständige Assistenzarzt wollte zunächst ihre Lungenentzündung weiterbehandeln, sie dann zur Reha schicken und sie schließlich wieder zurück ins Pflegeheim überführen.

„Erzählen Sie mir noch etwas über *sie*", bat Dean.

„Ihre Elektrolyten waren normal, und eine Lumbalpunktion hat nichts ergeben. Das MRI hat keinen neuen Schlaganfall gezeigt, auch keine sonstigen Läsionen."

„Die Werte habe ich verstanden, aber ich würde gern mehr über sie wissen", erklärte Dean.

„Sie wohnt in der Nähe, ihre Tochter hat sie letzten Monat hergebracht."

„Erzählen Sie mir über ihr Leben", insistierte Dean.

Das war ungewöhnlich, doch der junge Arzt nahm die Patientenakte pflichtschuldigst auf und ging sie noch mal mit den anderen Assistenzärzten durch. Dean zeigte auf die Stelle mit ihrem persönlichen Hintergrund: Mrs Collins ist über 60 Jahre lang Klavierlehrerin gewesen.

„Musik spielt damit eine große Rolle in ihrem Leben", erläuterte Dean der Gruppe. „Das ist ihre Identität, ihr Lebensgefühl." Selbst wenn Patienten nicht reagierten, so erklärte er weiter, hätten sie doch eine eigene Identität. In ihren Köpfen sei ein ganzes Leben gespeichert, nicht als einzelne Informationsfitzel, sondern als komplexes Netzwerk mit verschiedenen Zugängen. Das Hirn weist spezialisierte Zentren auf – zum Beispiel das Broca-Zentrum oder das Wernicke-Zentrum, die beide mit Verständnis und Sprache zu tun haben. Der Okzipitallappen hat mit visuellen Reizen zu tun, der Frontallappen mit der Exekutivfunktion und der Temporallappen mit dem Kurzzeitgedächtnis und der Spracherkennung. Diese spezialierten Areale verarbeiten ganz unterschiedliche Sinnesreize (Schall, Sehreize, Berührung und so weiter) und stoßen damit die wechselnden Gedanken, Erinnerungen und Gefühle in unserem Hirn an. Wenn diese sich mit bedeutsamen Lebenserfahrungen verbinden, mit einem bedeutsamen Teil unseres Selbst, wie das Bemühen um künstlerischen Ausdruck, kann sich eine Art Bewusstseinsinsel bilden, ein Anker für Persönlichkeit, Identität und Sinnhaftigkeit. Je bedeutsamer die Erfahrung, desto größer und dauerhafter die Insel. Für Mrs Collins war Musik der Schlüssel zum Verständnis ihrer selbst und der Welt.

Dean stand nun vor ihr, sah sie an und nannte ein paarmal ihren Namen. Mrs Collins reagierte nicht. Die Assistenzärzte schauten skeptisch. Manche wurden allmählich nervös, weil sie wussten, dass sie heute morgen noch so viele andere Patienten hatten.

„Mrs Collins!", sagte Dean noch einmal, wobei er Blickkontakt suchte. Wieder nichts. Dann fragte er: „Wer war der bessere Komponist, Mozart oder Beethoven?" Ihre Augen bewegten sich wohl nicht wirklich, aber er spürte, dass er zu ihr durchgedrungen war. Er beugte sich weiter vor und wiederholte die Frage. Nach einer langen Pause sagte Mrs Collins leise: „Was für eine dumme Frage." Die Assistenzärzte schnappten nach Luft. „Da haben wir es", sagte Dean. „Nun haben wir eine Verbindung."

Stellen Sie sich einmal vor, was es für Mrs Collins bedeutete, Deans Frage zu beantworten. Sie musste seine Stimme aufnehmen, das Gesagte verstehen, es mit der riesigen Datenbank an Musik in ihrem Kopf abgleichen, die Musik mit bestimmten Komponisten verbinden, sich eine Meinung bilden und diese dann in Worte fassen. Das war ein äußerst anspruchsvoller kognitiver Ablauf, und der gelang ihr mühelos. Musik war eine ganz wichtige Bewusstseinsinsel für sie, so zentral, dass sie gleichzeitig als Anker zu Aufmerksamkeit und Ansprechbarkeit fungieren konnte. Mit ihr konnte sie sich wieder mit der Welt verbinden, trotz der Schäden, die die Alzheimer-Erkrankung bei ihr verursacht hatten.

Dean und der Klinikarzt baten, um diesen wichtigen Bewusstseinsaspekt zu aktivieren, Mrs Collins' Tochter, Musik ins Krankenhaus mitzubringen, die Lieblingslieder der Mutter zu spielen, über ihre Lieblingskomponisten zu sprechen. Beethovens *Für Elise* hatte sie immer sehr geliebt. Als ihre Tochter es ihr vorspielte, hat Mrs Collins es sofort erkannt. „Ah, *Für Elise*", sagte sie, schloss die Augen und legte den Kopf zurück, während sie den Klang vernahm. Nach ein paar Wochen wurden die musikalischen Assoziationen stärker, und Mrs Collins konnte in ihr altes Leben, wie es vor der Lungenentzündung war, zurückkehren. Immer noch hatte sie eine mittelschwere Alzheimer-Demenz, aber nun konnte sie zumindest wieder zusammenhängend sprechen und erkannte auch ihre Familie wieder.

Inseln des Bewusstseins entstehen aus dem Zusammenspiel zwischen spezialisierten Hirnregionen und den vielen neuronalen Netzen. Jede spezialisierte Hirnregion hat mit einer bestimmten Weise des Denkens zu tun. Jedes Netzwerk verarbeitet Informationen, versieht sie mit Namen und Bedeutung und fügt sie dann in bereits bestehende Erinnerungen ein. Hier einige der wichtigsten Hirndomänen und Netzwerke:

- **Aufmerksamkeit und Konzentration:** Sensorische Reize filtern und gegebenenfalls fokussieren
- **Emotionen und emotionale Verarbeitung:** Motivation, Stimmung, nachhaltiges Interesse
- **Exekutivfunktion:** Problemlösung, kritisches Denken, Planung
- **Sprachverarbeitung:** Kommunikation, Sprache verstehen und eine Antwort bilden
- **Motorische Geschwindigkeit und Koordination:** Komplexe Bewegungen, Bewusstsein dafür, wie sich der Körper im Raum bewegt.
- **Geschwindigkeit der Verarbeitung:** Wie schnell man Informationen aufnimmt und interpretiert
- **Verbales Lernen und Gedächtnis:** Verstehen von geschriebenen und gesprochenen Wörtern
- **Visuelles Lernen und Gedächtnis:** Visuelles Erkennen, Benennung und Erinnern
- **Räumliches Vorstellungsvermögen:** Visuelle Informationen definieren und in bestehende Geschichten und Bewusstseinsinseln integrieren

Bewusstseinsinseln nutzen verschiedene Aspekte jeder dieser kognitiven Funktionen, etwa um die Vorstellung einer Idee, einer Geschichte oder ein Selbstbild zu erzeugen. Im Kontext der Musik etwa können Sie die Komplexität eines Mozartkonzerts durch die Exekutivfunktion nachvollziehen. Ihr Temporallappen speichert Erinnerungen an den Geigenunterricht, den Sie als Kind bekommen haben. Der Okzipitallappen gibt Ihnen das Bild des Publikums, das nach Ihrer ersten Vorstellung applaudiert. Alle diese Funktionen fügen sich nahtlos zu einer dreidimensionalen, sehr persönlichen Musikgeschichte zusammen.

Es bedarf einer besonderen Art von Konnektivität – und davon viel – um die Kommunikation zwischen diesen Funktionen zu koordinieren und so ein nuanciertes Erleben zu schaffen. Wir können uns diese Verbindungen als Brücken und Autobahnen vorstellen, die verschiedene Inseln miteinander verbinden, sie stärken und weiter verstärken. Der Aufbau dieser Insel-Infrastruktur fängt an, wenn wir gerade einmal 42 Tage alt sind. Die neu gebildeten Neuronen bewegen sich dann durch das Gehirn und bilden die Anfänge der neuronalen Netzwerke. Diese Netzwerke vermehren sich so schnell, dass sich das Volumen des Gehirns bis zum Eintritt in die Vorschule vervierfacht. Auch finden jetzt viele strukturelle Veränderungen stattfinden, etwa das Wachsen von grauer und weißer Substanz und die Myelinisierung von Millionen Neuronen, um die elektrische Kommunikation zu erleichtern. Sobald sich Netzwerke bilden, werden sie auch durch den Vorgang der Apoptose (den programmierten Zelltod) beschnitten beziehungsweise verfeinert. Damit haben wir für den Rest unseres Lebens eine bestimmte Gehirnstruktur. Das Maß für die in der frühen Kindheit erzeugte Netzwerkkonnektivität wird als Reservekapazität des Gehirns bezeichnet. Man kann sich diese als eine Art Gerüst vorstellen, eine Struktur, die nach Abschluss der Gehirnentwicklung erhalten bleibt.

Die kognitive Reserve hingegen ist ein Maß für die Konnektivität, die wir im Laufe unseres Lebens entwickeln.[157] Diese Fähigkeit hängt davon ab, wie sehr wir unser Gehirn herausfordern, wie viele Informationen wir im Leben aufnehmen, all die Traumen, Risiken, Abenteuer, Freude und Wissen. Es ist das Produkt aus der Qualität und der Quantität der Verbindungen zwischen Zellen, Gehirnregionen und Bewusstseinsinseln. Die kognitive Reserve ist im Wesentlichen die Integrität des Gehirns, und sie ist das Ergebnis eines gelebten Lebens. Die Hirnreserve wird frühzeitig bestimmt, aber die kognitive Reserve liegt in unserer Hand und kann sich auch spät im Leben noch erweitern.

Was hat all das mit Alzheimer zu tun? Bedenken Sie einmal diese Tatsache: Fast alle Menschen in den mittleren oder späten Jahren weisen zumindest einen Teil der krankhaften Veränderungen auf, die mit der Alzheimer-Erkrankung in Verbindung stehen – Atrophie oder Amyloid-Plaques – aber nur ein Teil dieser Menschen erlebt einen kognitiven Rückgang. Warum ist das so? Beide Reserven bieten dem Gehirn viel Schutz durch Redundanz und Vernetzung. Multidomain-Netzwerke – die Art, die sich aus der Hirnreserve und vor allem aus der kognitiven Reserve ergeben – sind zigtausendfach miteinander verbunden. Dadurch können wir über viele verschiedene Brücken und Autobahnen auf dasselbe Gedächtnis, dieselbe Tatsache oder Idee zugreifen. Wir brauchen diese überflüssigen Struktu-

ren, um mit den krankhaften Veränderungen des normalen Alterns fertigzuwerden: Nehmen wir an, dass die Brücke zu einer Kindheiterinnerung
durch ein vaskuläres Trauma, bedingt durch eine an gesättigten Fettsäuren
reiche Ernährung, zerstört wurde, eine andere durch Amyloid-Plaques,
und eine Hauptverkehrsstraße durch Tau-Knäuel blockiert wird. Wenn Ihr
Gehirn genügend Reserven hat, kann all dies geschehen, und doch können
Sie auf Gedächtnisinhalte zugreifen, weil diese tausendfach miteinander
verbunden sind. Diese Redundanz macht es fast unmöglich, dass eine Verbindung endgültig abbricht, dass die Wellen des Alterns schweren Schaden
anrichten, dass eine Insel des Bewusstseins endgültig verloren geht.

Für Komplexität gemacht,
auf Komplexität angewiesen

Wie also bauen wir eine kognitive Reserve auf? Wie fördern wir die Vernetzung und Redundanz, die es unserem Gehirn möglich macht, dem normalen Altern wie auch den neurodegenerativen Erkrankungen möglichst
lange standzuhalten? Wie optimieren wir unser Gehirn? Die Standardant-
wort auf diese Frage waren Gehirnjogging oder Kreuzworträtsel, Sudoku
und Tangram. Zunächst erscheint es folgerichtig, dass derlei Gehirnakro-
batik gut für das Gehirn und die Kognition ist. Auch gibt es Belege dafür, dass Gehirnjogging hilft. In einer randomisierten Längsschnittstudie
der University of Florida[158] nahmen Senioren im Alter von 74 Jahren und
älter an einem kognitiven Training teil (ein einfaches Computerspiel, bei
dem Objekte, die auf dem Bildschirm auftauchen, so schnell wie möglich
erkannt werden müssen). Die Gruppe, die mit dem einfachen Computerspiel trainierte, hatte im Vergleich zur Kontrollgruppe ohne Training in
den folgenden zehn Jahren ein um 48 Prozent geringeres Risiko, an Alzheimer zu erkranken. Dies war das erste Mal, dass die signifikante Schutzwirkung von Gedächtnistraining nachgewiesen werden konnte. Besonders
faszinierend ist dabei, dass es während der zehnjährigen Studie nur zehn
bis 14 Stunden kognitives Training brauchte, um zu diesem Ergebnis zu

gelangen. Damit belegt die Studie, dass selbst die einfachsten Spiele unsere Aufmerksamkeit, unsere Exekutivfunktion und unser Kurzzeitgedächtnis steigern können.

Das Problem ist jedoch, dass Gedächtnistraining und Rätselbücher meist lineare Aktivitäten sind – und Lineares gibt es nirgends im Gehirn. Ein Großteil Gedächtnistrainingsindustrie scheint diesen Umstand übersehen zu haben, mit der Folge, dass viele Patienten Zeit und Mühe in Aktivitäten investieren, die nur wenig bringen. Sudoku beispielsweise fordert ein mathematisches Zentrum im hinteren Parietalbereich (Scheitellappen) des Gehirns. Man muss lesen und visuelle Informationen verarbeiten, um dieses Spiel zu spielen, aber weder werden verschiedene Gehirnbereiche gefordert noch die Verbindungen zwischen ihnen verstärkt und genauso wenig persönliche (in der Vergangenheit angelegte) Bewusstseinsinseln angesprochen. Dasselbe gilt für Kreuzworträtsel (die vor allem die Sprachzentren des Gehirns fordern) und Tangram (das unser räumliches Sehen verstärkt). Alle diese Spiele beschäftigen das Gehirn nur auf einer simplen Ebene. Einfache Erinnerungen und Gedanken wie diese werden über kleine, lokale Verbindungen verschlüsselt, was zu kleinen Netzwerken führt, auf eine einzige Hirnregion beschränkt. Zwar bieten diese den größeren Bewusstseinsinseln eine gewisse Infrastruktur und Unterstützung, aber nur begrenzt. Unsere umfassende Metaanalyse aller bisher durchgeführten Studien zu Kognitionstraining bei leichter kognitiver Beeinträchtigung (LKB) unterstützen diese Theorie: Manche dieser Übungen unterstützen die Gedächtnisleistung, aber der Effekt ist minimal.

Nehmen wir nun an, Sie machen schwierigere Spiele und Gedächtnisübungen. Mäßig herausfordernde Aktivitäten, die mehrere kognitive Hirnareale gleichzeitig involvieren, nutzen die assoziative Leistung des Gehirns, um komplexere Verbindungen herzustellen. Doch auch diese Netzwerke sind meist noch lokal beschränkt und vergänglich, aber immerhin sind sie robuster als einfache Netzwerke und führen zu neuronalem Wachstum. Assoziationsbildung und Chunking (Bündelung) sind zwei solche auf einem mittleren Level angesiedelte komplexe mentale Vorgänge. Assoziation bedeutet, eine neue Information mit etwas zu verbinden, das bereits im Gehirn vorhanden ist, mit einem Gedächtnisinhalt, einem Bild oder einer

Idee, die in irgendeiner Weise naheliegend ist, sei es ihrer Struktur, ihrer Eigenschaft ihrer Geschichte oder Bedeutung nach. Hier ein Beispiel: Als Dean zum ersten Mal nach Singapur reiste, entdeckte er dort eine Fülle neuer tropischer Früchte, darunter Durian, eine süße gelbe Frucht mit einer dornigen Schale. In Singapur ist sie allgegenwärtig. Es gibt sogar ein Theater in Form einer Durian. Die Erinnerung an diese Frucht wird nun in seinem Gehirn nach verschiedenen Assoziationen hin kategorisiert. Da gibt ähnlich geformte Objekte, mit denen man sie in Verbindung bringen kann, etwa ein Cricketball. Die seltsamen Stacheln der Frucht ähneln einem Igel. Dann lassen sie sich mit den Erinnerungen an Passionsfrucht und Litschi verbinden, die Dean ebenfalls auf dieser Reise fand, sowie unspezifische Erinnerungen an Singapur. Obwohl diese Assoziationen nicht mit einer starken persönlichen Geschichte verbunden sind, die für Dean prägend gewesen waren, haben sie doch mehr Substanz als die, die sich aus einer einfachen Gedächtnisübung ergeben.

Beim Chunking werden lange Strings beziehungsweise Informationssegmente in kürzere, überschaubare Abschnitte zurechtgestutzt. Die meisten von uns können sich keine langen Serien merken. Wenn wir auf einen umfangreichen Datensatz stoßen, verwenden wir ganz automatisch eine Methode, um Fakten in kleinere Portionen zu zerlegen, wobei jeder Teil in eine Geschichte eingebunden ist, die zu einer Insel führt. Dieses Vorgehen ist eine sehr gute Erinnerungsmethode.

Um das Gehirn auf Trab zu halten und seine neuronalen Verbindungen zu stärken, eignen sich sowohl Assoziation als auch Chunking. Diese leistungsfähigen Methoden haben sich in verschiedenen Studien bewährt. Eine solche Studie, 2017 in *Neuron* veröffentlicht,[159] verglich die Gedächtnisleistung von Teilnehmern der World Memory Championships, eine Art Gedächtnisweltmeisterschaft, mit der von Menschen mit normalem Gedächtnis. Die Gedächtnisspezialisten waren zunächst überlegen. Als aber die Teilnehmer der Vergleichsgruppe eine Memoriertechnik erlernt hatten, nämlich die sogenannte Loci-Methode, waren sie fast genauso geschickt wie die Spezialisten. Bei der Methode wird eine vertraute Szenerie, zum Beispiel das Lieblingszimmer, verwendet, um sich lange Listen zu merken. Und das alles in nur sechs Wochen. Nach vier Monaten waren die neu erworbenen Gedächtnisleistungen gefestigt. Eine Zusammenstellung dieser Art Übungen finden Sie am Ende dieses Kapitels.

Einfache und mittelschwere Übungen tragen, wie unsere Metaanalyse gezeigt hat, tatsächlich zur Schaffung der kognitiven Reserve bei, aber wir haben auch gesehen, dass uns komplexe, persönliche Aktivitäten noch mehr Schutz bieten. Das spricht für die enorme Kraft der Komplexität, wenn es um die langfristige Hirngesundheit geht. Komplexe Aktivitäten festigen die Brücken und Autobahnen zu den zentralen Inseln des Bewusstseins. Denkprozesse auf dieser Ebene der Kognition sind dauerhaft, belastbar und sehr persönlich. Absichtlich hergestellte Verbindungen zu den großen Inseln des Selbst sind nur äußerst schwer zu durchtrennen: Neuronale Hauptstraßen werden ständig neu gepflastert und verstärkt. Sie gewährleisten eine komplexe, überlappende Kommunikation zwischen allen Bereichen des Gehirns.

Musik wiederum ist ein perfektes Beispiel für eine vielschichtige, multifunktionale Aktivität. Das Klavierspielen wie im Fall von Mrs Collins erfordert eine Vielzahl von koordinatorischen Hirnleistungen des Gehirns: motorische Fähigkeiten (Drücken der richtigen Tasten), visuelle Fähigkeiten (die räumliche Bewegung des Körpers und Notenlesen), Aufmerksamkeit (das besondere Timing der Musik), Stimmung (die Art und Weise, wie man spielt oder auf Musik reagiert), Exekutivfunktion (Befolgen einer Abfolge in einer komplexen Sequenz) und Sprache (Noten, die auf Papier gedruckt sind, in Klang verwandeln). Der Zusammenbau eines Schiffsmodells ist eine weitere anspruchsvolle, multimodale Aufgabe. Sie müssen schriftliche Anweisungen befolgen, konzentriert und zielstrebig bleiben, die räumlichen Eigenschaften des Schiffes verstehen und vorhersagen, wie ein Teil zum anderen passt. Für Menschen mit hohem Risiko für eine Alzheimer-Erkrankung bieten diese komplexen, vielschichtigen Aktivitäten die beste Möglichkeit, substanzielle Reserven aufzubauen und sich vor dem Verfall zu schützen.

Unsere Gehirne sind vom ersten Moment an auf Komplexität ausgelegt, und diese wiederum trägt und fördert das Gehirn bis ins hohe Alter hinein. Hier einige der interessantesten Studienergebnisse, die dieses Prinzip der menschlichen Denkfähigkeit wunderbar illustrieren:

AKTIVITÄTEN, MIT DENEN SICH DIE KOGNITIVE RESERVE AUSBAUEN LÄSST

Bei den folgenden Aktivitäten werden jeweils alle Aspekte des Gehirns beteiligt. Tatsächlich nutzen wir 100 Prozent unseres Gehirns in 100 Prozent der Zeit, selbst wenn wir schlafen. Einige Aktivitäten jedoch stellen besondere Herausforderungen an die verschiedenen Hirnfunktionen dar. Die komplexesten Aktivitäten – wie die unten aufgeführten – stellen gleich für mehrere Funktionen eine erhebliche Herausforderung dar, was schließlich zu einer größeren kognitiven Reserve führt.

1. **Eine neue Sprache lernen.** Hauptfunktionen: Sprachverarbeitung (neue Wörter und Ausdrücke), Gedächtniszentren (Merkfähigkeit, Aufrufen alter Gedächtnisinhalte, um neues Material zu verstehen), Frontallappen (Verständnis der Sprache im Kontext), Problemlösung (schriftlich oder mündlich reagieren).

2. **Ein Musikinstrument lernen.** Hauptfunktionen: Motorik (die Körperlichkeit des Spielens), Basalganglien und Kleinhirn (feinmotorische Bewegungen), Gedächtniszentren (Merken von Noten, Melodien, Tonfolgen), Verarbeitung (Erlernen einer Abfolge), Stimmung (Verstehen der emotionalen Feinheiten in der Musik).

3. **Computerprogrammierung.** Hauptfunktionen: Erinnerungszentren (Speichern neuer Codes), Verarbeitung (Wissen, wie die Codes zusammenwirken), Aufmerksamkeit (Auswahl der zu verwendenden Codes), motorische Fähigkeiten (Tippen).

4. **Ein Buch schreiben.** Hauptfunktionen: Aufmerksamkeit und Konzentration (absatzweises Vorgehen), Gedächtniszentren (Erinnerung an Recherche, Geschichten und Ideen), Verarbeitung (Organisation und Strukturieren des Materials), Stimmung (Emotionen schlüssig darstellen), motorische Fähigkeiten (Schreiben).

5. **Karaoke und Gesang.** Hauptfunktionen: Sprachzentren (Lesen und Aufführen von Texten), Stimmung (Interpretation des Liedes), Kleinhirn (Modulation der Stimme), Gedächtniszentren (Erinnerung an einen bestimmten Song).

6. **Stand-up-Comedy.** Hauptfunktionen: Gedächtnis, Stimmung, Führungsfunktion und Sprache.

7. **Tanzen lernen.** Hauptfunktionen: motorische Fähigkeiten (körperliche Koordination), Basalganglien und Kleinhirn (feinmotorische Bewegungen), Stimmung (Ansprechen auf Musik), Gedächtniszentren (Merken von Choreografien), Verarbeitung (Verstehen verschiedener Tanztechniken).

8. **Schachklub oder gemeinsames Kartenspiel** (Bridge, Rommé, Poker etc.). Hauptfunktionen: Gedächtniszentren (Erinnern der eigenen Karten und der jeweiligen Spielregeln), Verarbeitung (schrittweises Vorgehen, Aufmerksamkeit und Konzentration (Konzentration auf das Spiel), Problemlösung (planen, wie man gewinnt).

9. **Mentoring im eigenen (ehemaligen) Berufsfeld.** Hauptfunktionen: Gedächtniszentren (Erinnerung und aus der eigenen Erfahrung schöpfen), Aufmerksamkeit (Konzentration auf die Mentoringaktivität), Stimmung (Erkennen von Gefühlen und der Motivation anderer), Problemlösung (Erarbeitung von Handlungsoptionen und Lösungen).

10. **Nachhilfeunterricht in Mathematik, Deutsch oder anderen Fächern, die Ihnen Spaß machen.** Hauptfunktionen: Gedächtniszentren (Erinnerung an das Thema), Aufmerksamkeit (Konzentration auf den Unterricht), Stimmung (Reaktion auf die Bedürfnisse der Schüler), Verarbeitung (Darstellung und Erläuterung von Mehrschrittlösungen).

11. **Schmuck, Kunsthandwerk, Modellbau oder bildende Kunst.** Hauptfunktionen: räumliches Sehen (Verstehen komplexer Entwürfe), Gedächtniszentren (Merken von Techniken und Mustererkennung), Aufmerksamkeit und Konzentration (Konzentration auf die Aktivität), motorische Fähigkeiten (zusammenbauen, arrangieren).

12. **Teilnahme an Volkshochschulkursen.** Hauptfunktionen: Gedächtniszentren (Einprägen von neuen Begriffen und Konzepten), Verarbeitung (Denken in mehreren Schritten), Problemlösung (Anwendung neuer Theorien, um Lösungen zu finden).

Ortskenntnis: Eine Studie des University College London aus dem Jahr 2006[160] hat Unterschiede beim Volumen der grauen Substanz im Hippocampus bei Londoner Taxifahrern und Busfahrern herausgearbeitet. Dabei fanden die Forscher heraus, dass Taxifahrer durchweg den größeren Hippocampus hatten. Nachdem andere Faktoren wie Stress und jahrelange Fahrpraxis herausgerechnet worden waren, kam man zu dem Schluss, dass der Unterschied im Gehirnvolumen auf die Komplexität der täglichen Aktivität zurückzuführen sein muss: Busfahrer folgen vorgegebenen Routen, während Taxifahrer zu immer anderen Orten fahren müssen. Anspruchsvolleres Navigieren führte zu komplexeren räumlichen Kenntnissen, die wiederum zu einem größeren, widerstandsfähigeren Gehirn führten.

Zweisprachigkeit: Es gibt Anzeichen dafür, dass Zweitsprachen (oder frühe Zweisprachigkeit) aufgrund ihrer Komplexität ähnliche Vorteile bieten.[161] Im Jahr 2014 fanden Forscher der Universität Gent heraus, dass lebenslang praktizierte Zweisprachigkeit den Beginn einer Demenz um etwa viereinhalb Jahre hinauszögern konnte.[162] Im Schnitt wurde eine Demenz bei einsprachig aufgewachsenen Personen im Alter von 72,5 Jahren und bei zweisprachigen Personen im Alter von 77,3 Jahren diagnostiziert. Eine von den NIH durchgeführte Studie aus dem Jahr 2016 hat ergeben, dass zweisprachige ältere Menschen mit leichter Alzheimer-Erkrankung stärkere neuronale Netzwerke und eine bessere kognitive Reserve haben als Einsprachler, was darauf hindeutet, dass Zweisprachigkeit den Ausbruch von Alzheimer verzögert.[163] Eine andere Studie, 2016 in Spanien durchgeführt, fand heraus, dass zweisprachige Personen niedrigere Liquormarker für Tau-Protein hatten und in Tests der Exekutivfunktion besser abschnitten als einsprachige.[164]

Musik: Ein ähnliches Phänomen hat man auch bei Musikern gefunden.[165] Die graue Substanz ist bei Profimusikern am höchsten und bei Nichtmusikern signifikant niedriger, was Hirnareale betrifft, die mit dem Musizieren in Verbindung stehen.

Tanzen: Eine 2003 im *New England Journal of Medicine* veröffentlichte Studie[166] untersuchte den Zusammenhang zwischen Demenzrisiko und einer Reihe von körperlichen Aktivitäten, einschließlich Tanz. Tanz ist eine komplexe Tätigkeit, die Koordination, Motorik, Gedächtnis, Stimmung und ein tiefes musikalisches Verständnis erfordert und in dieser Studie mit einem geringeren Demenzrisiko verbunden war.

Formale Bildung: Mittlerweile haben wir ausreichend Daten, die zeigen, dass formale Bildung mit der kognitiven Reserve im Alter und der Vermeidung von Demenz korreliert. Eine 2007 veröffentlichte Studie untersuchte eine Gruppe Menschen aus Großbritannien[167] und fand heraus, dass formale Bildung im frühen Erwachsenenalter mit größeren kognitiven Fähigkeiten im späteren Leben verbunden war, insbesondere in den Bereichen Sprachfähigkeit und Sprachkompetenz. Viele neue Studien haben diese Ergebnisse bestätigt. Wobei Bildung nicht früh im Leben stattfinden muss, um ihre Schutzwirkung zu entfalten: In einer 2011 in Brasilien durchgeführten Studie fand man heraus, dass formale Bildung nach dem 60. Lebensjahr ebenfalls die kognitive Leistungsfähigkeit verbesserte.[168]

Der fehlende Zugang zu formaler Bildung kann ein Faktor für die überproportionale Zahl von Frauen sein, die an Alzheimer erkranken (zwei Drittel der Patienten sind Frauen). Die meisten Menschen über 60, 70 oder 80 Jahre alt, wenn sie erkranken, wuchsen zu einer Zeit auf, in der Frauen von einer formalen Bildung eher abgehalten wurden. Später im Leben haben diese Frauen nun eine geringere kognitive Reserve und damit weniger Schutz vor Alzheimer.

Anspruchsvolle Berufe: Untersuchungen zu verschiedenen Berufsfeldern haben ebenfalls gezeigt, dass Komplexität im Laufe des Lebens zu kognitiver Belastbarkeit führt. Neue Forschungen am Wisconsin Alzheimer's Disease Research Center und des Wisconsin Alzheimer's Institute haben seit 2016 gezeigt, dass anspruchsvolle Berufe vor Demenz schützen.[169] Die 284 Teilnehmer der Studie hatten ein Durchschnittsalter von 60 Jahren und waren aufgrund der Familiengeschichte einem größeren Risiko für Alzheimer ausgesetzt. Die Forscher bewerteten die Komplexität der Tätigkeiten danach, ob sie vor allem mit Menschen, Daten oder Dingen zu tun hatten. Berufe, bei denen es vor allem um Unterstützung anderer ging (Sozialarbeiter, Schulberater, Psychologe und Pastor), waren mit einem besonders hohen Demenzschutz verbunden, ebenso wie intellektuell anspruchsvolle Berufe wie der des Arztes oder Ingenieurs. Menschen mit diesen Berufen hatten eine höhere kognitive Reserve als jemand, der als Kassierer, Lebensmittelhändler oder Maschinenführer gearbeitet hatte.

Interessanterweise zeigten Gehirnscans, dass Teilnehmer mit anspruchsvollen Berufen auch in Anwesenheit von Schäden an der weißen Substanz kognitiv besser abschnitten. Letztere weisen auf Gefäßerkrankungen und ein erhöhtes Demenzrisiko hin. Diese Studie ist ein weiterer Beweis für die schützende Kraft der kognitiven Reserve: Ein anspruchsvoller, geistig anregender Lebensstil kann die Auswirkungen der schädlichen Strukturveränderungen im Zusammenhang mit der Alzheimer-Erkrankung deutlich abmildern.

Weitere Studien aus dem Jahr 2016 haben gezeigt, dass ein Lebenstil, bei dem jemand mit anderen Menschen vielschichtig verbunden ist, sogar die neurologischen Schäden, die durch schlechte Ernährung verursacht worden waren, rückgängig gemacht werden konnten.

Leicht unangenehme Herausforderungen: Eine weitere neue Studie vom Massachusetts General Hospital[170] befasste sich mit 17 „Superagern" im Alter jenseits der 60 und 70. Diese hatten nicht nur keinen kognitiven Niedergang erlitten, sondern wiesen auch das Gedächtnis und die Aufmerksamkeit gesunder 25-Jähriger auf. Die Forscher machten Hirnregionen aus, die bei Superagern dicker und bei Normalaltrigen dünner waren. Bei den Superagern waren diese Hirnregionen praktisch nicht von denen 20-Jähriger zu unterscheiden. Bei den Regionen handelte es sich vor allem um solche, die mit Emotionen sowie mit Sprache, Stress, Sinneswahrnehmung und allgemeiner Kommunikation verbunden waren. Welches Verhalten hatte nun zu diesen multifunktionalen, vernetzten Superager-Gehirnen geführt?

Man kann sagen: alles, was einer Herausforderung gleichkam. Die Forscher kamen zu dem Schluss, dass Aktivitäten, sollten sie das Gehirn stärken, durchaus mit einer gewissen Unannehmlichkeit (wenn auch nicht mit erheblichem Stress) verbunden sein sollten. Das Obsiegen im Angesicht einer Herausforderung und mehr Anstrengung, als man eigentlich zu geben bereit ist, scheint der Schlüssel zum erfolgreichen kognitiven Altern zu sein.

Virtuelle Realität: In einem systematischen Studienüberblick zu Virtual-Reality-basiertem Training für Menschen mit LKB und Demenz[171] hat man eine deutliche Verbesserung der Aufmerksamkeit, der Exekutivfunktion und des Gedächtnisses (visuell und verbal) festgestellt. Auch die depressiven Symptome und Ängste wurden deutlich reduziert, beides Risiken für geistigen Abbau. Die Zukunft der Gedächtnistrainingsindustrie scheint in Virtual-Reality-Spielen zu liegen, die das Gehirn vielfach fordern und Menschen entsprechend ihrer spezifischen Defizite und Schwierigkeiten ansprechen. Bald schon wird man sein Gehirn im Gespräch mit Einstein über Quantentheorie trainieren können oder beim Talk mit Lincoln über Politik. Wir alle werden Zugang zu Spielen haben, die fordernd, anpassungsfähig und sehr individuell gestaltet sind.

Musik als Medizin

John, Spitzname „das Horn", war ein kleiner Mann mit tiefer Stimme, der in Begleitung seines 40-jährigen Partners zu uns kam. John war zu diesem Zeitpunkt 68 Jahre alt. Zehn Jahre zuvor hatte er sich von seinem anspruchsvollen Job als Verleger zurückgezogen und war seitdem deutlich weniger aktiv, vor allem in den letzten Jahren. John und sein Partner kamen auf sein schlechter werdendes Gedächtnis zu sprechen. Seine Fähigkeit, komplexe Aufgaben im Alltag zu erledigen, hatte mittlerweile gelitten. Johns Partner musste ihn daran erinnern, seine Medikamente zu nehmen, und in den letzten Monaten hatte er öfter einmal vergessen, den Abwasch zu machen oder mit dem Hund rauszugehen. Einmal ließ er sogar das Wasser in der Küche laufen, woraufhin ein Teil ihrer Wohnung überflutet wurde. ,

Wir machten unsere üblichen Laboruntersuchungen und Hirnscans. Stoffwechsel- oder strukturelle Anomalien gab es keine. Nun wussten wir aus Johns persönlicher Geschichte, dass er einmal sehr aktiv gewesen war, sowohl beruflich als auch sein Hobby betreffend. Er spielte Waldhorn in einer Band. Obwohl er die Musik immer geliebt hatte, gab er sie auf, als er in Rente ging. Uns war klar, dass Johns Erfahrung mit Musik ein ideales Mittel war, um sein Gehirn zu fordern. Also fragten wir ihn, ob er noch mal spielen würde. Er war nicht gerade begeistert. Wenn wir darauf zu sprechen kamen, sagte er einfach: „Ich habe keine Lust mehr" oder „Ich spiele einfach nicht mehr". Diese Art von psychologischem Widerstand sehen wir oft bei unseren Patienten, vor allem bei denen, die aufgrund von Gedächtnisproblemen ihr Zutrauen verloren haben. In Johns Fall hatte er eine widersprüchliche Beziehung zur Musik entwickelt. Zum einen war sie Quell seiner glücklichsten Erinnerungen, zum anderen eine Aktivität, bei der er sich jetzt unwohl fühlte.

Aufgabe von Ärzten ist es, das Unbehagen aufzulösen und herauszufinden, warum ein Patient etwas vermeidet, was er früher geliebt hat.

Eine der häufigsten Einschränkungen, die ältere Menschen veranlasst, sich aus dem Leben zurückzuziehen, ist der Hörverlust. Hörverlust führt zu schlechterem Verstehen und Dissonanzen im Gespräch. Der Mensch hinkt immer einen Schritt hinterher und klinkt sich dadurch immer mehr aus, entweder unbewusst oder bewusst. Eine im *Journal of the American Medical Association Internal Medicine* veröffentlichte Studie aus dem Jahr 2013 ergab, dass Hörverlust mit kognitivem Abbau einhergeht, insbesondere in den Bereichen Gedächtnis und Exekutivfunktion.[172] Andere Studien haben gezeigt, dass eine Sehbehinderung einen ähnlichen negativen Effekt auf die geistige Gesundheit hat.[173] Wir haben John untersucht und festgestellt, dass er tatsächlich einen leichten Hörverlust hatte. Ein Hörgerät war eine einfache Lösung. Dadurch konnte er Musik wieder klarer vernehmen, und sein Vertrauen in soziale Situationen wurde bestärkt.

Leichte Schmerzen sind ein weiterer Grund, warum ältere Menschen ihren Lieblingsbeschäftigungen den Rücken kehren. Wenn Patienten sagen, dass ihnen die Fingergelenke wehtun, schenken wir diesem Aspekt immer besondere Aufmerksamkeit.

John hatte die Geschicklichkeit in seinen Fingern aufgrund seiner Arthritis verloren. Auch wenn die meisten Ärzte sagen, dass dies im Alter normal sei, war uns an einer Behandlung gelegen. Wir stellen den Patienten immer in den Mittelpunkt unseres Ansatzes, nicht die allgemeinen Erwartungen des Gesundheitswesens. Johns kognitive Aktivitäten hingen nun einmal von der Geschicklichkeit seiner Finger ab – für uns war die Lösung dieses Problems der Schlüssel zu seiner geistigen Wachheit. Obwohl Medikamente nicht immer unsere erste Wahl sind, haben wir uns in diesem Fall entschieden, seine Arthritis mit Medikamenten zu behandeln. Auch haben wir John eine Physiotherapie verschrieben. Durch diese beiden Behandlungen hat sich seine Fingerbeweglichkeit deutlich verbessert.

Da John körperliche Einschränkungen hatte, musste er seine Erwartungen anpassen. Er hatte, seit er von der Musik weg war, an Können und Schnelligkeit in seinem Spiel verloren, auch hatte er einige kognitive Defizite. All dies bedeutete, dass er auf einem niedrigeren Niveau spielten musste, als er es gewohnt war. Wir wollten, dass John klar war, was ihn erwartete, wenn er wieder Musik machen würde. Wenn er erwartete, so zu spielen wie vor 20 Jahren, dann war eine Enttäuschung vorprogrammiert. Wir rieten ihm, mit einem einfachen Lied zu beginnen, das er immer gern gemocht hatte. John würde mit diesem Lied anfangen, es üben, bis es gut klappte. Dann könnte er mit einem anderen Stück weitermachen. Allerdings gaben wir ihm zu verstehen, dass dieses Vorgehen körperlich und emotional gewisse Anstrengungen erforderte, dass es mit der Zeit aber immer besser gehen würde. Wir sagen unseren Patienten immer, dass das Geheimnis des Lebens darin besteht, die Erwartungen zu managen, besonders die eigenen. Das gilt besonders dann, wenn man etwas Neues in der Lebensmitte lernt.

John fand es in Ordnung, langsam anzufangen, und schon nach wenigen Monaten hatte er seine musikalischen Fähigkeiten und sein Selbstvertrauen wiedererlangt. Nun widmete er sich der Musik wie früher seiner Karriere. Er konnte immer anspruchsvollere Stücke spielen, und das war Motivation genug, jeden Tag zu üben. Nach ein paar Monaten rief er Freunde an, mit denen er früher gespielt hatte, und sie beschlossen, eine Band zu gründen. Manche der Freunde hatten Kinder, die Instrumente spielten, also kamen auch sie dazu. Sogar ein Enkelkind war mit von der Partie. Zunächst probten sie nur so zum Spaß, aber dann merkten sie allmählich, dass sie eigentlich ziemlich gut waren. Schließlich sollten sie sogar in einem Restaurant vor Ort spielen. Das war für alle eine wunderbare Begegnung. Das eingenommene Geld wurde mit gutem Gefühl für einen guten Zweck gespendet.

John war an seine Grenzen gelangt, hatte sich körperlich und geistig gefordert und schließlich die Kraft der Motivation zu nutzen gelernt. Nun war er geistig wieder deutlich aktiver, erlebte positive Gefühle und sozialen Austausch. Er hatte den Weg zurück zu sich selbst gefunden, zurück zu einer seiner größten Lieben, einer seiner bedeutendsten Bewusstseinsinseln. Von den vielen Dingen, die wir als Neurologen gelernt haben, ist dies vielleicht das Schönste: Die Rettung liegt in den eigenen Geschichten, in dem, was jemanden ausmacht, was und wer eine Person ist. Kein Rätselbuch kann es jemals mit einer Aktivität aufnehmen, die Sie tief mit den eigenen persönlichen und emotionalen Inseln verbindet. Es mag ein wenig Nachforschung erfordern, die alten Leidenschaften freizulegen, aber ein jeder hat sie, und ein jeder kann davon profitieren. Nach sechs Monaten waren Johns Blutdruck und sein Cholesterinspiegel gesunken. Er war nun viel wacher, aufmerksamer und konzentrierter, und Gedächtnisprobleme hatte er auch nicht mehr. Sein Partner war ziemlich erstaunt über das, was er da sah. Wir waren hingegen nicht wirklich überrascht. Eine Studie, die 2013 in den Niederlanden durchgeführt worden war, hatte gezeigt, dass die Beschäftigung mit Musik eine ähnliche physiologische Wirkung hat wie Sport.[174] Eine weitere Studie aus Indien aus dem Jahr 2015 zeigte, dass Menschen, die Musik hörten, einen niedrigeren Blutdruck und weniger Stress hatten als die Teilnehmer, die auf Diät, Bewegung und andere verbreitete Lebensstilmaßnahmen setzten.

Die Aktivierung und Optimierung von Johns geistigen Fähigkeiten war zunächst der eigentliche Ansatz unseres Behandlungsplans gewesen, aber wie wir so oft beobachten können, brachten die positiven Veränderungen, was das Gedächtnis und die sozialen Interaktionen angeht, auch ein neues

Bewusstsein für Ernährung und körperliche Aktivität. Beim Folgetermin jedenfalls wollte er auch zu anderen Lebensstilaspekten beraten werden. Er bekam einen individuellen Plan, ebenfalls mit Zwischenschritten versehen, die messbar und erreichbar waren. Nach und nach ging es John besser, er war glücklicher und zufriedener. Nach einem Jahr war auf dem MRT zu sehen, dass sein mittlerer Schläfenlappen etwas größer geworden war. Die Musik und alle damit verbundenen guten Aspekte hatten sein Gehirnvolumen vergrößert und ihm damit einen Ruhestand ermöglicht, den er auch wirklich genießen konnte.

Optimierungsmythen

- **Gehirnjogging ist das Beste für die geistige Fitness.** Rätsel und Gehirnjogging sind bis zu einem gewissen Grad sinnvoll, aber nichts im Vergleich zu vielschichtigen Aktivitäten, da sie sowohl mehrere Bereiche des Gehirns aktivieren wie auch die Verbindungen zwischen ihnen stärken. Komplexe Aktivitäten mit einer sozialen Komponente sind noch besser.
- **Menschen mit Gedächtnisproblemen können nicht auch noch neue Dinge lernen.** Neues zu lernen ist in der Tat möglich, wenn Sie langsam und systematisch vorgehen, Ihre Erwartungen realistisch gestalten und sich Unterstützung von Familie und Freunden suchen. Technische Hilfsmittel bieten ebenfalls Unterstützung und sorgen für soziale Teilhabe.
- **Es ist normal, dass man im Alter geistig abbaut.** Viele Menschen erleben jedoch *keinen* geistigen Verfall. Der Verlauf hängt mit dem genetischen Risiko zusammen, aber vor allem mit dem Lebensstil und der kognitiven Reserve.
- **Ich bin 40, ich bin zu jung, um mir Sorgen um meine geistige Gesundheit zu machen.** In der Tat findet genau zu dieser Zeit eine entscheidende Veränderung in der Bevölkerung statt. Eine Gruppe erhält ihre Gesundheit, und einige Menschen in dieser Gruppe verbessern ihre Gesundheit. Die andere Gruppe gerät in eine Abwärtsspirale. Ihr

Ziel sollte es sein, von Geburt an bis zum Tod gesund zu leben. Doch ganz besonders im Alter zwischen 40 und 50 sollten sie gesunde Weichenstellungen vornehmen.

Soziale Teilhabe: Eine weitere Form komplexer geistiger Beanspruchung

Joanne hielt kaum Augenkontakt. Jedes Mal, wenn Ayesha ihr eine Frage stellte, schaute sie zu ihrer Tochter. Wie so viele unserer Patienten hatte sie sich daran gewöhnt, dass andere für sie sprachen. Früher war Joanne in ihrer Kirchengemeinde aktiv gewesen, hatte in einem Seniorenzentrum gearbeitet. Verantwortung zu tragen machte ihr große Freude und gab ihr das Gefühl, auch in der Rente etwas Sinnvolles zu leisten. Als sie jedoch erfuhr, dass sie an Alzheimer im Frühstadium erkrankt war, gab sie beide Tätigkeiten auf. Ihre Tochter berichtete, dass Joanne oft über leichte Schmerzen klagte, obwohl sie nicht genau feststellen konnte, wo der Schmerz saß. Auch war sie abgelenkt, besonders beim Essen. Obwohl sie lange Zeit vor ihrem Teller saß, aß sie nie auf. Ihre Familie brauchte eine Weile, bis ihr dies auffiel. Als man es schließlich bemerkte, hatte Joanne fast 14 Kilogramm abgenommen. Dieser Appetitverlust ist bei Demenzkranken häufig, oftmals im präklinischen Stadium bevor sich Schwierigkeiten mit dem Gedächtnis zutage treten.

Ayesha schien es, dass Joanne sich mit der Tatsache abgefunden hatte, Alzheimer zu haben. Sie war gebrechlich, reagierte kaum und hatte sich aus der sozialen Interaktion in ihre eigene Welt zurückgezogen, die weitgehend die Wahrnehmung von körperlichem Schmerz und Unbehagen war. Das ist bedauerlich, aber bei Alzheimer-Patienten üblich: Sie können dem, was andere Leute sagen, nicht folgen. Sie sind verlegen, weil sie sich wiederholen. Für sie fühlt es sich an, als ob sie verschwinden würden.

Der Mensch ist für das soziale Miteinander ausgelegt. Alles deutet darauf hin, dass Isolation schlecht für die menschliche Gesundheit ist. Einsamkeit an sich kann tödlich sein: Die Sterblichkeitsrate bei kürzlich Verwitweten ist deutlich erhöht, vermutlich wegen der Mischung aus Trauer, Einsamkeit und vermindertem sozialen Austausch. Bei Menschen, die sich nicht an sozialen Aktivitäten beteiligen, so eine Studie, liegt das allgemeine Sterberisiko um 50 Prozent höher[175], was darauf hindeutet, dass Sozialverhalten genauso wichtig ist wie Ernährung, Bewegung und andere lebensstilbedingte Risikofaktoren. Viele faszinierende Forschungsprojekte haben gezeigt, wie ein gutes Sozialverhalten uns gesünder macht:

- So weist das Leben in den blauen Zonen (Blue Zones) eine starke soziale Komponente auf, die zur Gesundheit und Langlebigkeit ihrer Bewohner beiträgt.[176] Religiöse Gemeinschaften sind typisch dort, wie wir in der starken Glaubens- und Dienstgemeinschaft in Loma Linda beobachten konnten. Die Pflege familiärer Beziehungen gehört dazu: Lebenslange Partnerschaften, das Leben in der Nähe von Eltern und Großeltern und der Aufenthalt in der Nähe von Kindern erhöhen die Lebenserwartung und senken das Krankheitsrisiko. Die Okinawaner haben sogar ein „moai", eine Gruppe von fünf Freunden, die sich in allen Lebensphasen gegenseitig unterstützen.

- In der renommierten Grant Study in Harvard wurden auf der Suche nach den Faktoren, die zu Glück und Erfüllung führen, 286 Männer ein Leben lang beobachtet.[177] Die Daten aus dieser Studie haben immer wieder gezeigt, dass die Qualität der Beziehungen Glück und Gesundheit im Alter beeinflusst. Männer, die schlechte Beziehungen zu ihren Müttern hatten, wiesen in ihren späteren Jahren ein erhöhtes Demenzrisiko auf, während diejenigen, die ihren Müttern nahestanden, durchschnittlich 87 000 Dollar mehr pro Jahr verdienten. Soziale Kompetenz, also die Fähigkeit, Beziehungen zu den Menschen um einen herum – Eltern, Geschwister, andere Familienmitglieder, Mentoren – zu hegen und zu pflegen, führte im Alter konsequent zu besserer körperlicher und geistiger Gesundheit.

- Die Immunologin Esther Sternberg hat über den Zusammenhang zwischen sozialer Interaktion und dem Immunsystem geschrieben.[178]

Tragfähige Beziehungen helfen uns, mit Stress umzugehen, und haben daher einen direkten Einfluss auf das Wohl unserer Hormone, Nerven und der Immunfunktionen.

Die Forschung zeigt ebenfalls, dass soziales Engagement mit einem reduzierten Demenzrisiko verbunden ist. Eine in *JAMA Psychiatry* veröffentlichte Studie ergab, dass Menschen, die als „einsam" definiert wurden, ein doppelt so hohes Risiko hatten, an Alzheimer zu erkranken.[179] Eine Studie der University of New South Wales in Australien aus dem Jahr 2013 zeigte darüber hinaus, dass eine Heirat mit einem geringeren Risiko eines kognitiven Verfalls im späteren Leben verbunden ist.[180] Menschen mit umfangreicheren sozialen Netzwerken haben ebenfalls ein geringeres Risiko geistigen Abbaus. Wie sozial aktiv Sie sind, erweist sich als eine der zuverlässigsten Determinanten Ihrer geistigen Gesundheit.

Soziale Aktivitäten reichen in ihrer Komplexität genau wie geistige Aktivitäten von einfach über mittel bis anspruchsvoll. Zu den einfachen Aktivitäten gehört zum Beispiel der alltägliche Gang in die Öffentlichkeit und damit Teil einer sozialen Situation zu sein: mit einer Verkäuferin im Lebensmittelgeschäft zu interagieren (Grüßen, Bezahlen, eine Frage stellen), ins Kino oder zum Essen zu gehen. Mittlere soziale Aktivitäten beinhalten in der Regel Netzwerke von Menschen. Sie können sich zum Beispiel mit einer Gruppe alter Freunde treffen und Geschichten und Erfahrungen austauschen. Diese Art von sozialer Aktivität bildet eher eine kognitive Reserve als einfache Aktivitäten, aber Sie sind vielleicht immer noch nicht völlig engagiert – vielleicht hören Sie zu, tragen aber nichts aktiv bei. Komplexe soziale Aktivitäten, die von Ihnen verlangen, dass Sie wirklich aktiv teilnehmen, schützen das Gehirn am besten. Diese Aktivitäten sind zielgerichtet, beinhalten aktives Sprechen, völlige Aufmerksamkeit und oft auch anspruchsvolles kognitives Verhalten. Sie definieren, wer wir sind. Sie erschaffen und verbinden Inseln des Bewusstseins. Zwar sind sie für die Patienten mit Zeit und Mühen verbunden, dafür aber auch ungleich lohnender.

Sozialverhalten, insbesondere komplexes Sozialverhalten, erhöht in vielerlei Hinsicht die kognitive Reserve:

- **Soziale Interaktion** erfordert hohe kommunikative Fähigkeiten und bezieht verschiedene Hirnfunktionen mit ein: Gesichtserkennung, Gedächtnis, Konzentration, Aufmerksamkeit, Hörfähigkeit und Sprachkenntnisse.

- **Soziale Interaktion** erzeugt Gefühle, die für die Motivation und Sinnfindung im Leben wichtig sind.

- **Soziale Interaktion** vermindert Depressionen und Stimmungsschwankungen, von denen wir wissen, dass sie das Risiko des Abbaus kognitiver Fähigkeiten erhöhen.

- **Soziale Interaktion** erleichtert das Handeln. Zum Beispiel könnte ein Freund Sie ermutigen, sich zu bewegen oder Sport zu machen, wenn Sie es sonst nicht tun würden.

- **Soziale Interaktion** erleichtert den Ausdruck von Gefühlen – wichtig für das Allgemeinbefinden und die kognitive Gesundheit.

Soziale Interaktion verleiht jeder geistigen Aktivität eine reale Dimension. Die Kombination einer herausfordernden, vielschichtigen kognitiven Aktivität mit einer sozialen Interaktion ergibt das komplexeste Verhalten, das uns zur Verfügung steht. Das Essen mit anderen zum Beispiel ist kognitiv komplexer als das Essen allein. Das Gleiche gilt für Bewegung und so ziemlich jede erdenkliche Aktivität. Stellen Sie sich vor, eine Frau mit einer leichten kognitiven Beeinträchtigung macht allein Sudoku in ihrem Haus, während eine andere Frau mit LKB mit einer Gruppe Freundinnen Bridge spielt. Die Frau, die Bridge spielt, profitiert von der Vielschichtigkeit ihres Tuns, nicht nur von Konzentration, Aufmerksamkeit, Gedächtnis und Problemlösung, sondern auch von den Wahrnehmungen und Gefühlen im sozialen Umfeld. Im Lichte all unserer wissenschaftlichen Belege nimmt die Bridge spielende Frau an einer anspruchsvolleren und vorteilhafteren Tätigkeit teil. Sie wird stärkere neuronale Verbindungen aufbauen und dadurch langsamer geistig abbauen.

Angesichts dieser eindeutigen Forschungslage bestand Ayeshas erster Schritt darin, Joannes Rückzug anzusprechen und ihr zu helfen, sich wieder mit der Außenwelt zu verbinden und am Geschehen teilzunehmen. Zu diesem Zweck verschrieb sie ihr Medikamente zur Behandlung gegen Angstgefühle und Depression. Sie ermutigte auch Joannes Familie, sie darin zu unterstützen, sich auf etwas anderes als ihren eigenen Zustand zu konzentrieren. Zum Beispiel sollte man ihre Aufmerksamkeit sanft auf ihre Lieblingsgeschichten und -erlebnisse lenken und dabei sicherstellen, dass diese schönen Erinnerungen auch Teil ihres Alltags waren. Im Gespräch mit Joanne hatte sich ebenfalls gezeigt, dass Joanne schlecht hörte. Es stellte sich heraus, dass sie vor einigen Jahren schlecht angepasste Hörgeräte ausprobiert hatte. Weil diese nicht funktionierten, dachte sie nun, man könne nichts tun. Ayesha erklärte ihr, dass gut eingestellte Hörgeräte sehr wohl funktionieren und dass wir mittlerweile sogar über technisch anspruchsvolle Cochlea-Implantate verfügen, die einen Hörverlust nahezu rückgängig machen. Als Joanne Hörgeräte verschrieben bekam, die richtig passten, schien sie sogleich viel aufmerksamer und eher bereit, an Gesprächen teilzunehmen.

Nach ein paar Wochen wurde Joannes Innenschau weniger. Sie schien nun mehr zu dem hingezogen, was um sie herum geschah. Nun war es an der Zeit, wieder soziale Aktivitäten aufzunehmen. Gemeinsam erforschten sie und Ayesha die Möglichkeiten, die ihr zur Verfügung standen: die Kirche, das Seniorenzentrum (wo sie früher gearbeitet hatte) und das Krankenhaus. Joanne war zögerlich, also beschlossen sie, langsam anzufangen. Joanne ging mit ihrer Tochter in die Kirche und fing dann an, ein paar Stunden pro Woche ehrenamtlich im Gesundheitskreis zu arbeiten. Dabei sollte sie ein kurzes wöchentliches Tagebuch ihrer Aktivitäten führen, in dem sie über Erfolge, Misserfolge, Hindernisse und neue Interessen reflektierte. Dadurch hatte Joanne eine gute Kontrolle über ihre Aktivitäten und konnte ihre Fortschritte erkennen. Nach einem Monat gab es einen Nachsorgetermin bei Ayesha. Durch den Kontakt zu den anderen Kirchenmitgliedern hatte ihr Selbstbewusstsein wieder zugenommen. Und weil sie immer noch gewisse Probleme mit komplexen Aufgaben hatte, machte sie sich Notizen, um den Überblick zu behalten. Zu Ayeshas Erstaunen übernahm sie nun sogar eine ehrenamtliche Aufgabe in einem Krankenhaus am Ort. Nach ein paar Monaten besetzte Joanne dort sogar den Empfang und half Patienten und ihren Angehörigen, sich zurechtzufinden. Die Ironie entging ihr nicht: Sie, die mit ihrem Gedächtnis zu kämpfen hatte, brachte Stunden damit zu, Menschen in einem Gebäude Orientierung zu verschaffen, das durchaus einschüchternd wirkte. Anfänglich hatte sich Joanne geschworen, das ganze Krankenhaus in- und auswendig zu lernen. Dazu ging sie geschossweise vor, immer jeweils ein Büro, eine Abteilung. Wann immer sie an ihrem Tisch saß, sah sie sich den Übersichtsplan an. Manchmal ging sie in die verschiedenen Stockwerke (natürlich über die Treppe!), um sich alles noch besser einzuprägen. Innerhalb von fünf Monaten kannte sie sich im ganzen Krankenhaus aus. Damit hatte ihr eine einzige freiwillige Tätigkeit nicht nur soziale Kontakte beschert, sondern auch geistige Herausforderungen, Bewegung und Sinnhaftigkeit.

Ein Jahr später kam Joanne zur Nachuntersuchung. Die meisten Patienten in der Frühphase von Alzheimer erleben gerade zu dieser Zeit eine deutliche Verschlechterung. Ayesha war deshalb eher verhalten, was ihre Erwartungen betraf. Doch Hirnscans und ein neuropsychologischer Test zeigten keine bedeutsame Verschlechterung. Joanne machte mit ihren freiwilligen Aktivitäten weiter. Auch nach weiteren zweieinhalb Jahren zeigte sich keine Verschlechterung, die Ergebnisse waren unverändert.

Fazit

Um das Gehirn auf Trab zu halten und seine Leistungsfähigkeit zu steigern, sind komplexe Aktivitäten wichtig, die die neuronalen Verbindungen stärken und eine gute kognitive Reserve bilden. Dabei sind es gerade die herausfordernden Aktivitäten, die das Hirn in all seinen Bereichen und Funktionen ansprechen. Noch wirksamer sind sie, wenn sie sozial interaktiv sind. Puzzles und Gedächtnisspiele sind das eine, doch die Leidenschaften geben den Ausschlag. Aktivitäten, die man liebt, sind der beste Hirnschutz, den es gibt. Dazu gehört ein sinnerfülltes Leben, besonders in den späteren Jahren.

SOZIAL AKTIVER BEI LKB UND LEICHTER ALZHEIMER-DEMENZ

Soziale Situationen können für Menschen mit Gedächtnisproblemen eine Herausforderung sein. Nicht in der Lage zu sein, einem Gespräch zu folgen, kann erhebliche Ängste auslösen und einschüchternd wirken. Ein Rückzug ist dann die Folge. Den Patienten wird manchmal gesagt, dass sie sozialer sein sollen, aber ihnen werden keine Hilfen an die Hand gegeben, wie sie sich angesichts ihrer kognitiven Einschränkungen in sozialen Settings zurechtfinden sollen. Dieser traditionelle Ansatz verspielt große Chancen und führt oft dazu, dass Patienten entweder aufgeben oder noch ängstlicher werden.

Bei der Arbeit mit Tausenden von Patienten haben wir festgestellt, dass Menschen, die sich sozial zurückgezogen haben, in der Regel in drei Kategorien fallen, von denen jede einen anderen Ansatz zur Förderung des Sozialverhaltens erfordert:

Die von Natur aus Schüchternen: Diese Menschen haben sich ein Leben lang abgeschirmt. Sie sind gern allein und introvertiert. In der Lebensmitte sozial aktiver zu werden ist eine Herausforderung, aber durchaus möglich. Menschen, die in diese Kategorie fallen, müssen langsam anfangen. Sie sollten anfänglich nur Kontakt zu Leuten haben, mit denen sie sich wohlfühlen – Familienangehörige und enge Freunde zählen dazu – und die darum wissen, dass sie mit gewissen kognitiven Defiziten zu kämpfen haben. Familie und Freunde sollten sich gemeinsam bemühen, sie bei geselligen Anlässen zu unterstützen. Eine vertraute Umgebung trägt im Übrigen zur Entspannung bei. Sobald sie sich in sozialen Situationen wohler fühlen, wagen sie sich vielleicht auch in größere und weniger vertraute Umgebungen.

Die aus der Übung gekommenen: Diese Patienten waren früher durchaus gesellig, Zeitmangel und der Tod enger Freunde haben aber Sozialkontakte vereitelt. Diese Menschen sollten sich immer wieder sanft selbst zu mehr Engagement drängen. Familie und Freunde sind wunderbare Quellen der Gemeinschaft, ebenso wie Kirchen oder Bürgerzentren. Der Beitritt in einen Verein kann auch eine gute Möglichkeit sein, neue Leute kennenzulernen und das Gehirn auf Trab zu halten.

Die Zurückgezogenen: Zurückgezogene Patienten ziehen sich aufgrund ihrer kognitiven Probleme von anderen zurück. Aufgrund ihrer psychischen und neurologischen Defizite haben sie Schwierigkeiten, Gesprächen zu folgen. Das kann auch am Verlust des Hörvermögens liegen. Diese Menschen fühlen sich in vertrauter Umgebung am wohlsten. Sie unterhalten sich am liebsten über vertraute Themen. In Begleitung eines Ehepartners, Kindes oder einem engen Freund beziehungsweise von Familienangehörigen sind sie selbstsicherer, weil noch jemand da ist, der auf sie achtet.

Ihr ganz persönliches

Aufbauprogramm

Für ein starkes und vielfach vernetztes Gehirn braucht es mehr als Puzzles und Gehirnjogging. Das Gehirn gedeiht am besten, wenn es gefordert ist, und zwar besonders in persönlich relevanter Form und unter Einbeziehung möglichst vieler Gehirnareale. Unsere Patienten sind oft aufgrund ihrer kognitiven Einschränkungen verzagt und eingeschüchtert, doch Möglichkeiten gibt es für jeden. Wie schon in den vorangegangenen Abschnitten fangen wir auch hier wieder mit einer Bestandsaufnahme an. Wenn Sie erst einmal wissen, wo Ihr persönlicher Aufbaubedarf liegt, dann erfahren Sie im Anschluss alles über Erinnerungstechniken und andere Aktivitäten, die Schutz vor geistigem Abbau bieten.

Selbsteinschätzung

Zielvorstellung, eigene Stärken und Schwächen: Was stellen Sie sich unter einer Optimierung fürs Gehirn vor? Was motiviert Sie und wo haben Sie Widerstände?

Zielvorstellung: Wie sieht für Sie ein Lebensstil aus, der das Gehirn fördert? Was machen Sie im Moment, um Ihr Gehirn auf Trab zu halten? Ließe sich das ausweiten oder gegebenenfalls durch interessantere Aktivitäten ersetzen? Was gefällt Ihnen am meisten und wie können Sie dieses Interesse sinnvoll mit der Familie, mit Freunden oder in einer Gemeinschaft ausleben?

Stärken: Was hilft Ihnen beim Erreichen Ihrer Ziele? Auf welche Stärken und Methoden können Sie zurückgreifen?

Schwächen: Wo liegen die Hindernisse, die es Ihnen erschweren, Ihr Ziel zu erreichen?

1. WAS BRINGT DER AUSBAU IHRER GEISTIGEN LEISTUNGSFÄHIGKEIT?

Beispiele: Ich werde geistig wieder klar sein. Mein Gedächtnis wird besser werden. Es wird mir leichter fallen, mich zu konzentrieren und zu arbeiten. Ich werde den Tag beherzter planen. Ich werde wieder mehr Zeit mit der Familie und mit Freunden verbringen. Ich werde wieder einen Sinn im Leben spüren.

2. WAS SIND DIE WICHTIGSTEN BEREICHE, AN DENEN SIE ARBEITEN WOLLEN?

Beispiele: Ich brauche unbedingt ein neues Hobby. Ich möchte endlich Schlagzeug spielen lernen. Ich möchte nicht mehr so schüchtern sein. Ich möchte nicht mehr allein fernsehen. Ich möchte wieder mehr Freude an geistigen und sozialen Aktivitäten haben. Ich möchte neue Freunde haben, die ich regelmäßig sehe.

3. WAS GENAU HINDERT SIE DARAN, SICH GEISTIG MEHR ZU BETÄTIGEN?

Beispiele: Soziale Situationen schüchtern mich ein. Ich habe nie ein

Instrument oder eine Fremdsprache gelernt. Ich bin nicht so ein aben-
teuerlicher Typ, der gern was Neues macht. Ich habe keinen Freundes-
kreis. Ich bin zu alt, um meinen Trott zu verändern. Ich habe schon
Gedächtnisprobleme, deshalb ist es für mich schwer, wenn nicht gar
unmöglich, etwas Neues zu lernen. Ich habe schon einen stressigen Beruf, da bleibt nicht viel Zeit für weitere geistige Herausforderungen.

**4. WAS KÖNNTE IHNEN DABEI HELFEN, IHR GEHIRN ZU FORDERN? WO
FINDEN SIE ANKNÜPFUNGSPUNKTE?**

Beispiele: Ich könnte in speziellen Seniorenkursen im öffentlichen Vor-
lesungswesen oder an der Volkshochschule teilnehmen. Ich könnte
einem Literaturklub beitreten. Ich könnte eine Fremdsprache lernen,
einen Tanzkurs machen oder ein Instrument spielen. Ich wollte immer
schon ein Buch schreiben. Ich könnte mich einer Gruppe von Freunden anschließen, die einmal pro Woche Karten spielen.

5. WER KANN IHNEN HELFEN UND WIE?

Beispiele: Meine Partnerin/mein Partner kann mich in sozialen Situationen unterstützen. Meine Freunde und ich lesen gern und reden
über Bücher. Ich könnte mit Kollegen etwas unternehmen. Ich könnte
mich einer Gruppe im Seniorenheim anschließen. Ich könnte mich an
meinen Pastor wenden, vielleicht gibt es in der Kirche jemanden, die
oder der mir helfen kann. Meine Tochter und ich könnten zusammen
Spanisch lernen.

6. WANN FANGEN SIE AN?

Unsere Empfehlung: Überlegen Sie sich ein paar Tage lang, was Sie gern
machen würden. Seien Sie kreativ. Erstellen Sie eine Liste mit allen
möglichen Aktivitäten, angefangen bei Kreuzworträtseln und Schach
über Kartenspiel mit Freunden, einen Literaturklub, freiwillige Arbeit
bis hin zur Eröffnung eines Trödelladens oder endlich das Buch zu
schreiben, das Sie schon seit Jahren im Kopf haben. Auf Ihrer Liste
sollten mindestens 15 bis 20 Dinge stehen. Schauen Sie dann, zu welchen Aktivitäten Sie unmittelbar Zugang haben, welche Mittel sie ha-

ben und welche Hindernisse es gegebenenfalls gibt. Vielleicht fangen Sie zunächst mit ganz einfachen Aktivitäten an und arbeiten sich dann langsam voran in Richtung herausfordernder Gruppenaktivitäten. Letztere sollten Ihr Endziel sein.

Übungen fürs Gehirn

Programmieren Sie sich auf Erfolg, indem Sie zunächst die für Sie leichtesten Übungen machen. Üben Sie ein bis zwei Stunden an mindestens fünf Tagen die Woche. Mit der Zeit können Sie sich dann allmählich zu den schwierigeren Übungen vorarbeiten. Bedenken Sie, dass eine gewisse Anstrengung an sich schon gut für das Gehirn ist. Bleiben Sie vor allem ruhig und konzentriert.

Fangen Sie bitte mit den folgenden Übungen an, um gut in das Ganze hineinzukommen. Nehmen Sie sich allerdings auch Zeit für komplexere Aktivitäten. Denn die schützen Ihr Gehirn weitaus besser (mehr dazu im nächsten Abschnitt).

Die Übungen, die wir hier empfehlen, konzentrieren sich auf vier wesentliche kognitive Fähigkeiten:

1. Gedächtnis,
2. Problemlösung,
3. Räumliches Sehen,
4. Aufmerksamkeit und Konzentration.

Gedächtnis

- **Langzeitgedächtnis:** Sie können Ihr Langzeitgedächtnis fordern, indem Sie sich an Geschichten von früher erinnern und diese mit Bildern und anderen sinnlichen Details anreichern. Die Idee ist, Ihre Erinnerungen so lebendig wie möglich zu gestalten. Diese Erinnerungen sind Inseln, von denen aus sich Verbindungen zu anderen wichtigen Erinnerungen aufbauen lassen.

- **Fotoalben:** Gehen Sie alte Fotoalben durch, versuchen Sie, sich an den Kontext der Bilder zu erinnern, und schreiben Sie ein paar Worte über das Ereignis oder die Erinnerung. Daraus kann im Übrigen ein kurzweiliges Erinnerungsstück für die Familie oder sogar ein Buch werden.

- **Persönliches Ereignis:** Setzen Sie sich mit jemandem aus der Familie oder ein paar Freunden zusammen und besprechen Sie ausführlich ein bestimmtes Ereignis aus Ihrer persönlichen Geschichte. Geburtstage, Ferien und Hochzeiten funktionieren gut für diese Übung. Schauen Sie, wer die meisten Einzelheiten beisteuern kann.

- **Kurzzeitgedächtnis:** Beim Kurzzeitgedächtnis geht es um emotionale Bindungen, Assoziationen, Chunking (Bündelung) und Wiederholungen. Je mehr Sinne beteiligt sind, desto besser. Der Sehsinn ist von besonderer Bedeutung, wenn es darum geht, Erinnerungen zu wecken. Angenommen, Sie wollen Urlaubserinnerungen an den Portugalurlaub wachrufen, wäre ein Foto sicherlich sinnvoll. Geschichten sind ebenfalls ein integraler Bestandteil des Gedächtnisses – sie sind die Währung des Geistes. Sie gut zu verknüpfen, ist für ein gutes Gedächtnis entscheidend.

Um das Kurzzeitgedächtnis zu trainieren, fangen wir mit einer Liste von Objekten an. Im Folgenden erläutern wir zwei Strategien, mit denen Sie sich diese merken können:

FRÜCHTE

Äpfel	Bananen
Melonen	Mangos
Orangen	Trauben

BÜROBEDARF

Bleistifte	Haftnotizen
Klebeband	Tacker

REINIGUNGSMITTEL

Besen	Fensterreiniger
Geschirrspülmittel	Küchenpapier
Luftreiniger	Sauerstoffbleiche
Universalreiniger	

KÜCHENZUBEHÖR

Olivenöl	Salz
Schneidebrett	

EINEN RAUM VISUALISIEREN

Bei dieser Merkstrategie kommt ein Raum mit seinen Gegebenheiten und Einrichtungsgegenständen als Übungsfeld zum Einsatz. Das kann das Schlafzimmer sein, das Wohnzimmer, das alte Kinderzimmer, was immer Sie wollen. Nehmen wir an, Sie nehmen Ihr Schlafzimmer: Wenn Sie den Raum betreten, sehen Sie ein Bett mit vier Kissen, einen Holztisch, eine Stehlampe und ein großes Fenster. Beim Merken einer Anzahl von Objekten ordnen Sie diese einem Element oder einem bestimmten Platz in dem Raum zu. Zum Beispiel: Sie gehen in das Zimmer und nehmen den Geruch des *Universalreinigers* wahr. Vor Ihnen steht das Bett, und plötzlich fällt Ihnen auf, dass das Bettzeug strahlend weiß ist, weil Sie es mit *Sauerstoffbleiche* gewaschen haben. Links vom Bett steht die Lampe, aber die ist jetzt ein *Besen*. Der Lampenschirm besteht aus einer riesigen *Bananenschale*! Dann geht der Blick zum Fenster und dort sehen sie eine *Haftnotiz*, die mit *Klebeband* angeheftet ist.

CHUNKING

Wir haben nur eine begrenzte Kapazität, um uns eine eine Vielzahl von Gegenständen zu merken. Durch Chunking (entweder der Kategorie nach oder mittels Assoziation) lässt sich die Kapazität erhöhen.

- **Chunking nach Kategorie:** Die obige Liste von 20 Artikeln lässt sich in vier Kategorien aufteilen: sechs Früchte, vier Büroartikel, sieben Reinigungsmittel und drei Küchenartikel. So könnte die Aufteilung einer langen Liste strategisch aussehen. Sie können die Kategorien beziehungsweise Teile (chunks) auch als 6F, 4O, 7C und 3K bezeichnen.
- **Chunking über Assoziation:** Jeder Gegenstand auf der Liste wird mit einer Geschichte verknüpft, in der bekannte Personen und Settings vorkommen. Zum Beispiel könnte die Geschichte der Liste der Büroartikel von einer Figur namens Mary handeln:

BÜROBEDARF

- **Klebeband:** Maria ist für ihre gute Organisation bekannt. Stellen Sie sich vor, wie sie eine große To-do-Liste an die Wand heftet.
- **Stifte:** Mary schnappt sich einen Bleistift und fügt eine weitere Aufgabe zu ihrer schon umfangreichen Liste hinzu.
- **Haftnotizen:** Mary schreibt auf Haftnotizen und fügt sie ihrer Liste hinzu – ihr ist fast der Platz ausgegangen.
- **Tacker:** Mary heftet eine weitere Seite auf die ursprüngliche Liste und plant ihren Tag weiter.

WEITERE MEMORIERTECHNIKEN

Mnemotechnik: Mit diesen Tricks wird dem Gedächtnis auf die Sprünge geholfen.

Nehmen wir an, Sie wollen sich die folgende Nummer merken: 435 45 33 86. Machen wir Gehirnjogging, weil es gesund und lustig ist. Dafür wird jeder Zahl ein Wort mit der gleichen Anzahl von Buchstaben zugewiesen:

- Die erste Zahl, 4, kann „John" sein.
- Die zweite Zahl, 3, kann „ist" sein.
- Die dritte Zahl, 5, kann „happy" sein.
- Die vierte Zahl, noch eine 4, kann „dass" sein.

Wir fahren wie folgt fort:

5 = „Jacky"
3 = „aus"
3 = „dem"
8 = „Flugzeug"
6 = „sprang"

So wird aus der ursprünglichen Nummer 435 45 33 86: „John ist happy, dass Jacky aus dem Flugzeug sprang." Alberne Geschichten lassen sich leichter merken. Auf den ersten Blick wirkt diese Eselsbrücke schwieriger als das Auswendiglernen der Zahl, aber die Methode wird mit etwas Übung immer besser und macht Spaß.

Assoziation: Das Gehirn arbeitet, indem es auf immer größeren Assoziationsmustern aufbaut. Spiele, die zwei oder mehr Konzepte, Ideen oder Bilder miteinander verknüpfen, können Ihre Erinnerung wirklich vertiefen und ausweiten. Geht es nach Kategorien, könnten Sie nach Früchten (Äpfel und Orangen), nach Form (rund) oder nach Geschmack (süß) aufteilen.

Ein Beispiel: Im College musste Dean sich das Wort *Gastrektomie* merken, was „Magenentfernung" bedeutet. Hier ist Deans etwas eigenartige Assoziation: Er stellte sich einen Tankwagen mit einem Riesenmagen statt eines Ölbehälters vor. Es war ein so eindrucksvolles Bild, dass er die Bedeutung des Wortes nie mehr vergaß!

Nachfolgend finden Sie eine Liste ähnlich anspruchsvoller Begriffe. Versuchen Sie, sich für jeden von ihnen eine alberne Assoziation auszudenken.

Arthroplastik: Gelenkersatz
Costochondritis: Schmerzen und Entzündung des Knorpels, der die Rippen mit dem Brustbein in der Mitte der Brust verbindet
Diglossie: Das Phänomen, in dem verschiedene Dialekte einer Sprache oder verschiedene Sprachen von ein und demselben Sprecher in

verschiedenen sozialen Situationen gesprochen werden

Indolent: träge, schmerzfrei

Proxemik: das Studium der persönlichen Distanz und anderer kulturell definierter Raumnutzungsvorstellungen, die die Kommunikation beeinflussen

AVES: Hier werden gleich vier verschiedene Denkformen kombiniert:

A **Aufmerksamkeit:** Achten Sie darauf, was Sie sich merken wollen.

V **Verknüpfung:** Verknüpfen Sie diese Informationen mit anderen ähnlichen über eine Memoriertechnik – dadurch wird die Informationen unverwechselbar.

E **Emotion:** Schaffen Sie eine emotionale Verbindung zu den Informationen, um sie weiter zu verfestigen.

S **Sinne:** Versuchen Sie, andere Sinne mit den Informationen zu verbinden (Bilder, Gerüche, Geschmack etc.).

Angenommen, Sie wollen sich eine längere Wortliste merken. Die ersten beiden Begriffe sind: Apfel und Pfau

Hier ein Anwendungsbeispiel für AVES, um sich die Begriffe zu merken:

Apfel

Aufmerksamkeit: Stellen Sie sich den Apfel vor.

Verknüpfung: Denken Sie an Schneewittchen, die in den Apfel beißt.

Emotion: Spüren Sie den Schauder, als sie in den Apfel beißt.

Sinne: Stellen Sie sich die Farbe des Apfels vor (ein tiefes Rot), hören Sie das knackige Geräusch beim Abbeißen, schmecken Sie die Süße, sprechen Sie das Wort *Apfel* laut aus.

Pfau

Aufmerksamkeit: Stellen Sie sich einen Pfau vor.

Verknüpfung: Denken Sie an Schneewittchen, umgeben von Pfauen.

Emotion: Plötzlich fliegen die Pfauen auf.

Sinne: Sehen Sie die leuchtend grünen Federn, berühren Sie in Gedanken die herrlichen Schweife, hören Sie ihr Rufen, sprechen Sie das Wort *Pfau* laut aus.

Mithilfe von AVES lassen sich für alle möglichen Gegenstände einprägsame Szenen ausmalen. Je verrückter und emotionaler, desto besser.

Problemlösung

Eine Problemlösung bezieht grundsätzlich verschiedene Hirnbereiche und besonders den Frontallappen mit ein. So gut wie alle Aufgabenstellungen erfordern ein gewisses Maß an Problemlösung, von Kreuzworträtseln über Modellbau bis hin zur Lösung mathematischer Gleichungen, dem Lösen eines Sudoku und der Interpretation von Geschriebenem. Einer unserer Patienten zum Beispiel baut gern komplizierte Holzspiele, die stundenlange Planung für jedes einzelne Stück erforderten. Eine andere Patientin rezensiert Bücher und Artikel und verdient sogar Geld über Webseiten, die ihre Arbeit veröffentlichen. Beides sind hervorragende Problemlösungsansätze.

Eine Tätigkeit kann jedoch, auch wenn sie zunächst Problemlösungskompetenz erfordert, mit der Zeit langweilig werden, ein Umstand, den viele unterschätzen. Nehmen wir Stricken, ein Hobby, nach dem uns viele Patienten fragen. Größtenteils stellt das Stricken keine Herausforderung an die Problemlösungskompetenz dar. Sobald Sie sich für ein Muster entschieden haben, ist Schluss. Das Stricken wäre eher problemlösungsorientiert, wenn man das Muster immer wieder ändern würde – aber das ergäbe keinen tragbaren Pullover!

Räumliche Orientierung

Viele der obigen Problemlösungsbeispiele haben einen visuell-räumlichen Aspekt. Zum Beispiel: Klavierspiel auf einer einer kleinen, beleuchteten Tastatur (die auch die motorischen Fähigkeiten und die Exekutivfunktion fördern würde), das Malen nach Zahlen, das Entwerfen von Schmuck und

Puzzlespielen. Darüber hinaus gibt es viele unterhaltsame Spiele wie Lego und Tangram, die das räumliche Sehen verbessern.

Aufmerksamkeit und Konzentration

Aufmerksamkeit und Konzentration sind entscheidend für das Gedächtnis und den Erhalt der Exekutivfunktion, die Basis aller anderen kognitiven Fähigkeiten. Mit zunehmendem Alter nimmt unsere Konzentrationsfähigkeit ab und wir haben Schwierigkeiten, bei einer Sache zu bleiben. Seien Sie deshalb geduldig. Am Anfang werden Sie sich vielleicht noch überfordert fühlen. Wir empfehlen Ihnen, langsam anzufangen und Ihre Fähigkeiten im Laufe der Zeit auszubauen.

- Eine einfache Möglichkeit, mit Konzentration und Aufmerksamkeit zu arbeiten, besteht darin, zur Liste auf Seite 295f. zurückzukehren und zu sehen, wie viele Elemente Sie nach dem einmaligen Lesen der Liste visualisieren und abrufen können. Gehen Sie davon aus, dass Sie sich zunächst nicht an viele Dinge erinnern werden. Schauen Sie, ob Sie die Liste mit der Zeit von drei auf fünf, zehn und schließlich auf 20 Gegenstände erweitern können.
- Eine weitere hilfreiche Technik ist es, in einen ruhigen Raum zu gehen (vorzugsweise einen, in dem Sie noch nie waren oder der Ihnen nicht sehr vertraut ist). Dort setzen Sie sich hin, schließen die Augen und versuchen, sich an so viele Merkmale des Raumes wie nur möglich zu erinnern. Verwenden Sie gegebenenfalls ein Aufnahmegerät, um Ihre Gedanken festzuhalten. Schauen Sie, ob Sie sich durch Übung steigern können.
- Konzentration können Sie auch erzielen, indem Sie in Gedanken mathematische Berechnungen anstellen. In diesem Fall geht es nicht um die Schwere der Aufgaben, sondern um Ihr Konzentrationsvermögen dabei. Versuchen Sie einmal in Dreierschritten von 1000 herunterzuzählen, bis Sie im einstelligen Bereich gelandet sind. Dann versuchen Sie es mit Siebenerschritten. Wenn das noch zu schwer ist, fangen Sie bei 100 an.

Lesen stärkt ebenfalls Aufmerksamkeit und Konzentration. Lesen Sie eine lange Passage und versuchen Sie dann, sich die Anzahl des Wörtchens *und* in einem Artikel zu merken. Diese Übung fordert die Konzentration heraus, weil Sie gezwungen sind, auf den Text zu achten und gleichzeitig einen anderen Aspekt im Auge zu behalten. Sie sollten noch in der Lage sein, den Inhalt des Artikels zu verstehen.

Komplexe Tätigkeiten

Wie wir in diesem Kapitel bereits gezeigt haben, erhöhen komplexe Aktivitäten die kognitive Reserve beträchtlich. Sie lassen Nervenverbindungen wachsen, die das Gehirn vor Alzheimer und normalen Alterungsprozessen schützen. Wenn Sie eine einzige Übung zur Optimierung Ihrer geistigen Leistungsfähigkeit auszuwählen hätten, würden wir Ihnen zu etwas aus der folgenden Liste raten (oder eine gleichermaßen anspruchsvolle Tätigkeit):

- Eine Fremdsprache lernen
- Ein Musikinstrument lernen
- Computerprogrammierung lernen
- Einen Artikel oder sogar ein Buch schreiben
- Karaoke singen
- Stand-up-Commedy betreiben
- Tanzen lernen
- einem Kartenspiel-, Backgammon- oder Schachklub beitreten
- Mentor oder Mentorin werden
- Freiwilligenarbeit in der Gemeinde übernehmen
- Schmuck basteln, Kunsthandwerk oder Modellbau
- Zeichnen, malen und bildhauern
- Volkshochschulkurse besuchen

All diese Aktivitäten sind noch einprägsamer, wenn Sie mit Menschen zu tun haben. Sie können zum Beispiel ein Buch mit Ihren Kindern schreiben oder Gitarrenunterricht bei einem guten Freund nehmen. Wichtig ist, etwas zu finden, das man wirklich gern macht, eine Tätigkeit, die Spaß macht und Ihrem Leben Sinn verleiht. Wenn Sie nicht wissen, was Sie gerne machen würden, nehmen Sie sich etwas Zeit und überlegen Sie, was Sie früher gern gemacht haben. Irgendwas war für jeden einmal spannend.

1. Sprechen Sie mit Freunden und der Familie. Sie können Ihnen helfen, Aktivitäten auszumachen, die Sie mögen oder die Sie früher interessant fanden.
2. Schreiben Sie auf, was Sie als Jugendliche gern gemacht haben.
3. Schreiben Sie auf, was Sie schon immer gerne gemacht hätten.
4. Wenn Sie nicht so genau wissen, was Ihnen gefällt, wählen Sie irgendetwas und versuchen Sie es probehalber. Im Zweifel testen Sie etwas anderes. Wenn Ihnen auch der zweite und dritte Versuch nicht gefallen, dann ist das immer noch kein Grund zum Aufhören. Vielleicht brauchen Sie Zeit, bis sich die Freude an etwas Neuem entwickelt. Bringen Sie einen Freund als Motivationshelfer mit.

Auch das Management Ihrer Erwartungen ist wichtig. Anspruchsvolle, komplexe Tätigkeiten erfordern einen Lernprozess. Fangen Sie mit etwas Simplen an, seien Sie geduldig und bleiben Sie dran.

AB JETZT IMMER ÖFTER

• Zeit mit Freunden und der Familie verbringen
• Sich Aktivitäten, die einem wirklich Freude bereiten, widmen
• Neues und Interessantes lernen
• Mehr am gesellschaftlichen Leben teilnehmen und in verschiedenen Gruppen mitmachen

AB JETZT IMMER SELTENER

• Zeit vor dem Fernseher verbringen
• Lange Zeit in Isolation verbringen
• Sich aus Unsicherheit vor sozialen Aktivitäten zurückziehen
• Sich zu einer unliebsamen Aktivität zwingen, obwohl Sie eigentlich etwas anderes bevorzugen

Typische Hindernisse

Gedächtnisstörungen: Gehen Sie eine neue Aktivität langsam und Schritt für Schritt an. Möglicherweise müssen Sie sich geistig mehr anstrengen als früher, aber mit der Zeit werden Sie eine Besserung feststellen.

Schüchternheit: Lassen Sie sich von Ihrem Ehepartner, Partner, Geschwister oder Kind bei gesellschaftlichen Anlässen begleiten. Nehmen Sie gute Freunde mit. Halten Sie nach angenehmen Situationen Ausschau und stellen Sie sich ihnen zusammen mit Freunden und der Familie.

Kein Bekanntenkreis: Literaturzirkel, Gemeindezentren und Glaubensgemeinschaften sind ausgezeichnet, um Menschen mit ähnlichen Interessen und Werten zu treffen.

Mangelndes Interesse: Jeder war irgendwann einmal an etwas interessiert. Gehen Sie zurück zu Ihren kindlichen Leidenschaften. Sehen Sie sich alte Fotos an. Fragen Sie Ihre Familienangehörigen. Vertrauen Sie auf Ihr Bauchgefühl und gehen Sie Interessen nach, von denen Sie vielleicht vor Jahren abgehalten wurden.

Körperliche Einschränkungen: Scheuen Sie sich nicht, einen Stock oder einen Rollator in der Öffentlichkeit zu benutzen. Die kognitiven Vorteile überwiegen bei weitem.

Wenn chronische Schmerzen ein Hinderungsgrund sind, dann sollten Sie dies in aller Deutlichkeit mit Ihrem Hausarzt ansprechen. Stellen Sie sicher, dass aus dem Schmerz nicht ein Dauerproblem wird, das Sie sozial isoliert. Hör- und Sehprobleme sollten auch direkt angegangen werden.

Unser ganz persönlicher Optimierungsansatz

- Wir nutzen aktiv Chunking und Assoziationstechniken, wenn wir uns Telefonnummern, Adressen, Geburtstage und Passwörter merken.
- Wenn wir einkaufen gehen, teilen wir alles nach Kategorien (Obst, Gemüse, Gewürze, Getreide etc.) auf und merken uns dann die Anzahl der Artikel in jeder Kategorie. Das ist effektives Gehirntraining im Alltag.
- Memoriertechniken nutzen wir auch beruflich. Zum Beispiel kann Dean seine aktuellen Patienten einteilen: Er weiß, dass von seinen 1536 Alzheimer-Patienten 836 im Frühstadium, 318 im mittleren und 432 im Spätstadium sind. Innerhalb dieser Aufteilung arbeitet er mit Chunking (so hatten 28 der Patienten im Frühstadium bereits einen Schlaganfall). Da wir beide schon lange mit diesen Techniken arbeiten, sind Sie uns in Fleisch und Blut übergegangen und verhelfen uns zu mehr gedanklicher Effizienz.
- Musik ist ein wichtiger Teil unseres Lebens. Dean spielt (schlecht) Gitarre, Ayesha spielt (gut) Keyboard und singt. Wir haben dafür gesorgt, dass unsere Kinder mit Musik aufwachsen. Dabei versuchen wir, die Musik so oft wie möglich gemeinsam zu genießen, sei es beim Singen im Auto oder bei Konzerten im Freien.
- Wir haben es uns zur Gewohnheit gemacht, Freunde zum Essen einzuladen und über aktuelle Ereignisse, Dokumentarfilme und Bücher zu diskutieren. Unsere Tochter Sophie nennt diese Veranstaltungen „Meal Masters" und wir haben schon viele wunderbare Abende damit verbracht, uns mit Menschen, die wir mögen, zu unterhalten und gemeinsam spannende Themen zu diskutieren. Oft kochen wir zusammen, spielen und hören Musik. Es macht Spaß zu sehen, wie Menschen, die normalerweise zurückhaltend sind, plötzlich mitsingen, weil die Umgebung so entspannt und unterstützend ist. Unser Ziel ist es, Bindungen zu schaffen und Gehirne zu fordern. Neue Rezepte probieren wir dabei natürlich auch aus!

WOCHENPLAN OPTIMIERUNG

Ihre erste Aufgabe wird sein, eine Liste von 20 bis 30 kognitiven und sozialen Aktivitäten zu erstellen. Wenn Sie Ihrem Gehirn unter der Woche verschiedene Aktivitäten anbieten, bleiben Sie motiviert und bei der Sache.

MONTAG

Lesen Sie ein Buchkapitel oder einen Zeitschriftenartikel. Wenn Sie fertig sind, schreiben Sie auf, an was Sie sich erinnern können. Fassen Sie in wenigen Sätzen die Absicht des Autors und Ihre eigene Analyse des Kapitels oder Artikels zusammen.

DIENSTAG

Halten Sie im Internet nach einer Gruppe Gleichgesinnter für eine Aktivität Ausschau, die Ihnen Freude bereitet (etwa unter nebenan.de) Oder Sie nehmen an einer Veranstaltung teil und lernen neue Leute kennen. Sie können auch mit Mitgliedern eines Onlineforums über ein gemeinsames Thema korrespondieren.

MITTWOCH

Schaffen Sie sich ein kleines Keyboard an und lernen Sie, wie man einfache bekannte Songs spielt. Die meisten neueren Geräte verfügen über eine Auswahl an vorprogrammierten Songs, die Sie mithilfe von Leuchttasten erlernen können.

DONNERSTAG

Gründen Sie mit Bekannten einen Leseklub oder eine Hobbygruppe. Oder treffen Sie sich einfach auf ein gutes Gespräch. Kartenspiele sind ebenfalls eine gute Gelegenheit, sich mit Freunden zu treffen.

FREITAG

Laden Sie ein Memory-Spiel auf Ihr Handy, Ihr Tablet oder auf den Laptop herunter. Es gibt viele Spiele, die extra entwickelt wurden, um die Erinnerungsfähigkeit, die Problemlösungskompetenz und die Denkgeschwindigkeit zu erhöhen. Tangram ist toll für räumliches Sehen. Elektronische Kartenspiele oder Legespiele fordern das Gehirn ebenfalls.

SAMSTAG

Machen Sie Freiwilligendienst in einem Tierheim, Pflegeheim, Seniorenzentrum oder Krankenhaus. In den nächsten Wochen engagieren Sie sich vielleicht noch an anderen Orten, um mehr Abwechslung in Ihre Aktivitäten zu bringen.

SONNTAG

Heute probieren Sie zwei geistig anspruchsvolle Aktivitäten aus – davon sollte mindestens eine etwas mit Menschen zu tun haben. Sie können vielleicht morgens auf dem Keyboard spielen und nachmittags mit einer Freundin oder einem Freund Kaffee trinken. Wenn Sie nicht an soziale Interaktion gewöhnt sind, sollten Sie langsam anfangen und sich Zeit nehmen, um Vertrauen zu gewinnen.

Fazit

Die Medizin schreitet voran. Jeden Tag lernen wir mehr über Krankheiten wie Alzheimer, und eines Tages werden wir erleben, dass es auch dafür eine medikamentöse Behandlung geben wird. Aber warum so lange warten beziehungsweise darauf, irgendwann ganz und gar auf Medikamente angewiesen zu sein? Wie Sie in diesem Buch gesehen haben, haben unsere Patienten ihr Leben mittels einfacher, wirkungsvoller und individuell abgestimmter Maßnahmen positiv verändert. Und das können Sie auch, es liegt ganz in Ihrer Macht.

Personalisierte Medizin basiert auf individuellen Unterschieden hinsichtlich der Gene, Proteinen und der Umwelt. Bei chronischen Erkrankungen wird dies die Medizin der Zukunft sein. Mittlerweile gibt es für Studien, die nach diesem Ansatz vorgehen, eine gute finanzielle Ausstattung – Spezialisten und Forscher aller Fachrichtungen richten sich zunehmend daran aus. Die Idee hinter der personalisierten Medizin ist, dass wir Menschen uns zwar im Großen und Ganzen sehr ähnlich sind, uns aber auf der molekularen Ebene recht deutlich unterscheiden. Jeder von uns hat eine unterschiedliche genetische Ausstattung, und diese Gene werden zu unterschiedlichen Zeiten ein- und ausgeschaltet. Auch die Enzyme und die Enzymaktivität unterscheiden sich von Mensch zu Mensch; wir reagieren nicht nur auf Umweltreize unterschiedlich, sondern auch auf Nährstoffe, Chemikalien und Medikamente. Der Ansatz der konventionellen Medizin bestand darin, uns so zu behandeln, als ob wir alle gleich wären. Man ging davon aus, dass ein Lebensmittel, Medikament oder Verhalten auf alle passt. Eine Studie sagt, dass dieses Vitamin gut für Sie sei, und fortan nehmen wir es alle. Ein Blutdrucksenker wird erfunden, und wir bekommen ihn alle verschrieben. Aber mittlerweile wissen wir, dass Therapien bei jedem Einzelnen anders anschlagen. Bisher kam die personalisierte Medizin vor allem in der Behandlung von Diabetes, Adipositas und Herzerkrankungen zum Einsatz, wo Ärzte die genetischen und biochemischen Besonderheiten einer individuellen Erkrankung betrachten und, was noch wichtiger ist, Lebensstiländerungen veranlassen, die die Vergangenheit, die unterstützenden Mittel, Grenzen und Möglichkeiten des jeweiligen Patienten mitberücksichtigen. Dieser ganzheitliche Ansatz bringt ans Licht, was wir schon vor Jahren entdeckt haben: Chronische Erkrankungen, insbesondere neurodegenerative, sind hochkomplex und sehr individuell. Doch mit den richtigen Methoden können Patienten etwas bewegen.

Das Verfahren, das wir hier in der *Alzheimer-Lösung* mit Ihnen behandelt haben, ist personalisierte Medizin für das Gehirn. Wir wissen, dass diese Krankheit mehr ist als Amyloid und Tau-Protein, und sicherlich keine 08/15-Erkrankung. Alzheimer ist vielschichtig und besteht im Wesentlichen aus einem entgleisten Zucker- und Fettstoffwechsel, Entzündungs- und Oxidationsprozessen sowie degenerativen Prozessen. Hinzu kommen individuelle Nährstoffmängel, Toxizitäten und andere immunvermittelte, endokrine und metabolische Faktoren. Wir wissen auch, dass die Alzheimer-Erkrankung sehr stark mit Risiken zusammenhängt, die im Laufe eines Lebens zusammenkommen und sich mit der Zeit summieren. Jedes Verfahren zur Veränderung von Lebensstilen und Gewohnheiten sollte dem Rechnung tragen und individuelle Risiken minimieren. Eine so komplexe Krankheit erfordert auf jeder Ebene ein individuelles Vorgehen.

Um das Leben von Menschen nachhaltig zu verändern, ist ein individueller personalisierter Ansatz unabdingbar. Menschen sind sehr unterschiedlich, was ihre Therapietreue angeht oder die Bereitschaft, etwas in ihrem Leben zu verändern. Dem muss auf jeder Ebene, bei uns selbst wie auch in größeren Patientenkollektiven, immer neu entsprochen werden.

Dieses Buch hat Ihnen die Zukunft der Neurologie aufgezeigt. Wir haben hier ein wegweisendes Modell beschrieben, wie man Alzheimer auf einer individuellen Ebene erfassen und (präventiv) behandeln kann. Der nächste Schritt wird sein, diesen gelungenen Ansatz hinaus zu den Familien, in die Schulen, Kirchen und regionale Gesundheitsversorgung hineinzutragen. Wir werden alles dafür tun, um diese Botschaft zu verbreiten, falsche Vorstellungen über die Alzheimer-Erkrankung zu hinterfragen und den Weg für eine umfassende Heilung zu ebnen.

Einige Anmerkungen zu unserer Forschung

Die Forschung zur *Alzheimer-Lösung,* unser umfassendes klinisches Programm und unser Lebenswerk basieren auf dem Zusammenfließen dreier wissenschaftlicher Vorgehensweisen: auf 15 Jahren klinischer Erfahrung mit Patienten in allen Stadien der Demenz und des geistigen Abbaus, auf einer der größten Beobachtungsstudien, die jemals zu kognitiver Gesundheit und Lebensweise durchgeführt wurde, und auf der Sichtung von weltweit veröffentlichter Forschungsliteratur über Demenz, Alzheimer, die Parkinson-Krankheit und Schlaganfall aus den letzten zwei Jahrzehnten. Insgesamt zeigt unsere eigene Forschung überzeugend, dass Alzheimer, Demenz und die Hirngesundheit insgesamt in direktem Zusammenhang mit Lebensstilfaktoren stehen und damit nicht zuletzt durch alltägliche Weichenstellungen beeinflussbar sind.

Mittlerweile leiten wir das *Brain Health and Alzheimer's Prevention Program* an der Loma-Linda-Universität, wo wir es – und das ist sehr besonders – mit zwei äußerst unterschiedlichen Patientenkollektiven zu tun haben. Die Siebenten-Tags-Adventisten von Loma Linda haben einen bemerkenswert gesunden Lebensstil, der sie vor Alzheimer schützt. Tatsächlich haben wir innerhalb von sechs Jahren und unter Einbeziehung von mehr als 2500 Patienten im Hinblick auf Ernährung, körperliche Aktivität und Bildung festgestellt, dass weniger als 1 Prozent unserer Demenzpatienten einen gesunden Lebensstil pflegten. (Dazu gehören pflanzliche Kost, regelmäßige Bewegung, Stressbewältigung, Gemeinschaftsaufgaben und geistig anspruchsvolle Aktivitäten.) Je stärker sich die Menschen an diese Grundsätze des gesunden Lebens halten, desto besser sind sie vor kognitivem Verfall geschützt. Die Bewohner des nahe gelegenen San Bernardino hingegen leben die typische moderne Lebensweise – amerikanisch-westliche Diät, Bewegungsmangel, chronischer Stress, schlechter Schlaf. Sie leiden überproportional unter lebensstilbedingten Erkrankungen wie Bluthochdruck, einem hohen Cholesterinspiegel, Diabetes, Herz-Kreislauf-Erkrankungen und Alzheimer. Nachdem wir über ein Jahrzehnt lang gesunde Lebensgewohnheiten untersucht und bewerteten, haben wir angefangen, sie unseren Patienten beizubringen, die an geistigem Abbau litten. Dabei haben wir festgestellt, dass jeder Einzelschritt wie zum Beispiel die Reduktion von raffiniertem Zucker oder die Einführung von nur 15 Minuten Bewegung pro Tag zu tiefgreifenden Veränderungen in der kognitiven Gesundheit führten. Bei unseren Patienten im präklinischen Demenzstadium, also den ersten leichten Zeichen geistigen Abbaus, können wir die Krankheit definitiv stoppen und kognitive Verfallserscheinungen rückgängig machen.

Als Forscher an der Loma-Linda-Universität erhielten wir Zugang zu einem Teil der Adventist-Health-Studies-Datenbank, einer Datenbank von einer der größten und am längsten bestehenden epidemiologischen Studien weltweit, die schier unglaubliche wissenschaftliche Erkenntnisse in der Welt der Epidemiologie und chronischen Krankheiten zutage gefördert hat. Anhand dieser Daten untersuchten wir die Zusammenhänge zwischen Ernährung (vegetarische und andere Diäten) und kognitiver Gesundheit insgesamt. Dabei kamen wir zu der Erkenntnis, dass eine pflanzliche Ernährung stark mit einer besseren kognitiven Funktion korreliert.

Seitdem haben wir drei umfassende Untersuchungen durchgeführt, die die Zusammenhänge zwischen Ernährung und Schlaganfall, Ernährung und Parkinson sowie Ernährung und Demenz untersuchen. Jede Überprüfung zeigte einen starken Zusammenhang zwischen einer pflanzlichen Ernährung und einer geringeren Prävalenz der jeweiligen neurologischen Erkrankung. Darüber hinaus haben wir eine überregionale medizinische Datenbank auf die Beziehung zwischen Insulinresistenz und kognitivem Abbau hin abgeglichen. Dabei fanden wir eine starke Korrelation zwischen Insulinresistenz und schlechteren Gedächtniswerten. In einem zweiten Forschungsaufsatz konnten wir schlüssig darlegen, dass bei Menschen mit Diabetes die Häufigkeit von Demenz um 10 Prozent erhöht war.

Über eine andere landesweite Datenbank haben wir ebenfalls festgestellt, dass es ganz allgemein eine höhere Prävalenz von Demenz bei Menschen mit Schlafapnoe gibt. Bei der Untersuchung des Freizeitverhaltens einer multiethnischen Bevölkerung sahen wir, dass regelmäßige körperliche Aktivität das Auftreten der vaskulären Demenz um 21 Prozent deutlich reduzierte. Unser jüngstes Forschungsprojekt war eine umfassende Metaanalyse von Studien zur Wirksamkeit kognitiven Trainings bei Menschen mit leichter kognitiver Beeinträchtigung. Die von uns ausgewerteten Studien zeigten eine positive Übereinstimmung zwischen kognitivem Training und dem Nichtfortschreiten der Alzheimer-Erkrankung, und zwar umso ausgeprägter, je anspruchsvoller und stärker sie auf die spezifischen Schwächen der Person ausgerichtet war.

Unsere klinische Erfahrung, unsere Forschung und die Lebensstilinterventionen werden durch eine Fülle von Forschungen aus der ganzen Welt unterstützt. Die Thesen und der ganze Aufbau der *Alzheimer-Lösung* basieren auf vielen wegweisenden Studien zu Lebensstil und kognitiver Gesundheit. Im Folgenden deshalb einige der grundlegenden Studien, die für dieses Buch eine Rolle gespielt haben:

• Die Finnish Geriatric Intervention Study to Prevent Cognitive Impairment and Disability (FINGER) von 2015 hat die Wirkung einer zweijährigen umfassenden Lebensstilintervention bei 1260 Erwachsenen im Alter von 60 bis 70 Jahren untersucht. Die Teilnehmer wurden dazu in zwei Gruppen eingeteilt. Bei der ersten Gruppe wurden folgende Maßnahmen (Interventionen) vorgenommen: eine gesunde, pflanzliche Ernährung mit einem hohen Gehalt an Omega-3-Fettsäuren, ein regelmäßiges Ausdauer- und Krafttraining, Onlineprogramme zur Steigerung der mentalen Aktivität sowie eine engmaschige Behandlung von stoffwechsel- und gefäßbezogenen Risikofaktoren wie Diabetes, Bluthochdruck und einem hohen Cholesterinspiegel. Die zweite Gruppe erhielt lediglich allgemeine Gesundheitsinformationen (die Ermahnung, sich gesund zu ernähren und sich zu bewegen). Am Ende des Zweijahreszeitraums hatte die Interventionsgruppe einen deutlich höheren Wert in der kognitiven Gesamtleistung als die Gruppe, die lediglich allgemein betreut wurde. Dies ist die erste große klinische

Studie, die belegt, dass es möglich ist, kognitiven Verfall durch gezielte Maßnahmen bei Risikopatienten zu verhindern. Die Studie wurde in der angesehenen Fachzeitschrift *Lancet* veröffentlicht.

- In einer neuen Studie aus dem Jahr 2017 fanden Forscher der Columbia University heraus, dass Teilnehmer, die sich vegetarisch ernährten, über einen Untersuchungszeitraum von sechs Jahren ein geringeres Risiko für einen kognitiven Abbau hatten als diejenigen, die eine amerikanisch-westliche Standarddiät aßen.

- In einer kürzlich veröffentlichten Studie aus dem Jahr 2014 wurden drei Ernährungsweisen im Hinblick auf eine Verringerung des Alzheimer-Risikos miteinander verglichen. Dazu gehörte die bluthochdruckwirksame DASH-Diät (Dietary Approach to Stop Hypertension), die Mittelmeer-Diät und eine Mischung der beiden, die MIND-Diät. Getestet wurden 923 Probanden. Nach viereinhalb Jahren erkrankten insgesamt 144 Menschen an Alzheimer. Wer sich maximal an die MIND-Diät gehalten hatte, reduzierte sein Risiko, an Alzheimer zu erkranken, um mehr als die Hälfte (53 Prozent). Auch fand man heraus, dass das Alzheimer-Risiko selbst bei denen, die sich nur mäßig an die Diät hielten, noch gut um ein Drittel beziehungsweise 35 Prozent reduziert war. Diese wichtige Studie hat gezeigt, dass bereits jeder einzelne Schritt in Richtung hirngesunder Ernährung das Risiko des kognitiven Abbaus minimiert.

- Die Framingham Longitudinal Study, eine berühmte Längsschnittstudie der Bewohner von Framingham, Massachusetts, hat ergeben, dass tägliche zügige Spaziergänge das Risiko, später an Alzheimer zu erkranken, um 40 Prozent senkten.

- In einer randomisierten kontrollierten Studie der Universität Pittsburgh aus dem Jahr 2011 zeigten Forscher mit 120 älteren Erwachsenen, dass Ausdauertraining die Größe des Hippocampus erhöht, der Hirnregion, die für die Speicherung und Verarbeitung von Gedächtnisinhalten zuständig ist. Ausdauertraining erhöhte zudem das BDNF, den Nervenwachstumsfaktor, der Neuronen und ihre Verbindungen entstehen lässt. Auch das Volumen des Hippocampus erhöhte sich um 2 Prozent und kehrte den altersbedingten Volumenverlust um.

- In einer Metaanalyse von 15 Studien, die zusammen mehr als 33 000 Teilnehmer umfasste, fanden Forscher in Italien heraus, dass Probanden, die körperlich sehr aktiv waren, das Risiko eines kognitiven Abbaus um 38 Prozent senkten. Bei Teilnehmern, die sich nur leicht oder auf einem mittleren Level körperlich betätigten, war das Risiko immerhin noch um 35 Prozent geringer.

- Im Jahr 2014 fanden Forscher der Washington University in St. Louis heraus, dass Schlafmangel zu mehr Amyloid-Plaques im Gehirn führte (Amyloid-Plaques sind das Kennzeichen der Alzheimer-Erkrankung). Umgekehrt war besserer Schlaf mit weniger Amyloid-Ablagerungen verbunden.

- In einer zehnjährigen Studie mit älteren Erwachsenen, durchgeführt an der Johns Hopkins University, konnte gezeigt werden, dass lebenslange geistige Aktivität die Hirnleistung verbessert und Alzheimer selbst bei Patienten mit einem hohen genetischen Risiko verhindert.

Wir selbst führen mittlerweile die bislang umfassendste und schlüssigste Erforschung über den Zusammenhang von lebensstilbedingten Risikofaktoren und der Entwicklung neurodegenerativer Erkrankungen durch. Unser Lebensstilprogramm an der Universität Loma Linda ist eines der anspruchsvollsten weltweit – wir haben die fortschrittlichsten bildgebenden Verfahren, die neuesten Biomarker- und neuropsychologischen Tests und ein Verhaltensprotokoll, das umfassender und individualisierter ist als alles, was es bisher dazu gab. Die Ergebnisse sind ganz erstaunlich und unterstützen das, was wir hier in diesem Buch vertreten. Wir hoffen, dass sich dadurch das Verständnis und die Behandlung der Alzheimer-Erkrankung stark verändern und sogar revolutionieren werden.

Rezepte

Bohnen-Moschuskürbis-Enchiladas

Wir lieben die kühnen Aromen mexikanischer Gerichte, und diese Enchilada ist bei uns zu Hause der Favorit. Reich an Pflanzenprotein und Ballaststoffen, stellt dieses Rezept eine göttliche Kombination aus süßem Moschuskürbis, fleischigen schwarzen Bohnen und rauchiger Adobo-Soße dar. Durch die Synergie von einfach ungesättigten Fetten (MUFAs), Vitamin E und B-Vitaminen sowie der antioxidativen Kraft der Polyphenole kommen Körper und Geist in Schwung.

FÜR 4 BIS 6 PERSONEN

Für die Füllung
1 Moschuskürbis, geschält, entkernt und gewürfelt
1 EL Traubenkernöl oder Olivenöl extra vergine
Salz und Pfeffer
1 Dose (à 400 g) schwarze Bohnen,
2 Knoblauchzehen
½ TL gemahlener Kreuzkümmel
1 Packung Mais-Tortillas

Für die Enchilada-Soße (ergibt ca. 475 ml)
475 ml salzarme Gemüsebrühe
125 g salzarmes Tomatenmark
2 ½ EL Chilipulver
2 TL gemahlener Kreuzkümmel
2 TL getrockneter Oregano

3 Knoblauchzehen

1 TL Tamari oder salzarme Sojasoße

1 ½ EL Limettensaft, und etwas zum Abschmecken

Wunschbeläge

Avocadoscheiben

Frische Korianderblätter, gehackt

Limettensaft

Kürbiskerne

Rote Zwiebeln, gewürfelt

Tomate, gewürfelt

Ofen auf 200 °C (Umluft 180 °C, Gasherd Stufe 6) vorheizen. In einer Schüssel gewürfelten Moschuskürbis, Öl und eine Prise Salz und Pfeffer miteinander vermengen und auf ein Backblech streichen. 20 Minuten backen, bis die Masse gar und an den Rändern leicht goldgelb ist. Aus dem Ofen nehmen und beiseitestellen. Die Ofentemperatur nun auf 180 °C (Umluft 160 °, Gas Stufe 4) absenken.

Während der Kürbis gebacken wird, bereiten Sie die Enchilada-Soße aus Gemüsebrühe, Tomatenmark, Gewürzen, gehacktem Knoblauch und Tamari- beziehungsweise Sojasoße in einer mittelgroßen Pfanne bei mittlerer Hitze zu. Alles mit einem Holzlöffel oder Schneebesen unter Rühren zum Kochen bringen und dabei darauf achten, dass sich das Tomatenmark gut vermischt. Die Masse 15 Minuten köcheln lassen, bis die Soße dickflüssig wird. Vom Herd nehmen und den Limettensaft dazugeben. Mit Salz und Pfeffer abschmecken. Die Soße in eine separate Schüssel geben und beiseitestellen. Schütten Sie die Bohnen in einen Seiher, etwas abtropfen lassen und dann mit Knoblauch und Kreuzkümmel in die gleiche Pfanne geben. Erwärmen Sie die Mischung unter Rühren, bis die Bohnen zu köcheln anfangen. Nun den gerösteten Moschuskürbis dazugeben. Vom Herd nehmen und 2 bis 3 Esslöffel Enchilada-Soße dazugeben. Gut umrühren. Mit Limette und Pfeffer abschmecken.

Jetzt bereiten Sie die Enchiladas vor. Den Boden einer mittelgroßen ofenfesten Auflaufform mit Enchilada-Soße bedecken. Die Tortillas für

30 Sekunden in der Mikrowelle erwärmen oder für etwa 1 Minute auf den mittleren Ofenrost legen, um sie etwas weicher zu machen. Eine Mais-Tortilla in die Auflaufform geben. Fügen Sie ein paar Löffel Füllung hinzu, rollen Sie die Tortilla auf und legen Sie sie mit der Naht nach unten in die Form. Fahren Sie fort, bis Ihnen der Platz ausgeht – 8 bis 9 Enchiladas sollten hineinpassen. Gießen Sie die restliche Soße über die Enchiladas und decken Sie die Form mit Alufolie ab. 20 Minuten bei 180 °C (Umluft 160 °C, Gas Stufe 4) backen. Toppings je nach Vorliebe hinzufügen und warm servieren.

Kichererbsen-Sandwich

Dieses Sandwich ist ein Kinderspiel und eine der besten Mahlzeiten für Tage, an denen Sie einfach nicht warm essen wollen. Eine wahrhaft hirngesunde Mahlzeit für unterwegs, und auch geeignet für eine Party, bei der man etwas mitbringen soll, oder für ein Picknick. Dieses leicht zuzubereitende Gericht hat es wirklich in sich: Es schmeckt super und steckt voller Nährstoffe fürs Hirn.

FÜR 2 PERSONEN

Zitronen-Tahini-Dressing (siehe Buddha Brain Bowl Rezept auf Seite 334)
1 Dose Kichererbsen (à 400 g), gespült und abgetropft
40 g geröstete ungesalzene Sonnenblumenkerne
3 EL Tahini
1 TL Dijonsenf oder würziger Senf
40 g fein gehackte rote Zwiebel
2 EL fein gehackter frischer Dill
¼ TL Kurkumapulver
1 EL Zitronensaft (oder der Saft von ½ Zitrone)
je 1 Prise Salz und Pfeffer
4 Scheiben Bauernbrot
Avocado, Zwiebeln, Gurken, Tomaten und Salat nach Belieben als Topping

Bereiten Sie das Zitronen-Tahini-Dressing vor und stellen Sie es zur Seite. Kichererbsen in eine Rührschüssel geben und mit einer Gabel leicht zerdrücken. Dann Sonnenblumenkerne, Tahini, Senf, rote Zwiebel, Dill, Kurkuma, Zitronensaft, Salz und Pfeffer hinzufügen und mit einem Löffel vermischen. Nach Bedarf abschmecken und würzen. Brot leicht toasten und andere Brotbeläge (Avocado, Zwiebeln, Gurken, Tomaten, Salat) in Streifen beziehungsweise Scheiben oder Stücke schneiden. Reichlich Füllung auf zwei Scheiben Brot geben, die gewünschten Toppings und das Dressing dazugeben und mit den anderen beiden Brotscheiben belegen und servieren.

Bohnen-und-Linsen-Chili

Ein Chili ist das ultimative Wohlfühlessen. Es wärmt und nährt von innen. Viele Chili-Rezepte erfordern Fleisch, aber hier schaffen pflanzliche Proteine eine perfekte hirn- und herzgesunde Mahlzeit.

FÜR 3 BIS 4 PERSONEN

2 EL Olivenöl extra vergine
1 große Zwiebel, gewürfelt
1 grüne, rote oder gelbe Paprika, gewürfelt
1 Jalapeño-Chili, gewürfelt mit Samen
je 1 TL Meersalz und schwarzer Pfeffer (nach Geschmack)
4 Knoblauchzehen, gehackt
3 EL Chilipulver
1 EL getrockneter Oregano
2 TL gemahlener Kreuzkümmel
1 TL geräuchertes Paprikapulver
⅛ TL Muskatnuss
3 EL Tomatenmark
2 Dosen (je à 400 g) geschälte Tomaten
ca. 350 ml Wasser (gegebenenfalls etwas mehr)
150 g getrocknete rote Linsen

1 Dose (à 400 g) Kidneybohnen
1 Dose (à 400 g) schwarze Bohnen
2 EL Limettensaft

als Belag
frischer Koriander
etwas gehackte rote Zwiebeln
Avocadoscheiben und/oder Guacamole

In einer großen Pfanne Öl, Zwiebel, Paprika, die Jalapeño-Schote und eine Prise Salz und Pfeffer unter ständigem Rühren 5 Minuten lang anbraten. Knoblauch zugeben und ca. 30 Sekunden rühren, bis er duftet. Dann fügen Sie 2 Esslöffel Chilipulver, Oregano, 1 Teelöffel Kreuzkümmel, Paprikapulver, Muskatnuss, Tomatenmark, geschälte Tomaten und Wasser hinzu und verrühren alles. Sobald die Mischung zu kochen anfängt, fügen Sie die roten Linsen hinzu – bitte vorher kurz abspülen und abtropfen lassen. Legen Sie den Deckel auf und lassen Sie alles circa 15 Minuten lang köcheln, dabei alle 5 Minuten umrühren. Danach runterschalten und so lange weiterköcheln lassen, bis die Linsen gar sind. Gegebenenfalls Wasser hinzuzufügen, damit alles von Flüssigkeit bedeckt ist.

Die Kidneybohnen und die schwarzen Bohnen in ein Sieb geben und leicht abtropfen lassen. Beide Bohnensorten sowie je 1 ¼ Teelöffel Salz und Pfeffer hinzufügen sowie das restliche Chilipulver und den Kreuzkümmel unterrühren. Bei mittlerer Hitze köcheln lassen. Den Deckel auflegen und, sobald die Masse zu brodeln beginnt, die Hitze auf ein Minimum reduzieren. 20 Minuten leise köcheln lassen und dabei gelegentlich umrühren. Wenn das Chili zu stark einkocht, mit Wasser auffüllen (150 bis 250 Milliliter).

Vom Herd nehmen und den Limettensaft dazugeben. Eventuell nachwürzen und nach Wunsch mit Koriander, roten Zwiebeln, Avocadoscheiben und/oder Guacamole garniert servieren.

Hafer-Amaranth-Porridge

Das Frühstück ist die wichtigste Mahlzeit des Tages, weil es Ihr Stoffwechselmuster bestimmt. Warum nicht heute mit einem herzhaften Vollkornbrei anfangen? Amaranth mag wie Vogelfutter aussehen, hat aber mehr Eiweiß und Eisen als manch anderes Getreide. Amaranth enthält auch Lysin, eine wichtige Aminosäure, die nur in wenigen Getreidearten vorkommt, dazu Kalzium und Mangan. Durch Nüsse und Beeren wird der antientzündliche Gehalt noch einmal gesteigert.

FÜR 2 BIS 3 PERSONEN

40 g Haferflocken
100 g Amaranth
2 EL Chiasamen
3 Tassen Wasser
250 ml ungesüßte Mandelmilch
1 Prise Salz
1 TL Zimt
Etwas Stevia zum Süßen (optional)

Als Topping nach Belieben
Heidelbeeren oder Himbeeren
Bananenstückchen
Walnüsse, Mandeln oder Haselnüsse
1 TL Mandelmus

In einem mittelgroßen Topf Haferflocken, Amaranth, Chiasamen, Wasser, Mandelmilch und Salz bei mittlerer Hitze erhitzen. Die Mischung ohne Deckel ca. 20 Minuten unter ständigem Rühren und bei Bedarf bei leichter Hitze so lange kochen, bis die Haferflocken weich sind und die Mischung eindickt. (Wenn Sie dieses Rezept am Vorabend vorbereiten wollen, geben Sie die Zutaten in eine Schüssel und bewahren Sie sie im Kühlschrank auf, um Sie morgens nur noch aufzuwärmen). Vom Herd nehmen und mit Zimt und Stevia abschmecken. Mit einem Topping Ihrer Wahl servieren.

MIND-Smoothie

Dieser Smoothie ist von der MIND-Diät inspiriert, die sich von allen Diätplänen in zahlreichen Studien als die zur Vorbeugung der Alzheimer-Krankheit wirksamste erwiesen hat. Die Zutaten sind allesamt Top-Nahrungsmittel für kognitive Gesundheit. Hier ist ein Rezept, das auf den neuesten Forschungsergebnissen basiert und speziell für Ihr Gehirn entwickelt wurde – eine Krankenversicherung vom Feinsten!

FÜR 2 PERSONEN

140 g TK-Heidelbeeren
150 g Mango, tiefgefroren
1 Banane, tiefgefroren
25 g Spinatblätter
1 EL geschroteter Leinsamen
30 g Walnüsse
175 ml Wasser

Alle Zutaten in einem Standmixer oder einer Küchenmaschine verrühren, bis sie glatt und cremig sind (hängt von der Leistungsfähigkeit des Mixers ab). Bei Bedarf Wasser zugeben.

Gefüllte Paprika

Dieses farbenfrohe Gericht ist Lichtjahre entfernt vom Farbspektrum verarbeiteter Lebensmittel und Fertiggerichte. Gelbe, grüne und rote Paprika, mintgrüne Avocadosoße, weißer Blumenkohlreis, blassrosa Pintobohnen und dunkelviolette Zwiebeln: Hier sind wirksame Pflanzenstoffe am Werk wie Anthocyane, Lycopin, Chlorophyll, Lutein und Karotinoide. Sie vermindern Entzündungen im Gehirn und fördern neuronale Verbindungen. Blumenkohlreis stellt eine niedrigglykämische Alternative zu weißem Reis dar.

FÜR 4 BIS 6 PERSONEN

Für die Paprika
4 große rote, gelbe oder orangefarbene Paprikaschoten
Oliven- oder Traubenkernöl zum Einpinseln

Für den Blumenkohlreis
1 Blumenkohl
1 EL Olivenöl extra vergine
1 rote oder gelbe Zwiebel, gewürfelt
3 Knoblauchzehen, fein gehackt (optional)
1 Dose (à 400 g) Pintobohnen, gespült und abgetropft
175 g Salsa, plus etwas zum Servieren
(siehe Rezept Seite 323, oder kaufen Sie eine fertige stückige Salsa)
2 TL Kreuzkümmelpulver
2 TL Chilipulver
2–3 EL Limettensaft
je ¼ TL Meersalz und schwarzer Pfeffer (ggf. etwas mehr)

Wunschbeläge
Korianderblätter, gehackt
Avocado-Dressing (siehe Rezept Seite 322)
Rote Zwiebel, gewürfelt
Limettensaft, frisch
Scharfe Soße

Den Backofen auf 190 °C (Umluft 170 °C, Gas Stufe 6) vorheizen. Paprika waschen, halbieren und entkernen und mit etwas Oliven- oder Traubenkernöl bestreichen. Beiseitestellen.

Blumenkohlreis zubereiten. Dafür den Blumenkohl waschen und das Grün entfernen. Den Blumenkohl zerkleinern. Den Blumenkohl vierteln und die Viertel mit der groberen Seite einer Kastenreibe (die Seite, die für Käse verwendet wird) oder in der Küchenmaschine auf die Größe von Reis zerkleinern. Den Strunk weglassen.

Eine große Pfanne mit höherem Rand auf mittlerer Flamme erhitzen und Olivenöl, Zwiebeln, Knoblauch (optional) und je 1 Prise Salz und Pfeffer zugeben. 1 Minute lang unter ständigem Rühren anbraten, damit keine Bräunung entsteht. Den Blumenkohl-Reis dazugeben und 2 bis 3 Minuten anbraten. Als Nächstes die Pintobohnen, Salsa, Kreuzkümmel, Chilipulver, Limette, Salz und Pfeffer hinzufügen. Gegebenenfalls nachwürzen. Gut umrühren und zugedeckt 1 Minute dünsten. Vom Herd nehmen. Die Mischung in eine Schüssel geben und beiseitestellen.

Nehmen Sie die halbierten Paprikaschoten und füllen Sie sie bis zum Rand. Die Hälften in eine Auflaufform (23 × 33 Zentimeter) oder aufs Backblech legen und mit Folie abdecken. 30 Minuten backen, dann Folie abnehmen, auf 200 °C (Umluft 180 °C, Gas, Stufe 6) stellen und weitere 15 Minuten backen oder bis die Paprika weich und die Ränder leicht goldbraun sind. Mit Avocado-Dressing und Ihrem Wunschbelag servieren.

Avocado-Dressing

2 kleine reife Avocados
85 g gehackte Korianderblätter
1 TL Apfelessig
1 kleine Knoblauchzehe
Saft von 5 kleinen Limetten
½ TL Meersalz
½ TL Kreuzkümmel (nach Wahl)
4 EL Wasser zum Verdünnen

Zur Zubereitung des Dressings alle Zutaten außer Wasser in einem Mixer oder einer Küchenmaschine gut durchmischen. Nur so viel Wasser zugeben, dass sich alles gut vermischt. Abschmecken und gegebenenfalls mit Limettensaft, Salz oder Kreuzkümmel nachwürzen.

Salsa

450 g gehackte Tomaten
½ weiße Zwiebel, gehackt
2-3 Knoblauchzehen, sehr fein gehackt
1 Jalapeño-Chillischote, entkernt und gewürfelt
Saft von 1 Limette
25 g gehackte Korianderblätter
½ TL Salz

Alle Zutaten in einer Schüssel vermengen und etwa 20 bis 30 Minuten ruhen lassen. Optional: Pürieren Sie alle Zutaten zwei- bis dreimal mit der Pulse-Funktion für eine geschmeidigere Konsistenz im Standmixer.

Tofu-Kurkuma-Schmarrn

Tofu nimmt dankbar jeden Geschmack an, den Sie ihm vorsetzen. Bei diesem Schmarrn werden Sie merken, wie sich Ihre Arterien öffnen und Ihr Gehirn entgiftet wird. Er ist ein gut sättigendes Frühstück und hilft Ihnen dabei, den Blutzucker konstant zu halten.

FÜR 2 BIS 3 PERSONEN

1 Block (à 250 g) fester oder extrafester Tofu
1 EL Olivenöl extra vergine
¼ rote Zwiebel, gehackt
1 grüne oder rote Paprika, entkernt und gehackt
je 1 TL Salz und Pfeffer
40 g Champignons, in Scheiben geschnitten
1 TL Knoblauchpulver
½ EL Kurkuma
15 g Nährhefe
60 g frischer Spinat, leicht gehackt

Den Tofu abtropfen lassen und leicht ausdrücken, um etwaige Flüssigkeit zu entfernen. Tofu von Hand in eine Schüssel bröseln, je kleiner die Stücke, desto besser. In einer großen Pfanne Olivenöl extra vergine, Zwiebeln und Paprika, Salz und Pfeffer 5 Minuten lang andünsten, bis das Gemüse weich ist. Nun die Champignons dazugeben und 2 Minuten mitkochen. Fügen Sie den Tofu hinzu. Etwa 3 Minuten andünsten, etwas länger, wenn der Tofu wässrig ist. Schließlich das restliche Salz, Pfeffer, Knoblauch, Kurkuma und Nährhefe zugeben und mit einem Kochlöffel gut untermischen, sodass sich die Gewürze gut verteilen. Weitere 5 bis 8 Minuten kochen, bis der Tofu leicht gebräunt ist. Zum Schluss den Spinat zugeben und 2 Minuten zugedeckt mitdünsten. Sofort mit den Beilagen Ihrer Wahl servieren.

Dieser Tofu-Schmarrn ergibt ein köstliches Frühstücksburrito auf einer Vollkorntortilla. Wir genießen das Gericht mit Avocadoscheiben und scharfer Soße, aber Sie können es auch mit Ofenkartoffeln, schwarzen Bohnen und/oder Korianderblättern probieren.

Dinkel-Pfannkuchen mit Chia-Beeren-Soße

In der griechischen Mythologie war Dinkel ein Geschenk von Demeter, der Göttin der Ernte und Fruchtbarkeit, und wenn Sie diesen köstlichen Pfannkuchen probieren, werden Sie seine göttlichen Wurzeln verstehen. Darüber hinaus verhilft die Kombination aus Leinsamen, Traubenkernöl, Mandelmilch, Zimt und gehackten Nüssen Ihrem Gehirn zur Bestform.

FÜR 2 BIS 3 PERSONEN

Für die Pfannkuchen

1 EL geschroteter Leinsamen

2 ½ EL Wasser

1 EL Olivenöl extra vergine oder Traubenkernöl

1 TL Backpulver

½ TL Kaisernatron

1 Prise Meersalz

½ TL gemahlener Zimt
250 ml ungesüßte Mandelmilch
30 g Vollkornmehl
85 g Dinkelmehl
2 EL gehackte Nüsse (Walnüsse oder Mandeln)

Für die Chia-Beeren-Soße
275 g frische Heidelbeeren
250 g Himbeeren
250 ml Wasser
2 EL Chiasamen
1 TL Vanilleextrakt
1 TL Zitronensaft
1 Prise Salz
2 EL Erythrit oder 3 Päckchen Stevia

Fangen Sie mit den Pfannkuchen an. In einer großen Schüssel Leinsamen und Wasser 1 bis 2 Minuten einweichen lassen. Dann Olivenöl extra vergine, Backpulver, Kaisernatron, Salz und Zimt dazugeben und mit dem Schneebesen verquirlen. Mandelmilch zugeben und nochmals gut verquirlen. Vollkornmehl, Dinkelmehl und Nüsse zugeben und nur so lange rühren, bis sich alles gut miteinander vermengt hat. Wenn der Teig zu dick ist, 2 bis 3 Esslöffel Mandelmilch dazugeben. Lassen Sie den Teig 10 Minuten ruhen.

Eine große Pfanne auf dem Herd vorheizen. Fetten Sie Ihre Pfanne mit ein paar Tropfen Öl oder sprühen Sie sie mit etwas Olivenöl ein. Geben Sie nun eine Schöpfkelle (50 Milliliter) Pfannkuchenteig in die Pfanne und braten Sie den Pfannkuchen so lange, bis sich in der Mitte kleine Blasen bilden. Die Kanten sollten nun trocken sein. Drehen Sie den Pfannkuchen um und garen Sie ihn fertig.

Nun die Chia-Beeren-Soße: Die Beeren waschen. In einem mittelgroßen Topf alle Zutaten außer Erythrit/Stevia vermengen. Bei mittlerer Hitze zum Kochen bringen, dann die Hitze herunterschalten und 15 Minuten köcheln lassen. Hitze runterschalten und Erythrith oder Stevia zugeben. In einen Glasbehälter geben. Mit den Pfannkuchen warm servieren.

Diese Pfannkuchen können bis zu zwei Wochen eingefroren und in einem Toaster oder Ofen bei 180 °C (160 °C Umluft, Gas Stufe 4) aufgewärmt werden.

Schwarze-Bohnen-Burger-Salat-Wraps mit Chipotle-Soße

Eine kürzlich durchgeführte Studie hat fünf verschiedene Bevölkerungsgruppen auf der ganzen Welt untersucht. Ergebnis: Hülsenfrüchte (Bohnen sind das gesündeste Nahrungsmittel in dieser Gruppe) leisten den wichtigsten Einzelbeitrag zur Langlebigkeit. Die Forscher fanden eine Verminderung des Sterberisikos um 8 Prozent pro 20 Gramm Hülsenfruchtkonsum. Das mag das erste Mal sein, dass Ihnen ein Arzt dazu rät, aus gesundheitlichen Gründen einen Burger zu essen.

FÜR 2 BIS 3 PERSONEN

1 EL Olivenöl extra vergine (sowie etwas für die Pfanne)
½ große Zwiebel, klein gewürfelt
2 Knoblauchzehen, zerdrückt
je ¼ TL Salz und Pfeffer
1 Dose (à 400 g) schwarze Bohnen, gespült und gut abgetropft
125 g gekochter brauner Reis (ersatzweise Quinoa oder Farro)
125 g rohe Rote Beete, gerieben
60 g Walnüsse, fein gehackt
2 ½ TL gemahlener Kreuzkümmel
1 TL geräucherter Paprika
1 Kopf Eisberg-, Romana- oder grüner Salat

Eine große Pfanne auf mittlerer bis niedriger Flamme erhitzen und ein wenig Olivenöl hineingeben. Die Zwiebel und den Knoblauch dazugeben und 10 Minuten lang andünsten, bis sie glasig sind und duften. Mit je 1 Prise Salz und Pfeffer würzen. Schwarze Bohnen dazugeben und mit einer Gabel oder einem Kartoffelstampfer grob pürieren. Vom Herd nehmen und in eine Schüssel geben. Den braunen Reis, die Rote Bete, die Gewürze und die Walnüsse in der Pfanne anbraten. Geschmacklich durch Zugabe von Kreuzkümmel oder Paprikapulver würzen. 15 Minuten abkühlen lassen. Anschließend den Ofen auf 190 °C (Umluft 170 °C, Gas Stufe 5) vorheizen und ein Backblech mit etwas Olivenöl oder einem Antihaft-Spray einfetten. Machen Sie aus der Mischung Burger-Pattys, indem Sie entweder etwa 2 Esslöffel abmessen und in der Hand zu einem Patty formen oder einen mit Plastikfolie ausgekleideten Glasdeckel für eine gleichmäßige Form zu Hilfe nehmen. Achten Sie darauf, dass die Pattys nicht zu dick sind, da sie sonst länger zum Garen brauchen, aber auch nicht zu dünn, da sie sonst zu trocken werden. Insgesamt 30 bis 45 Minuten backen und nach der Hälfte der Zeit vorsichtig wenden.

Zum Anrichten lösen Sie die Salatblätter an der Basis einzeln ab, damit es möglichst intakt bleibt. Verwenden Sie 2 oder 3 Blätter pro Burger. Zum Schluss mit Chipotle-Soße beträufeln und andere Beläge Ihrer Wahl wie Avocados und Zwiebeln hinzufügen. Wickeln Sie den Salat so fest wie möglich um jeden Burger. Nun halbieren und servieren.

Chipotle-Soße

250 ml Wasser
60 g rohe Mandeln
1 Chipotle in Adobosoße (im Fachhandel, z. B. Pfefferhaus.de)
2 EL Zitronensaft (frisch)
3 EL Nährhefe
2 Knoblauchzehen

Alle Zutaten in einen Hochleistungsmixer zunächst 1 Minute langsam pürieren. Danach noch 1 bis 2 Minuten lang auf hoher Stufe mixen, bis alles glatt und cremig ist. Im Kühlschrank aufbewahren. Die Soße setzt sich mit der Zeit ab, das ist normal. Vor dem Servieren einfach wieder aufrühren.

Hirngesunde Chocolate Chip Cookies

Wir verwenden als Hirnbooster Mandeln und dunkle Schokolade für dieses Rezept. Nach der ganzen Lektüre haben Sie sich einen Keks verdient!

ERGIBT 24 STÜCK

125 g Mandelmehl (aus rohen Mandeln gemahlen)
1 EL geschroteter Leinsamen
40 g milch- und zuckerfreie dunkle Schokolade
30 g fein geschnittene (getrocknete) ungesüßte Kokosnuss
1 TL Backpulver
¼ TL Meersalz
100 g entkernte Datteln
4 EL Flüssigkeit aus einer Dose Kichererbsen (ungesalzen),
alternativ: Aquafaba von frisch gekochten Kichererbsen,
Bohnen oder anderen Hülsenfrüchten
2 EL Distelöl
2 EL Apfelmus
½ TL Vanilleextrakt

In einer großen Schüssel Mandelmehl, Leinsamschrot, dunkle Schokoladenstücke, Kokosnuss, Backpulver und Salz verrühren. Die Datteln in heißes Wasser legen und 15 Minuten einweichen. Abtropfen lassen und in der Küchenmaschine pürieren. In einer separaten Schüssel Aquafaba kräftig (mit einem Handmixer) aufschlagen, bis sich leichte, fluffige Spitzen bilden. Olivenöl, pürierte Datteln, Apfelmus und Vanille hinzugeben und das Ganze unter die Mehlmischung heben. Sie sollten jetzt einen festen, halb klebrigen Teig haben. Lose abdecken und im Kühlschrank mindestens 30 Minuten oder über Nacht kühl stellen. Den Ofen auf 190 °C (Umluft 170 °C, Gas Stufe 5) vorheizen. Aus 1 bis 2 Esslöffeln Teig Kugeln formen, eventuell einen Melonenlöffel zu Hilfe nehmen. Auf einem mit Pergament ausgekleideten Backblech zu flachen Plätzchen drücken, dabei ca. 2,5 Zentimeter Platz lassen, damit der Teig aufgehen kann. 13 bis 15 Minuten backen, bis die Ränder goldbraun sind. Achten Sie darauf, dass die Kekse von unten nicht zu dunkel werden. Aus dem Ofen nehmen und 5 bis 10 Minuten abkühlen lassen. Mit dem Spatel auf eine Platte geben und bei Zimmertemperatur abkühlen lassen.

Blumenkohlsteaks

Lassen Sie uns eines klarstellen: Diese Blumenkohlsteaks sind nicht mit echten Steaks vergleichbar, aber dennoch einfach lecker. Zusammen mit dem Süßkartoffelstampf und der Pilzsoße (Rezepte im Anschluss) wird diese gesunde und köstliche Mahlzeit Ihre Arterien „entkalken" und die Gehirnzellen mit frischer Energie versorgen.

FÜR 2 PERSONEN

1 Blumenkohl
2 EL Olivenöl extra vergine
3 Knoblauchzehen, gehackt
je ½ TL Salz und Pfeffer
1 Zweig frischer Thymian, davon nur die Blättchen, gerebelt
3 Salbeiblätter, gehackt
1 TL frischer Rosmarin, gehackt
frisch gemahlener schwarzer Pfeffer

Ofen auf 200 °C (Umluft 180 °C, Gas Stufe 6) vorheizen. Die Blumenkohlblätter entfernen und den Strunk intakt lassen. Blumenkohl mit der Schnittstelle nach unten auf ein Schneidebrett legen. Mit einem großen Messer in vier Steaks schneiden. Jedes Steak sollte etwa 1 Zentimeter dick sein. Pergamentpapier auf ein Backblech legen und die Oberfläche mit 1 Teelöffel Olivenöl einfetten. Die Blumenkohlsteaks auf dem Backblech anrichten.

In einer separaten Schüssel das restliche Olivenöl, den gehackten Knoblauch, Salz, Pfeffer und alle Kräuter vermischen. Die Blumenkohlscheiben mit dieser Mischung großzügig von beiden Seiten bestreichen, das Öl und die Kräuter sollten alle Spalten benetzen. Im Ofen 20 Minuten backen. Den Blumenkohl wenden und weitere 10 Minuten goldbraun backen. Wenn die Blumenkohlsteaks fertig sind, aus dem Ofen nehmen und auf die Teller geben. Mit reichlich frisch gemahlenem schwarzen Pfeffer würzen. Mit Süßkartoffelstampf und Champignonsoße servieren.

Süßkartoffelstampf

Auch wenn dieses Gemüse Süßkartoffel heißt, weist es doch einen sehr geringen glykämischen Index auf. Süßkartoffeln sind die ultimative Quelle für gesunde Kohlenhydrate, und gepaart mit dem einfach ungesättigten Fett aus nativem Olivenöl ergeben sie das perfekte hirngesunde Gericht.

FÜR 2 BIS 3 PERSONEN

450 g Süßkartoffeln, geschält und gewürfelt
5 EL ungesüßte Mandelmilch
1 TL Olivenöl extra vergine
frische Thymianzweige zur Dekoration
¼ TL Meersalz
frisch gemahlener schwarzer Pfeffer, nach Geschmack

Füllen Sie einen mittelgroßen Topf circa 5 Zentimeter hoch mit Wasser und stellen Sie einen Dämpfkorb darüber. Kartoffelstücke in den Korb legen und das Wasser zum Kochen bringen. Deckel auflegen und bei mittlerer Hitze dämpfen, bis die Kartoffeln weich sind (mit einem Küchenmesser testen). Optional die Süßkartoffeln direkt in den Topf mit 2,5 Zentimeter Wasser geben und zugedeckt etwa 10 bis 15 Minuten kochen, dabei gelegentlich umrühren, um ein Verbrennen zu vermeiden. Wasser hinzufügen, wenn die Kartoffeln noch nicht weich sind. Danach die Hitze abschalten, das Wasser abgießen und die Kartoffeln wieder in den Topf geben. Mit einem Kartoffelstampfer pürieren, dabei Mandelmilch, Öl, Thymian, Salz und Pfeffer pürieren. Sofort servieren.

Braune Champignon-Soße

Pilze sind seit Jahrtausenden Bestandteil unserer Ernährung. Braune Champignons sind eine tolle Quelle für Protein, Selen, Antioxidantien, Kupfer und Kalium, dazu reich an Vitamin B_{12}, einem der wichtigsten Nährstoffe für das Gehirn.

ERGIBT CA. 500 ML

30 g Vollkornmehl
475 ml Gemüsebrühe
1 EL Olivenöl extra vergine
1 mittelgroße Zwiebel, klein gewürfelt
250 g braune Champigonons, dünn geschnitten und gehackt
2 Knoblauchzehen, gehackt
1 TL getrockneter Thymian
1 TL getrockneter Salbei
¼ TL Salz
frischer schwarzer Pfeffer
4 EL trockener Weißwein (vorzugsweise Chardonnay)
1 EL Nährhefe

In einer mittelgroßen Schüssel das Mehl mit 250 Milliliter abgekühlter Gemüsebrühe gründlich verrühren. Die restliche Brühe zugeben und glatt verrühren. Beiseitestellen.

Eine mittelgroße Pfanne bei mittlerer Hitze vorheizen. Olivenöl und Zwiebeln zugeben und circa 5 Minuten glasig dünsten. Die Champignons, den Knoblauch, Kräuter, Salz und Pfeffer hinzufügen und alles circa 5 bis 7 Minuten andünsten. Nun den Wein dazugeben und alles kurz aufkochen lassen. 3 Minuten reduzieren lassen, schließlich die Brühe-Mehl-Mischung und die Nährhefe hinzugeben. Eine Minute lang gut rühren, damit sich keine Klumpen bilden. Auf niedriger Hitze weitere 10 bis 15 Minuten unter ständigem Rühren weiterköcheln lassen. Mit Salz und Pfeffer abschmecken und gegebenenfalls noch etwas Nährhefe für mehr Geschmack hinzufügen.

Caesar Salad „Brain-Booster" mit gerösteten Kichererbsen-Croûtons und Nussparmesan

Caesar Salad mögen wir wirklich sehr gern, aber mit all dem Huhn, dem Dressing mit seinen gesättigten Fettsäuren und den nährstoffarmen Weiß-brot-Croûtons, dem Käse, der die Arterien verstopft, war er gehirntech-nisch gesehen ein Tabu. Aber jetzt nicht mehr! Dieses neuronenaffine Rezept bietet Salat, Bohnen, Nüsse, Samen und mehrfach ungesättigte Fettsäuren – ohne auch nur auf ein Gramm Geschmack zu verzichten.

FÜR 6 BIS 8 PERSONEN

Für den Salat
2 Köpfe Römersalat, in mundgerechte Stücke geschnitten
ein paar Grünkohlblätter, gewaschen und geputzt

Für die gerösteten Kichererbsen-Croûtons
1 Dose (à 400 g) Kichererbsen, abgetropft und gespült
1 TL Olivenöl extra vergine
½ TL feinkörniges Meersalz
½ TL Knoblauchpulver
⅛ bis ¼ Teelöffel Cayennepfeffer (optional)

Für das Caesar-Dressing (ergibt 175 bis 250 ml)
60 g rohe Cashewkerne, über Nacht eingeweicht
4 EL Wasser
2 EL Olivenöl extra vergine
1 EL Zitronensaft (oder mehr nach Geschmack)
½ Esslöffel Dijonsenf
½ TL Knoblauchpulver
1–2 kleine Knoblauchzehen
½ EL Worcestersoße (glutenfrei)
2 TLl Kapern
Meersalz und Pfeffer zum Abschmecken

Für den Nussparmesan
40 g ungeröstete Cashewkerne
2 EL Sesamsamen
1 EL Nährhefe
½ TL Knoblauchpulver
Feinkörniges Meersalz, nach Geschmack

Zuerst die Cashewkerne mindestens 4 Stunden oder besser noch über Nacht einweichen. Wenn Sie in Eile sind, gießen Sie kochendes Wasser darüber, decken Sie den Behälter ab und lassen Sie ihn mindestens 30 Minuten bis zu 1 Stunde einweichen.

Bereiten Sie dann die Kichererbsen-Croûtons zu. Ofen auf 200 °C (Umluft 180 °C, Gas Stufe 6) vorheizen. Kichererbsen abgießen und abspülen. In eine Schüssel geben und mit einem Papiertuch abtupfen. Öl, Salz, Knoblauchpulver und Cayenne (optional) hinzugeben und vermischen. Auf ein mit Pergamentpapier ausgelegtes Backblech auftragen. 20 Minuten rösten, dann die Kichererbsen vorsichtig auf dem Backblech wenden. Weitere 10 Minuten rösten, bis alles leicht goldbraun ist. Aus dem Ofen nehmen und beiseitestellen.

Das Dressing: Cashewkerne und alle anderen Zutaten (außer Salz) in einen Standmixer geben und gut durchmixen. Ist die Masse zu dick, fügen Sie 1 Esslöffel Wasser hinzu. Mit Salz und Zitrone abschmecken.

Der Nussparmesan: Die rohen Cashewkerne in der Küchenmaschine fein hacken. Nun die restlichen Zutaten hinzugeben und mit der Pulse-Einstellung mixen, bis alles gut vermengt ist. Salzen nach Geschmack.

Den Römersalat abspülen und in einer Salatschleuder trocknen. In eine Salatschüssel geben. Nun den Grünkohl waschen und in feine Streifen schneiden. Das ist ganz wichtig, da der Grünkohl ungenießbar ist, wenn er nicht richtig geschnitten ist. Ebenfalls in die Salatschüssel geben.
Nun das Dressing über den Salat geben und gut untermengen. Die Kichererbsen-Croûtons und den Nussparmesan dazugeben, mit 1 Prise schwarzen Pfeffer würzen und sofort servieren.

Buddha Brain Bowl
mit Zitronen-Tahini-Dressing

Eine Buddha-Bowl besteht aus Zutaten, die nur ganz wenig verarbeitet, nahrhaft und sättigend sind. Es gibt zahlreiche Varianten, unsere ist speziell hirnnährend entwickelt. Fühlen Sie sich frei, andere Gemüse oder Getreidesorten zu nehmen.

FÜR 2 BIS 3 PERSONEN

4 große Karotten, geschält und je nach Größe
in 2,5 Zentimeter lange Julienne-Streifen geschnitten.
1 ½ EL Distelöl
Meersalz und Pfeffer nach Wunsch
1 TL frische oder getrocknete Thymianblätter
1 großer Brokkolikopf, Strunk und Röschen getrennt
1 Dose (à 400 g) Cannellini-Bohnen, abgetropft
¾ TL Knoblauchpulver
½ TL Kurkuma
1 TL Paprikapulver
1 Bund Mangold, grobe Stängel wegwerfen,
Blätter in 2,5 Zentimeter lange Streifen schneiden
2 EL Wasser
1 EL Zitronensaft

Für die Quinoa
175 g weiße Quinoa, gut gespült und abgetropft
425 ml Wasser
1 Prise Meersalz

Für das Zitronen-Tahini-Dressing
¼ Tasse Tahini
1 Zitrone, ausgepresst
1 TL Erythrit

1 Prise Salz

2–4 EL heißes Wasser zum Verdünnen

Belag

40 g Kürbiskerne

Backofen auf 200 °C (Umluft 180 °C, Gas Stufe 6) vorheizen. Ein Backblech, das groß genug ist für alle Möhren, einfetten. Die Möhren in eine große Schüssel geben und mit ½ Esslöffel Distelöl, Salz, Pfeffer und Thymian würzen. Gleichmäßig auf dem vorbereiteten Blech verteilen. Mit Alufolie abdecken und 30 Minuten im Ofen backen. Den Brokkoli in die gleiche Schüssel wie die Möhren geben und mit ½ Esslöffel Öl, Salz und Pfeffer abschmecken. Nach 30 Minuten die Folie abnehmen, die Hitze im Backofen auf 190 °C (Umluft 170 °C, Gas Stufe 6) herunterdrehen, die Möhren auf die eine Hälfte des Bleches schieben und den Brokkoli auf die andere Hälfte geben. 10 bis 15 Minuten rösten, bis das Gemüse gar und leicht gebräunt ist.

Während die Möhren im Ofen bräunen, die Quinoa kochen. Dazu einen Topf bei mittlerer bis starker Hitze vorheizen. Die gewaschene Quinoa hineingeben und 2 Minuten lang leicht anrösten. Nun Wasser und 1 Prise Salz hinzufügen. Bei mittlerer bis starker Hitze aufkochen lassen. Dann die Hitze herunterschalten und alles zugedeckt 20 Minuten, bis die Flüssigkeit aufgenommen und die Quinoa bissfest ist, köcheln lassen. Die Quinoa mit einer Gabel auflockern. Vom Herd nehmen und beiseitestellen.

Eine große Pfanne bei mittlerer Hitze erhitzen und die Cannellini-Bohnen hineingeben und mit Knoblauchpulver und Kräutern würzen. 5 Minuten andünsten und herausnehmen. Nun den restlichen ½ Esslöffel Distelöl sowie Mangold hineingeben. Bei starker Hitze eine Minute lang anbraten, das Wasser dazugeben und die Pfanne abdecken. Nach 2 Minuten den Deckel abnehmen und mit einem Schuss Salz und frisch gemahlenem Pfeffer würzen. Die Hitze herunterschalten und vom Herd nehmen. Mit Zitronensaft beträufeln und lockern. Beiseitestellen.

Für das Zitronen-Tahini-Dressing geben Sie Tahini, Zitronensaft, Eriythrit und Salz in eine Rührschüssel und verquirlen alles kräftig. Fügen Sie heißes Wasser hinzu, bis eine flüssige Soße entsteht. Zur Seite stellen.

Zum Anrichten wählen Sie ausreichend große Salatschüsseln. Teilen Sie Quinoa, Karotten, Brokkoli, Bohnen und Mangold auf. Gießen Sie jeweils eine großzügige Portion Zitronen-Tahini-Dressing darüber. Mit Kürbiskernen bestreuen und servieren.

Riesenchampignonsteaks mit argentinischer Chimichurri-Soße

Der Portobello, ein Riesenchampignon, ist eine tolle Quelle für Proteine, B-Vitamine, Mineralstoffe und darüber hinaus berühmt für seine festfleischige Textur und seinen pikanten Umami-Geschmack. Die dazugehörige Chimichurri-Soße ist vollgepackt mit Gemüse und einfach ungesättigten Fetten, bestens für den Erhalt der kognitiven Gesundheit geeignet.

FÜR 4 PERSONEN

Für die Portobello-Steaks
2 EL Olivenöl extra vergine
4 EL Aceto balsamico
¼ TL geräuchertes Paprikapulver
½ TL schwarzer Pfeffer
4 Knoblauchzehen, fein gehackt
4 Riesenchampignon-Kappen, gesäubert, Stiele entfernt

Für die Chimichurri-Soße
1 reife Avocado
100 g frische glatte Petersilie, gewaschen und getrocknet, fein gehackt
4 mittlere geschälte Knoblauchzehen
2 EL frische Oreganoblätter
2 ELI Olivenöl extra vergine
3 EL Saft von 1 großen Zitrone
1 TL Meersalz
¼ TL gestoßene Pfefferkörner (optional)

In einer Rührschüssel Olivenöl, Aceto balsamico, Paprika, Pfeffer und die gehackten Knoblauchzehen zugeben und kräftig verrühren. Nach Belieben würzen (nicht jedoch salzen, da die Champignons dadurch matschig werden). Die Champignons in eine tiefe Schüssel legen und mit der Marinade übergießen. Am besten nehmen Sie einen Pinsel zu Hilfe, damit die Marinade überall hingelangt. 10 Minuten marinieren und zwischen durch die Champignons wenden.

Während die Champignons durchziehen, die Chimichurri-Soße zubereiten. Dazu die Avocado würfeln, in eine Rührschüssel geben und mit einer Gabel grob zerdrücken. Ein paar Stücke beiseitelegen. Geben Sie Petersilie, Knoblauch, Oregano, Olivenöl, Zitronensaft, Meersalz, Pfeffer und Chiliflocken in eine Küchenmaschine. Auf der Pulse-Stufe alles vermengen. Alternativ dazu Petersilie, Knoblauch und Oregano fein hacken und mit den anderen Zutaten in einer Schüssel vermischen. Die Mischung zur Avocado geben und verrühren. Bei Raumtemperatur beiseitestellen.

Nun die Steaks zubereiten. Dazu eine große Pfanne auf mittlerer bis hoher Flamme erhitzen. Champignons auf jeder Seite circa 3 Minuten dünsten, bis sie duften und schön braun sind. Dabei mit der restlichen Marinade bestreichen. Auf eine Servierplatte mit der Stielseite nach unten legen und die Chimichurri-Soße darübergießen. Optional die Champignons in vier bis fünf Scheiben schneiden und auf einem Teller anrichten, in der Mitte Platz für die Chimichurri-Soße lassen. Sofort servieren. Servieren Sie den Süßkartoffelstampf (Seite 330) als Beilage oder essen Sie die Chimichurri-Soße mit den Blumenkohlsteaks (Seite 329f.).

Achtsamer Makkaroni-Auflauf

Manchmal möchte man sich einfach nur mit einem Teller Makkaroni-Auflauf zurückziehen. Aber ein klassischer Makkaroni-Auflauf ist nicht gerade gesund, also haben wir es uns zur Aufgabe gemacht, unser Lieblingsessen hirngesund aufzupeppen. Das Ganze dauert nur 30 Minuten, Sie brauchen keine besonderen Zutaten. Für die Soße verwenden wir Cashewnüsse, die ohne ein Gramm Sahne, Butter oder Milch traumhaft cremig werden.

Sauerkraut fügt den speziellen Geschmack von gereiftem Käse hinzu und Cannellini-Bohnen liefern gesundes pflanzliches Eiweiß.

Dieses Gericht schmeckt schon für sich allein toll, doch wenn Sie wollen, können Sie seine hirngesunden Eigenschaften noch mit Beilagen wie gedämpftem Brokkoli, gebratenem Rosenkohl oder grünen Erbsen toppen. Wir zum Beispiel geben eine gute Handvoll Spinat direkt in die Pfanne, wenn wir die Makkaroni mit der Soße mischen.

FÜR 3 BIS 4 PERSONEN

200 g rohe Cashewkerne

1 ½ TLSalz

1 Prise schwarzer Pfeffer

450 g kleine Nudeln bestehend aus Vollkornreis, Quinoa oder Dinkel (Macaroni, Conchiglie, Ciocciole)

850 ml Gemüsebrühe

1 kleine Zwiebel, gewürfelt

4 Knoblauchzehen, gehackt

2 EL Olivenöl extra vergine

1 TL Kurkuma

175 g Cannellini-Bohnen aus der Dose

250 g Sauerkraut aus der Dose, gut abgetropft

1 EL Zitronensaft

2 EL Nährhefe (optional)

Zuerst die Cashewkerne mindestens 4 Stunden oder besser noch über Nacht einweichen. Wenn Sie es eilig haben, übergießen Sie sie mit kochendem Wasser und lassen Sie sie mindestens 30 Minuten bis zu 1 Stunde zugedeckt einweichen. Anschließend in einem großen Topf Wasser zum Kochen bringen und 1 Teelöffel Salz hinzufügen. Kochen Sie die Nudeln nach Angabe und gießen Sie sie ab.

In der Zwischenzeit bereiten Sie die Soße zu. Dazu pürieren Sie die abgegossenen Cashewkerne und 475 Milliliter Gemüsebrühe in der Küchenmaschine oder einem Smoothiebereiter (Vitamix oder Blendtec) 2 bis 3 Minuten lang, wobei Sie die Seiten des Mischbehälters gelegentlich mit einem Spatel abschaben, damit alles richtig erfasst wird. Beiseitestellen. In der Zwischenzeit eine große Pfanne mit Rand erhitzen. Öl, Zwiebeln, Knoblauch und Salz in einem halben Esslöffel Öl anbraten, bis die Zwiebeln glasig sind. Kurkuma, Salz, schwarzer Pfeffer, Bohnen und Sauerkraut für 1 Minute hinzugeben. Sobald die Mischung gut erhitzt ist, die Hitze herunterschalten und vorsichtig mit einem großen Löffel oder Spatel in den Mixer geben. Den Inhalt pürieren, bis er glatt und seidig ist. Die Textur sollte nicht mehr körnig sein.

Die Soße nun wieder in die Pfanne geben und bei schwacher bis mittlerer Hitze unter ständigem Rühren erhitzen. Das Ganze wird etwas eindicken. Mit Zitronensaft, Pfeffer und Nährhefe abschmecken. Die gekochten Nudeln in die Soße geben und verrühren. Sofort servieren.

Heidelbeer-Kamut-Salat

Kamut ist ein energiedichtes, nährstoffreiches altes Getreide, das gut für die Gefäße ist. Dazu ist es leicht verdaulich und eignet sich hervorragend für Salate und andere Gerichte. Das Besondere an diesem Salat ist, dass sowohl Heidelbeeren als auch Kamut in hohem Maße entzündungshemmende Eigenschaften haben.

FÜR 2 BIS 3 PERSONEN

Für den Salat
85 g Kamut
475 ml Wasser
140 g Salatblätter (verschiedener Sorten)
75 g Heidelbeeren
75 g geröstete ungesalzene Haselnüsse

Für das Dressing
2 Schalotten, gehackt
1 EL Olivenöl extra vergine

5 TL Aceto balsamico
1 Päckchen Stevia
50 g Heidelbeeren
je 1 Prise Salz und Pfeffer

Kamut in einem feinmaschigen Sieb gründlich kalt abspülen. In einen kleinen Topf mit Wasser geben und bei starker Hitze zum Kochen bringen. Dann die Hitze auf ein Minimum reduzieren und 45 Minuten kochen lassen (beziehungsweise bis das Getreide bissfest ist). Wasser abgießen. In der Zwischenzeit das Dressing zubereiten. Dazu eine kleine Pfanne bei mittlerer Hitze vorwärmen. Die Schalotten in Olivenöl unter Rühren vorsichtig circa 5 Minuten vorsichtig anschwitzen. Die Schalotten sollen leicht karamellisiert sein. Vom Herd nehmen und abkühlen lassen. Gebratene Schalotten in eine Küchenmaschine oder einen Mixer mit Aceto balsamico, Stevia, Heidelbeeren und je 1 Prise Salz und Pfeffer geben. Gut durchpürieren, dabei gegebenfalls die Seiten mit dem Spatel abschaben. Abschmecken.

Die Salatblätter mit dem mit leicht abgekühltem Kamut, den Heidelbeeren und Haselnüssen anrichten. Mit dem Dressing servieren.

Blaubeer-Crumble

Bei diesem leckeren Nachtisch braucht man überhaupt keine Schuldgefühle zu haben, denn wir kennen alle die unglaublich antioxidativen Eigenschaften von Blaubeeren. Die leckeren Streusel bestehen aus Nüssen mit einem hohen Gehalt an Omega-3-Fettsäuren. Dieser Power-Nachtisch ist beste hirngesunde Medizin aus der Natur.

FÜR 6 BIS 8 PERSONEN

750 g frische Blaubeeren oder eine Beerenmischung
(Himbeeren, Blaubeeren, Brombeeren und Erdbeeren;
wenn Sie Erdbeeren verwenden, vierteln Sie sie).

85 g Haferflocken

50 g gemahlene Mandeln

60 g Walnüsse, fein gehackt

60 g Datteln, in heißem Wasser eingeweicht und püriert

30 g Erythrit

60 g Pekannüsse, grob gehackt

¼ TL Meersalz

1 TL gemahlener Zimt

125 g ungesalzenes Mandelmus

Ofen auf 180 °C (Umluft 160 C, Gas Stufe 4) vorheizen. Die gewaschenen Beeren in eine tiefe 23 × 33 Zentimter (oder ähnlich große) Auflaufform legen. In einer Schüssel alle Zutaten für die Streusel vermischen, gegebenenfalls mit den Fingern zu Klumpen aufbrechen. Die Beeren damit gleichmäßig bedecken. 45 bis 50 Minuten (unbedeckt) backen, oder so lange, bis die Beeren Blasen bilden und der Belag goldbraun ist. Mindestens 30 Minuten vor dem Servieren ruhen lassen. Dieses Dessert schmeckt am besten frisch, kann aber bis zu zwei Wochen eingefroren werden. Aufwärmen bei 180 °C (Umluft 160 C, Gas Stufe 4), bis es vollständig erwärmt ist.

Gesunde Blaubeer-Muffins

Mit nur einem dieser Blaubeer-Muffins haben Sie bereits Ihre tägliche empfohlene Zufuhr von Ballaststoffen, Omega-3-Fettsäuren und Antioxidantien erreicht.

ERGIBT 12 GROSSE MUFFINS

250 ml ungesüßte Mandelmilch

1 ELgeschroteter Leinsamen

1 EL Apfelessig

250 g Vollkornmehl

85 g Weizenkleie

2 TL Backpulver

¼ TL Kaisernatron
¼ TL Salz
1 Tasse Datteln, in heißem Wasser eingeweicht und püriert
2 EL Erythrit oder 2 Päckchen Stevia
185 g ungesüßtes Apfelmus
1 TL reiner Vanilleextrakt
150 g Heidelbeeren, frisch oder gefroren

Den Ofen auf 180 °C (Umluft 160 C, Gas Stufe 4) vorheizen. Eine Muffinform (aus Silikon) oder antihaftbeschichtet für 12 Muffins verwenden.

In einem großen Messbecher Mandelmilch, Leinsamen und Essig mit einer Gabel kräftig verrühren. Etwa 1 Minute lang mixen, bis alles schaumig und cremig ist. Beiseitestellen.

In eine mittelgroße Schüssel Mehl, Weizenkleie, Backpulver, Natron und Salz sieben. In der Mitte eine Vertiefung machen und die Milchmischung hineingeben. Datteln, Erythrit, Apfelmus und Vanille hineingeben und verrühren. Die trockenen Zutaten in die feuchten Zutaten einarbeiten, bis die Mischung gerade gut durchfeuchtet ist (nicht zu lange rühren). Die Beeren unterheben.

Füllen Sie den Teig drei Viertel voll in die Muffinmulden und backen Sie alles 25 Minuten lang beziehungsweise bis eine Stricknadel, in der Mitte eines Muffins eingestochen, sauber herauskommt. Die Muffins etwa 20 Minuten abkühlen lassen und dann vorsichtig (unter Zuhilfenahme eines Messers) aus der Form lösen.

Schoko-Chia-Pudding

In Südamerika galten Chiasamen wegen ihrer nährenden und medizinischen Eigenschaften als so wertvoll, dass sie in bestimmten Regionen als Währung verwendet wurden. Schon Maya-Krieger wussten, dass Chiasamen eine bedeutsame Energiequelle darstellen. In der Tat bedeutet „Chia" in der Sprache der Azteken „ölig". Chiasamen bieten einen reichen Vorrat an Omega-3-Fettsäuren, die das Gehirn mit gesundem Fett versorgen, sowie Kupfer und Zink, zwei Mineralien, die für die korrekte Funktion der

Enzyme des Gehirns benötigt werden. Und Schokolade? Schokolade hat so viele Vorzüge, dass wir sie in unsere gehirngesunden Top 20 aufgenommen haben.

FÜR 2 BIS 3 PERSONEN

350 ml ungesüßte Mandelmilch
75 g Chiasamen
25 g ungesüßtes Kakaopulver
4 Datteln, in heißem Wasser eingeweicht und püriert, oder 2–3 EL Erythrit
1 TL gemahlener Zimt oder Vanilleextrakt
¼ TL Meersalz

Belag
Himbeeren

Alle Zutaten außer Datteln beziehungsweise Erythrit in eine Rührschüssel geben und kräftig durchrühren. Nach Wunsch süßen. Alternativ können Sie die Zutaten im Standmixer pürieren. Alles in Glasschälchen füllen und über Nacht oder für mindestens 3 bis 5 Stunden in den Kühlschrank stellen. Eventuelle Reste halten sich 2 bis 3 Tage zugedeckt im Kühlschrank, wobei dieser Pudding am besten frisch schmeckt. Gekühlt und mit Himbeeren belegt servieren.

Tomatensuppe

Es gibt nichts Tröstlicheres als eine warme Tasse Tomatencremesuppe. Die Cremigkeit in diesem Rezept kommt von den Cashewkernen, die voller hirnstärkender ungesättigter Fette und Vitamin E (ein starkes Antioxidans) stecken, dazu Zink und Kupfer (zwei Mineralien, die für viele enzymatische Reaktionen im Gehirn benötigt werden). Die anderen Zutaten geben dem Ganzen zusätzlich Power: Zwiebeln, Karotten, Tomaten und Thymian sind gute Quellen für Eisen, Kupfer, Magnesium und die Vitamine A und C.

FÜR 4 PERSONEN

30 g Cashewkerne
1 EL Olivenöl extra vergine
1 mittelgroße Zwiebel, gehackt
1 Selleriestange, gehackt
1 mittelgroße Karotte, gehackt
4 Knoblauchzehen, gehackt oder ausgepresst
1/8 TL Meersalz
1,2 l salzarme Gemüsebrühe
2 Dosen (à 400 g) geschälte Tomaten plus einige getrocknete
2–3 Zweige Thymian
1 Lorbeerblatt
Saft von 1/2 Zitrone, ca. 2 TL
schwarzer Pfeffer zum Abschmecken
fein gehackte Petersilie zum Garnieren

Cashewkerne mindestens 4 Stunden (vorzugsweise über Nacht) vor der Zubereitung einweichen oder, wenn die Zeit knapp ist, mit kochendem Wasser begießen und zugedeckt ziehen lassen. Je länger die Cashewnüsse eingeweicht werden, desto cremiger werden sie.

Olivenöl in einem Topf bei niedriger bis mittlerer Hitze 1 Minute erhitzen. Zwiebeln, Sellerie, Karotten, Knoblauch und Meersalz zugeben und alles 15 Minuten lang unter gelegentlichem Rühren andünsten. Die Brühe zugeben und alles 10 Minuten köcheln lassen. Nun Tomaten, Thymian und Lorbeerblatt hinzufügen. Die Suppe zum Kochen zu bringen, die Hitze reduzieren und nochmals 40 Minuten köcheln lassen.

Lorbeerblatt und Thymianzweige entfernen. Die Suppe portionsweise in der Küchenmaschine zusammen mit den eingeweichten Cashewkernen (mit einem einfachen Pürierstab dürfen Sie nur kleine Mengen verwenden, dabei die Öffnung mit einem Handtuch abdecken, damit keine heiße Flüssigkeit herausspritzt), 2 bis 3 Minuten lang pürieren, bis alles ganz glatt ist. Die Suppe wieder in den Topf geben und warm stellen. Zitronensaft zugeben und mit Salz und Pfeffer abschmecken. In Suppenschüsseln gießen und mit Petersilie garnieren.

Gerösteter Spaghettikürbis
mit Pastasoße und Nussparmesan

Dieses abgewandelte Spaghettigericht verwendet Kürbis anstelle von Pasta und Nussparmesan anstelle von richtigem Parmesankäse und ergibt somit eine gerinnungshemmende, antientzündliche Mahlzeit für die ganze Familie.

FÜR 2 BIS 3 PERSONEN

1 Hokkaidokürbis
2 TL Olivenöl extra vergine
Meersalz und Pfeffer, frisch gemahlen
Pastasoße nach Wunsch

Wunschbeläge
Petersilie
Kürbiskerne
Nussparmesan (Seite 333, 349f.)

Den Ofen auf 190 °C (Umluft 170 °C, Gas Stufe 5) vorheizen. Ist Ihr Kürbis ziemlich groß, schneiden Sie zuerst den Stiel ab. Das erleichtert das Durchschneiden und gibt Ihnen einen ebenen Untergrund zum Arbeiten. Arbeiten Sie auf einem Schneidebrett oder einem alten Geschirrtuch. Den Kürbis mit dem flachen Ende nach unten legen. Mit einem Kochmesser der Länge nach aufschneiden. Mit einem Eiskugelformer oder einem Löffel Kerne und weiche Stränge herauslöffeln. Die Hälften mit wenig Olivenöl (je 1 Teelöffel Öl) bestreichen. Mit Meersalz und frisch gemahlenem schwarzen Pfeffer bestreuen. Auf ein mit Pergamentpapier ausgelegtes Backblech mit der Schnittfläche nach unten legen. Etwa 35 bis 45 Minuten rösten. Die äußere gelbe Schale nimmt dabei eine dunklere Färbung an. Um zu prüfen, ob der Kürbis gar ist, aus dem Ofen nehmen und mit einer Gabel Spaghettistreifen versuchsweise abschaben. Gelingt dies, circa 5 bis 10 Minuten abkühlen lassen und dann mit dem Spaghetti-streifen-Schaben fortfahren. Mit einer Nudelsoße Ihrer Wahl umgehend servieren, dabei mit Petersilie, Kürbiskernen und/oder Nussparmesan garnieren.

Gerösteter Moschuskürbis und Rosenkohlsalat

Moschuskürbis ist ein süßes Gemüse, das reich an Ballaststoffen, Minera-lien und den Vitaminen A und C ist. Hier kombinieren wir es mit nativem Olivenöl und Avocado, zwei der hirngesündesten Fette überhaupt.

FÜR 6 BIS 8 PERSONEN

Für den gerösteten Moschuskürbis und den Rosenkohl
1 großer Moschuskürbis (ca. 900 g) geschält, entkernt
und in ca. 1 cm große Würfel geschnitten
2 EL Olivenöl extra vergine
je 1 TL Meersalz und Pfeffer
175 g Rosenkohl, gewaschen und halbiert

Für den Salat
175 g ungekochte Quinoa
1 große Avocado, entkernt und gewürfelt
1 EL Olivenöl extra vergine
1 EL Zitronensaft (oder mehr nach Geschmack)
je 1 TL feines Meersalz und frisch gemahlener schwarzer Pfeffer
140 g gemischter Salat oder Babyspinat
60 g Walnüsse, gehackt
125 g Granatapfelsamen

Ofen auf 200 °C (Umluft 180 °C, Gasherd Stufe 6) vorheizen und zwei große Backbleche mit Pergamentpapier auslegen. Den gehackten Kürbis in eine Schüssel geben und 1 Esslöffel Olivenöl sowie je ¼ Teelöffel Salz und Pfeffer hinzufügen. Gut vermengen und dann auf eines der Backbleche geben. Genauso mit den Rosenkohlhälften verfahren und auf das zweite Blech legen. Das Gemüse etwa 45 bis 50 Minuten rösten, bis der Boden gerade eben gebräunt ist.

Nun die Quinoa in einem feinmaschigen Sieb abspülen und in einem mittelgroßen Topf mit etwa 450 Milliliter Wasser zum Kochen bringen und bei mittlerer Hitze zugedeckt circa 15 Minuten garen, bis das Wasser aufgesogen und die Quinoa zart und locker ist. Nach dem Kochen vom Herd nehmen. Quinoa vor dem Servieren cira 10 Minuten abkühlen lassen, mit der Gabel auflockern und mit reichlich Salz und Pfeffer abschmecken.

Die Avocado in eine Schüssel schneiden und leicht zerdrücken. In einer weiteren kleinen Schüssel Olivenöl, Zitronensaft und das restliche Salz und den Pfeffer verquirlen und beiseitestellen.

Den Salat in einer großen Schüssel anrichten, Olivenöl-Zitronen-Dressing hinzugeben und gut untermengen. Dann die Avocados hinzufügen und ebenfalls vorsichtig untermengen. Die Quinoa auf dem Salat verteilen, anschließend den gerösteten Kürbis und den Rosenkohl ebenfalls schön anrichten und mit Walnüssen und Granatapfelkernen garnieren. Mit Zitronensaft und frischem schwarzen Pfeffer abschmecken. Warm servieren.

Zucchinipasta mit Rote-Linsen-Bolognese

Inspiriert von der traditionellen italienischen Bolognesesoße, enthält diese pflanzliche Variante rote Linsen, die reich an Proteinen und Ballaststoffen sind. Letztere reduzieren bekanntermaßen das Risiko von Gefäßerkrankungen im Gehirn.

Für 2 bis 3 Personen

½ EL Olivenöl extra vergine
1 kleine Zwiebel, fein gehackt
3–4 Knoblauchzehen, gehackt
2–3 Karotten, fein geraspelt
⅛ TL Meersalz, bei Bedarf etwas mehr

1 Dose (à 425 g) pürierte Tomaten
1 EL Tomatenmark
1 Prise rote Chiliflocken
1 TL getrockneter Oregano
1 TL getrocknetes Basilikum
125 ml Wasser
175 g rote Linsen, gespült und abgetropft
2 mittlere Zucchini, gespült und geputzt
3–5 große Basilikumblätter, in dünne Streifen geschnitten

Eine große Pfanne mit Rand bei mittlerer Hitze erhitzen. Olivenöl, Zwiebel und Knoblauch hineingeben und 5 Minuten anbraten, bis die Zwiebeln glasig sind. Dann die zerkleinerten Karotten und das Salz dazugeben. 5 Minuten kochen lassen. Tomatensoße, Tomatenmark, Chiliflocken, Basilikum, Oregano, Wasser und Linsen hinzufügen. Die Hitze etwas erhöhen und die Mischung auf kleiner Flamme kochen lassen, dann die Hitze reduzieren und 10 bis 20 Minuten weitergaren, bis die Linsen weich sind. Alle 3 bis 5 Minuten umrühren, um ein Anhängen zu vermeiden. Falls die Mischung zu sehr eindickt, etwas mehr Wasser hinzufügen.
Sobald die Linsen gar sind, mit Salz, Chiliflocken und Kräutern abschmecken.

Während die Soße kocht, die Zucchini mit einem Spiralschneider, einem Gemüsehobel oder einem Sparschäler zu Nudeln verarbeiten. Ziel ist es, aus Zucchini dünne Stränge zu formen. Zucchinistränge in eine Pastaschüssel geben und großzügig mit der Rote-Linsen-Bolognese übergießen. Mit Streifen aus Basilikum und Nussparmesan (Rezept Seite 333, 349f.) garnieren. Sofort servieren. Zucchini-Nudeln sind sehr empfindlich und zerfallen, wenn Sie zu lange liegen.

Gebratene Gemüselasagne

Wer sagt, dass Lasagne schlecht ist für Sie? Diese köstliche, glutenfreie Lasagne ist ein Kunstwerk auf pflanzlicher Basis. Mit der weißen Béchamelsoße, dem grünen Pesto und der roten Tomatensoße erinnert sie an die italienische Fahne und die berühmten Aromen des Landes, ganz ohne die schweren Nudeln und die gesättigten Fette von Käse und Sahne. Wir rösten das Gemüse, um seinen vollen Geschmack zu betonen. Damit reduzieren wir auch seine natürliche Feuchtigkeit und bekommen die Textur einer typischen Lasagne. Fühlen Sie sich frei, so verschiedene Gemüse wie Kürbis, Karotten, Zwiebeln oder Paprika zu verwenden.

FÜR 9 PERSONEN

Für die Tofu-Ricotta-Füllung
350 g extrafester Tofu, abgetropft und ausgepresst
Saft von 1 großen Zitrone
½ TL Salz
4 EL Nährhefe
25 g Basilikumblätter

Für das Pesto
60 g Basilikumblätter
120 g Walnüsse
30 g Nährhefe
2 oder 3 Knoblauchzehen
60 ml Olivenöl extra vergine
1 TL Salz

Für die Cashew-Béchamelsoße
180 g rohe Cashewkerne, über Nacht eingeweicht
30 g Nährhefe
2 Knoblauchzehen
½ TL Salz

Für den Nussparmesan
60 g Macadamianüsse oder Cashewkerne
3 EL Nährhefe
⅛ TL Salz
¼ TL Knoblauchpulver

2 große Süßkartoffeln (wenn möglich bio), geschält
und in dünne Scheiben geschnitten (biegsam, aber nicht hauchdünn)
2 große Zucchinis, dünn geschnitten
2 Auberginen, dünn geschnitten
2 große Riesenchampignons, in dünne Scheiben geschnitten
Olivenöl extra vergine, nach Geschmack
Salz und Pfeffer, nach Geschmack
einfache (zuckerfreie) Tomatensoße,
entweder aus dem Glas oder hausgemacht

Am Tag vor der Zubereitung der Lasagne die Cashewkerne für die Béchamelsoße mit Wasser bedeckt über Nacht im Kühlschrank einweichen.

Für die Tofu-Ricotta-Füllung Tofu, Zitronensaft, Salz, Nährhefe und Basilikum in einer Küchenmaschine oder einem Mixer gegebenenfalls unter Zuhilfenahme des Spatels pürieren. Gewünscht ist eine halb pürierte Mischung, bei der die Basilikumblätter noch teilweise sichtbar sind. Nach Bedarf abschmecken und würzen.

Für das Pesto Basilikum, Walnüsse, Nährhefe, Knoblauch, Olivenöl und Salz in eine Küchenmaschine geben und ebenfalls so lange pürieren, dass die Walnussstücke noch intakt und Basilikumblätter noch zu sehen. Abschmecken und würzen. Wir zum Beispiel mögen einen intensiven Knoblauchgeschmack, aber das muss auf Sie nicht zutreffen. Bei Bedarf 2 bis 3 Esslöffel Wasser zum Verdünnen hinzugeben.

Für die Béchamelsoße die eingeweichten Cashewkerne abtropfen lassen und die Flüssigkeit beiseitestellen. Die Cashewkerne zusammen mit Nährhefe, Knoblauch und Salz mit 1 Tasse Einweichflüssigkeit so lange pürieren, bis eine geschmeidige, dick-streichfähige Konsistenz entsteht.

Für den Nussparmesan geben Sie Nüsse, Nährhefe, Salz und Knoblauchpulver in eine Küchenmaschine und mixen oder hacken alles fein.

Den Ofen auf 200 °C (Umluft 180 °C, Gas Stufe 6) vorheizen.

Bedecken Sie nun das Gemüse gleichmäßig mit Olivenöl, Salz und Pfeffer und verteilen Sie es auf mehreren Backblechen (es werden wahrscheinlich vier benötigt). Das Gemüse rösten, bis es gar und eben gebräunt ist (circa 10 bis 15 Minuten). Nehmen Sie die Backbleche aus dem Ofen und senken Sie die Temperatur auf 180 °C (Umluft 160 °C, Gas Stufe 4).

Teilen Sie nun das Gemüse, die Tomatensoße und das Pesto in vier Teile und den Tofu-Ricotta in drei.

Bedecken Sie zunächst den Boden einer 25 Zentimeter langen ofenfesten Form mit einer Schicht Tomatensoße. Darauf kommt – ziegelartig angeordnet – ein Viertel des Gemüses. Mit dem ersten Drittel des Tofu-Ricotta bestreichen, und danach ein Viertel des Pestos darüberträufeln. So lange wiederholen, bis auf diese Weise vier komplette Schichten entstanden sind, wobei die oberste Schicht Gemüse sein sollte. Nun die Béchamelsoße darauf verteilen, mit Alufolie abdecken und 30 Minuten backen. Nach 30 Minuten die Folie entfernen und weitere 5 Minuten überbacken.

Lasagne vor dem Servieren etwas abkühlen lassen. Die gesamte Lasagne mit dem restlichen Pesto bestreichen.

Sie können die Gewürze nach Bedarf anpassen, für mehr Käsegeschmack mehr Nährhefe verwenden oder zusätzlich Zitronensaft für frischere Farben verwenden.

Diese Lasagne kann bis zu 3 Wochen eingefroren werden.

Mediterrane Brain Bowl mit gerösteten Süßkartoffeln, Kichererbsen, Kurkuma-Quinoa und Zitronen-Tahini-Kräutersoße

Dieses Rezept klingt aufwendig, ist es aber nicht. Es ist das Gericht unserer Wahl, wenn der ganzen Familie nach einem langen Tag nur noch nach einer einfachen, aber dennoch hirngesunden Mahlzeit ist.

FÜR 2 BIS 3 PERSONEN

1 große Süßkartoffel oder 2 kleine, geschält
und in 1,5 cm breite Würfel schnitten
1 EL Olivenöl extra vergine
1 Dose Kichererbsen, abgetropft und abgespült
1 TL Kurkuma

1 TL Koriander

1 TL Kreuzkümmel

½ TL geräuchertes Paprikapulver (im Fachhandel, z. B. Kräuterhaus.de)

½ TL Knoblauchpulver

½ TL Cayennepfeffer (optional)

175 g ungekochte Quinoa, gut gespült und abgetropft

400 ml Wasser

¼ TL Kurkuma

⅛ TL Salz

150 g Grünkohl, dünn geschnitten,

mit 1 Teelöffel Zitronensaft und 1 Prise Salz angemacht

4–6 EL Zitronen-Tahini-Kräutersoße (Rezept im Anschluss)

2 EL Sonnenblumenkerne

frischer Dill zum Garnieren

Ofen auf 190 °C (Umluft 170 °C, Gas Stufe 5) vorheizen. Ein großes Backblech mit Backpapier auslegen. Die Süßkartoffelwürfel auf einer Hälfte des Backblechs verteilen, einen ½ Esslöffel Olivenöl über die Süßkartoffeln sprenkeln und gut vermengen.

Die abgetropften und gespülten Kichererbsen in eine Schüssel geben, mit dem anderen ½ Esslöffel Öl, Kurkuma, Koriander, Kreuzkümmel, geräuchertem Paprikapulver, Knoblauchpulver und Cayennepfeffer gut vermengen. Auf die andere Hälfte des Backblechs geben und die Kichererbsen in einer Schicht auslegen.

Die Süßkartoffeln und Kichererbsen im vorgeheizten Ofen 15 Minuten backen, dann die Süßkartoffeln vorsichtig umdrehen und die Kichererbsen wenden, damit sie gleichmäßig gar werden. Zurück in den Ofen geben und für weitere 10 Minuten rösten. Die Kichererbsen sollten goldgelb und die Süßkartoffeln leicht gebräunt und gar sein.

Derweil die Quinoa kochen. Diese dazu in einem feinmaschigen Sieb gründlich kalt abspülen. Einen Topf bei mittlerer bis hoher Hitze erhitzen. Die abgespülte Quinoa zugeben und unter ständigem Rühren circa 3 Minuten lang anrösten, um die überschüssige Feuchtigkeit zu entfernen und den nussigen Geschmack der Quinoa hervorzuheben. Nun Wasser, Kurkumapulver und Salz hinzugeben und die Quinoa bei mittlerer Hitze zugedeckt 18 bis 22 Minuten köcheln lassen, bis das Wasser aufgesogen ist und die Quinoa zart und weich. Mit einer Gabel auflockern.

Den gewürzten Grünkohl in eine große flache Schüssel geben. Mit 2 bis 3 Esslöffeln Zitronen-Tahini-Kräutersoße beträufeln. Eine Kugel Quinoa und eine großzügige Portion Süßkartoffeln dazugeben und mit Kichererbsen bestreuen. Mit weiteren 2 bis 3 Esslöffeln Zitronen-Tahini-Kräutersoße beträufeln. Mit Sonnenblumenkernen und frischem Dill garnieren.

Zitronen-Tahini-Kräuter-Soße

ERGIBT CA. 180 ML

ca. 60 ml Tahini
1 Knoblauchzehe, gehackt
½ Zitrone, entsaftet
60 ml Mandelmilch
2 EL gehackter Dill
⅛ TL Salz oder nach Belieben

Alle Zutaten mischen und servieren. Die Soße kann bis zu 3 Tage im Kühlschrank aufbewahrt werden.

Cremig-süße Erbsensuppe

Diese Suppe ist das ultimative Trostessen. Die von Natur aus süßlichen Erbsen und cremigen Cashews sind so gut, dass Sie die Sahne gar nicht vermissen werden. Wir essen diese Suppe am liebsten mit Vollkornbrot.

FÜR 4 PERSONEN

60 g Cashewkerne
1 EL Olivenöl extra vergine

1 mittelgroße Zwiebel, gehackt
1 Selleriestange, gehackt
1 mittelgroße Karotte, gehackt
4 Knoblauchzehen, gehackt oder zerkleinert
⅛ TL Meersalz
1,2 l salzarme Gemüsebrühe
400 g grüne Erbsen, frisch oder tiefgefroren
2 oder 3 Zweige Thymian
1 Lorbeerblatt
Saft von ½ Zitrone, ca. 2 TL
Petersilie oder Schnittlauch zum Garnieren, fein gehackt

Die Cashewkerne vor der Zubereitung einweichen oder, wenn die Zeit knapp ist, mit kochendem Wasser übergießen und 30 Minuten zugedeckt ziehen lassen. Je länger die Cashewnüsse eingeweicht werden, desto cremiger werden sie.

Heizen Sie einen Topf bei niedriger bis mittlerer Hitze vor. Das Olivenöl hineingeben und 1 Minute erwärmen. Zwiebel, Sellerie, Karotten, Knoblauch und Meersalz hinzugeben und 15 Minuten lang unter ständigem Rühren anschwitzen, damit nichts anbrennt. Gemüsebrühe, Erbsen, Thymian und Lorbeerblatt hinzufügen. Die Suppe zum Kochen bringen, danach 30 bis 35 Minuten auf niedriger Stufe köcheln lassen.

Lorbeerblatt und Thymianzweige entfernen. Die Suppe portionsweise in einen Standmixer geben, eingeweichte Cashewnüsse hinzufügen und 2 bis 3 Minuten auf höchster Stufe pürieren (bis alles cremig ist). Während des Pürierens den Deckel mit einem Handtuch abdecken, damit keine heiße Flüssigkeit austreten kann. Die Suppe wieder in den Topf geben und erhitzen. Zitronensaft zugeben, alles abschmecken, gegebenenfalls Salz und Pfeffer zugeben. In Suppenschüsseln füllen und mit Petersilie oder Schnittlauch garnieren.

Kurkuma-Milch

Auch als goldene Milch bekannt, ist diese Milch nicht nur beruhigend und nährstoffreich, sondern dazu noch hirngesund. Reich an Kurkuma, Zimt und Ingwer, allesamt Hirnreparateure und -verjünger; das Erythrit sorgt für eine angenehme, zuckerfreie Süße.

FÜR 1 PERSON

250 ml zuckerfreie Mandelmilch
1 TL Kurkumapulver
1 TL Zimt
¼ TL Ingwerpulver
1 TL Erythrit

Mandelmilch in einem kleinen Topf oder in der Mikrowelle erhitzen. Kurkuma, Zimt, Ingwer und Erythrit unterrühren. Heiß oder kalt genießen.

Danksagung

Wir sind unseren Großvätern zu Dank verpflichtet. Ihr Engagement für Gesundheitswesen und Bildung hat uns als Ärzte und Bürger geprägt. Diese beiden bemerkenswerten Männer hatten viele Schlachten zu schlagen, besonders zum Ende ihres Lebens. Ihren mutigen Kampf gegen die Demenz zu bezeugen hat uns beide zusammengebracht und uns schließlich zur präventiven Neurologie und zum Bürgerengagement geführt. In jedem Patienten, den wir behandelt, in den immer neuen Versuchen, Ursache und Grund dieser schlimmen Krankheit zu verstehen, haben wir immer auch die Kämpfe dieser beiden großen Männer im Hinterkopf gehabt. Sie haben uns inspiriert, dieses Buch zu schreiben. Wir hoffen, dass es das Leben vieler Großväter, Großmütter, Väter und Mütter verändern wird.

Wir danken den vielen Mentoren, die uns in der Kunst der Forschung und der klinischen Praxis unterwiesen haben, den wunderbaren Gemeinschaften in Loma Linda und San Bernardino, doch vor allem unseren Patienten. Dank ihnen konnten wir unserer Leidenschaft für die Prävention nachgehen, ein Unternehmen, das nicht nur Arbeit, sondern vor allem eine Entdeckungsreise war.

Sehr dankbar sind wir für die Betreuung von Douglas Abrams, unserem Agenten und lieben Freund. Seiner Einfühlsamkeit und kommunikativen Kompetenz ist es zu verdanken, dass dieses Projekt zustande kam und uns währenddessen auch zu besseren Menschen hat werden lassen.

Wir danken dem talentierten Team von HarperOne, insbesondere Gideon Weil und Sydney Rogers, für ihre Unerschütterlichkeit. Ein besonderer Dank gilt auch dem kreativen TriVision-Team für ihr Riesentalent, unsere Botschaft lebendig zu machen.

Unsere Anerkennung möchten wir schließlich Howard Rankin aussprechen, der uns zugehört und uns geholfen hat, den Rahmen dieses Buches abzustecken. Darüber hinaus danken wir unserer Chefredakteurin Amy Schleunes. Ihre Kompetenz, unsere Stimmen zu hören, unsere Erfahrungen zu deuten und uns dabei zu helfen, unsere Geschichte zu erzählen, sucht ihresgleichen.

Last, but not least möchten wir uns bei unseren Müttern für die Liebe und Unterstützung bedanken, die wir auf dieser Reise benötigt haben, ebenso bei unseren Kindern, Alex und Sophie, für die vielen Nächte, die sie mit Schreiben, Whiteboard-Sessions und leidenschaftlichen Diskussionen aushalten mussten, dabei zuhörten und Feedback gaben.

Über die Autoren

Dean Sherzai und Ayesha Sherzai sind hochqualifizierte Neurologen, die seit vielen Jahren die Frage umtreibt, wie ein gesunder Lebensstil vor kognitivem Verfall schützen kann. Im Laufe ihrer Karriere haben beide Universitäten, Stipendien und Forschungsprojekte so ausgewählt, dass sie jeweils mit den besten ihres Fachs die Bedeutsamkeit von Lebensstilfaktoren studieren konnten. Darüber hinaus haben beide langjährige Erfahrung in der Zusammenarbeit mit Patienten, insbesondere bei der Umsetzung gesunder Verhaltensmuster und einer nachhaltigen Verhaltensänderung. Doktores Sherzai sind der festen Überzeugung, dass es in unser aller Macht steht, die so sehr gefürchteten neurodegenerativen Krankheiten, einschließlich Alzheimer, zu stoppen. Dabei ist es ihre Mission, die neuesten wissenschaftlichen Erkenntnisse in einer zugänglichen Weise aufzubereiten und dadurch gesundheitliche Maßnahmen in Familien, Gemeinden und Organisationen auf der ganzen Welt zu fördern.

Dr. Dean Sherzai, M. D., Ph. D., ist Co-Direktor des Brain Health and Alzheimer's Prevention Program an der Loma Linda University, wo er zuvor Direktor des Memory and Aging Center und Forschungsleiter war. Während seiner Zeit in Loma Linda (einer sogenannten Blue Zone, in der die Bewohner messbar länger und gesünder leben) war er als leitender Wissenschaftler an der Untersuchung beteiligt, inwiefern eine gesunde Lebensführung Auswirkung auf das kognitive Altern hat. Studiert hat er Neurologie an der Georgetown University School of Medicine. Ferner erhielt er zahlreiche Stipendien im Bereich neurodegenerative Erkrankungen und Demenz von den National Institutes of Health und dem University College San Diego. Dort hat er bei Dr. Leon Thal, einem der weltweit renommiertesten Demenzforscher, und Dr. Dilip Jeste, dem weltweit führenden Spezialisten für kognitives Altern, studiert. Er hat ebenfalls einen Doktor in Public Health mit Schwerpunkt kommunale Gesundheit sowie einen Master in Public Health von der Loma Linda Universität, wo seine Forschung sich auf die Prävention von kognitivem Einbußen durch Lebensstiländerungen konzentrierte. Dean ist mehrfach ausgezeichnet worden und hat zahlreiche wissenschaftliche Arbeiten veröffentlicht, darunter umfassende

Berichte über Ernährung und neurodegenerative Erkrankungen und eine aktuelle Metaanalyse über den Zusammenhang von kognitivem Training und besserem Gedächtnis.

Ayesha Sherzai, M. D., ist Co-Direktorin des Brain Health and Alzheimer's Prevention Program an der Loma Linda University, wo sie das Lebensstilprogramm zur Prävention neurologischer Erkrankungen leitet. Medizinisch hat sie sich sowohl auf Präventivmedizin als auch Neurologie spezialisiert. Ihren Master hat sie in Wissenschaftstheorie am University College San Diego gemacht. Ferner hat sie ein Stipendium zur Frage von Lebensstil und vaskulären Hirnerkrankungen an der Columbia University erhalten. In Kürze wird sie an der Loma Linda University in Epidemiologie promovieren, wo sie sich mit Ernährung und deren Rolle bei kognitiven Alterungsprozessen und neurologischen Erkrankungen beschäftigt hat. Ayesha hat mehr als ein Dutzend wissenschaftliche Arbeiten veröffentlicht. Im Jahr 2015 gewann sie den Trudy Bush Fellowship Award der American Heart Association for Cardiovascular Disease Research im Bereich Women's Health. Sie ist Studienleiterin einer wegweisenden Studie in Loma Linda, bei der die Auswirkungen von umfassenden Lebensstilmaßnahmen auf Menschen mit einem erhöhten Risiko für eine Alzheimer-Erkrankung untersucht wird.

Beide zusammen haben wir unser Leben der Gemeinschaft, dem Bürgerdienst und der Wissenschaft gewidmet. Kennengelernt haben wir uns vor vielen Jahren bei einem Freiwilligeneinsatz in Afghanistan. Unser Gespräch am ersten Abend, in der Ecke eines überfüllten Raumes stehend, war der Auftakt zu einem Vorhaben, das wir nun in diesem Buch einer breiteren Öffentlichkeit vorstellen. 13 Jahre und viele Stipendien und Abschlüsse später ist es immer noch unsere Liebe füreinander und unsere Leidenschaft, etwas zu bewirken, die uns motiviert, Tag und Nacht zu arbeiten und das, was wir im klinischen Alltag lernen, in einen größeren gesellschaftlichen Zusammenhang zu bringen. In diesen 13 Jahren haben wir auch zwei erstaunliche Kinder auf die Welt gebracht. Unser Sohn Alex ist ein begabter Mathematiker und Pianist, der uns oft bei der Formulierung unserer Fragen hilft. Unsere Tochter Sophia ist eine Denkerin, Komikerin und Opernsängerin, die unseren Gesprächen Licht und Weisheit verleiht. Und natürlich dürfen wir unseren geliebten Hund, Obi Wan Kenobi (kurz Obi), nicht vergessen, der seit Kurzem Mitglied der Familie ist und sie komplett macht.

Unser Leitbild als Familie ist es, zur Linderung des Leidens beizutragen. Wir hoffen, dass dieses Buch genau das tut.

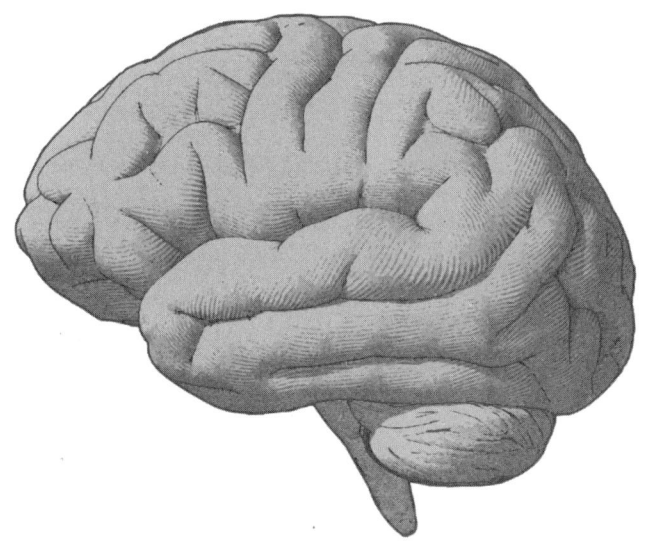

Anhang

Eine vollständige Liste unserer Quellen befindet sich auf unserer Webseite *TeamSherzai.com*.

1   Office for National Statistics, „Deaths registered in England and Wales (Series DR): 2015".

2   Alzheimer's Society, „Dementia UK Update", 2014.

3   Cipriani, G.; Dolciotti, C.; Picchi, L.; Bonuccelli, U. (2011). Alzheimer and his disease: A brief history. *Neurological Sciences*, 32 (2), 275–279.

4   Heneka, M. T.; Carson, M. J.; El Khoury, J.; Landreth, G. E.; Brosseron, F.; Feinstein, D. L.; Jacobs, A. H.; Wyss-Coray, T.; Vitorica, J.; Ransohoff, R. M. Herrup, K. (2015). Neuroinflammation in Alzheimer's disease. *The Lancet Neurology*, 14 (4), 388–405. Ferreira, S. T.; Clarke, J. R.; Bomfim, T. R. De Felice, F. G. (2014). Inflammation, defective insulin signaling, and neuronal dysfunction in Alzheimer's disease. *Alzheimer's & Dementia*, 10 (1), S76–S83.

5   Raichle, M. E.; Gusnard, D. A. (2002). Appraising the brain's energy budget. *Proceedings of the National Academy of Sciences*, 99 (16), 10237–10239.

6   Good, P. F.; Werner, P.; Hsu, A.; Olanow, C. W.; Perl, D. P. (1996). Evidence of neuronal oxidative damage in Alzheimer's disease. *The American Journal of Pathology*, 149 (1), 21–28. Scheff, S. W.; Ansari, M. A.; Mufson, E. J. (2016). Oxidative stress and hippocampal synaptic protein levels in elderly cognitively intact individuals with Alzheimer's disease pathology. *Neurobiology of Aging*, 42, 1–12. Wang, X.; Wang, W.; Li, L.; Perry, G.; Lee, H. G.; Zhu, X. (2014). Oxidative stress and mitochondrial dysfunction in Alzheimer's disease. *Biochimica et Biophysica Acta (BBA)-Molecular Basis of Disease*, 1842 (8), 1240–1247.

7   Talbot, K.; Wang, H. Y.; Kazi, H.; Han, L. Y.; Bakshi, K. P.; Stucky, A.; Fuino, R. L.; Kawaguchi, K. R.; Samoyedny, A. J.; Wilson, R. S.; Arvanitakis, Z. (2012). Demonstrated brain insulin resistance in Alzheimer's disease patients is associated with IGF-1 resistance, IRS-1 dysregulation, and cognitive decline. *The Journal of Clinical Investigation*, 122 (4), 1316–1338. Willette, A. A.; Bendlin, B. B.; Starks, E. J.; Birdsill, A. C.; Johnson, S. C.; Christian, B. T.; Okonkwo, O. C.; La Rue, A.; Hermann, B. P.; Koscik, R. L.; Jonaitis, E. M. (2015). Association of insulin resistance with cerebral glucose uptake in late middle–aged adults at risk for Alzheimer disease. *JAMA Neurology*, 72 (9), 1013–1020. Mosconi, L. (2005). Brain glucose metabolism in the early and specific diagnosis of Alzheimer's disease. *European Journal of Nuclear Medicine and Molecular Imaging*, 32 (4), 486–510.

8   *Barbagallo, M.; Dominguez, L. J. (2014). Type 2 diabetes mellitus and Alzheimer's disease. World Journal of Diabetes, 5 (6), 889–893.*

9   Sato, N.; Morishita, R. (2015). The roles of lipid and glucose metabolism in modulation of β-amyloid, tau, and neurodegeneration in the pathogenesis of Alzheimer disease. *Frontiers in Aging Neuroscience*, 7, 199.

10   Huang, Y.; Mahley, R. W. (2014). Apolipoprotein E: structure and function in lipid metabolism, neurobiology, and Alzheimer's diseases. *Neurobiology of Disease*, 72, 3–12. Cutler, R. G.; Kelly, J.; Storie, K.; Pedersen, W. A.; Tammara, A.; Hatanpaa, K.; Troncoso, J .C.; Mattson, M. P. (2004). Involvement of oxidative stress-induced abnormalities in ceramide and cholesterol metabolism in brain aging and Alzheimer's disease. *Proceedings of the National Academy of Sciences*, 101 (7), 2070–2075.

11   Karch, C. M.; Goate, A. M. (2015). Alzheimer's disease risk Gene and mechanisms of disease pathogenesis. *Biological Psychiatry*, 77 (1), 43–51.

12   Michaelson, D. M. (2014). APOE ε4: The most prevalent yet understudied risk factor for Alzheimer's disease. *Alzheimer's & Dementia*, 10 (6), 861–868.

13   Bertram, L.; Lill, C. M.; Tanzi, R. E. (2010). The genetics of Alzheimer disease: back to the future. *Neuron*, 68 (2), 270–281. Robinson, M.; Lee, B. Y.; Hane, F. T. (2017). Recent progress in Alzheimer's disease research, Part 2: Genetics and epidemiology. *Journal of Alzheimer's Disease* 57 (2), 317–330.

14   Head, E.; Powell, D.; Gold, B. T.; Schmitt, F. A. (2012). Alzheimer's disease in Down syndrome. *European Journal of Neurodegenerative Disease*, 1 (3), 353–364; Thiel, R.; Fowkes, S. W. (2005). Can cognitive deterioration associated with Down syndrome be reduced? *Medical Hypotheses*, 64 (3), 524–532. Zana, M.; Janka, Z.; Kálmán, J. (2007). Oxidative stress: A bridge between Down's syndrome and Alzheimer's disease. *Neurobiology of Aging*, 28 (5), 648–676.

15   Mehta, M. M.; Jackson, S. H.; Spector, T. D. (2016). Kicking back cognitive ageing: Leg power predicts cognitive ageing after ten years in older female twins. *Gerontology*, 62 (2), 138–149.

16   Chouliaras, L.; Rutten, B. P.; Kenis, G.; Peerbooms, O.; Visser, P. J.; Verhey, F.; van Os, J.; Steinbusch, H. W.; van den Hove, D. L. (2010). Epigenetic regulation in the pathophysiology of Alzheimer's disease. *Progress in Neurobiology*, 90 (4), 498–510.

17   Nicolia, V.; Lucarelli, M.; Fuso, A. (2015). Environment, epigenetics and neurodegeneration: Focus on nutrition in Alzheimer's disease. *Experimental Gerontology*, 68, 8–12; Maloney, B.; Sambamurti, K.; Zawia, N.; Lahiri, D. K. (2012). Applying epigenetics to Alzheimer's disease via the Latent Early–life Associated Regulation (LEARn) Model. *Current Alzheimer Research*, 9 (5), 589–599. Migliore, L.; Coppedè, F. (2009). Genetics, environmental factors and the emerging role of epigenetics in neurodegenerative diseases. *Mutation Research/Fundamental and Molecular Mechanisms of Mutagenesis*, 667 (1), 82–97.

18   Robine, J. M.;Allard, M. (1999). Jeanne Calment: Validation of the duration of her life. In: Jeune, B.;Vaupel, J. W. (Hrsg.), *Validation of Exceptional Longevity* (Vol. 6, S. 145–172). Odense, Denmark: Odense University Press.

19   Lupien, S. J.; McEwen, B. S.; Gunnar, M. R.; Heim, C. (2009). Effects of stress through-out the life span on the brain, behaviour and cognition. Nature Reviews Neuroscience, 10 (6), 434–445. Tyrka, A. R.; Price, L. H.; Kao, H. T.; Porton, B.; Marsella, S. A.; Carpenter, L. L. (2010). Childhood maltreatment and telomere shortening: Preliminary support for an effect of early stress on cellular aging. *Biological Psychiatry,* 67 (6), 531–534.

20   Beauloye, V.; Zech, F.; Mong, H. T. T.; Clapuyt, P.; Maes, M.; Brichard, S. M. (2007). Determinants of early atherosclerosis in obese children and adolescents. *The Journal of Clinical Endocrinology & Metabolism,* 92 (8), 3025–3032.

21   Lipton, M. L.; Kim, N.; Zimmerman, M. E.; Kim, M., Stewart, W. F.; Branch, C. A.; Lipton, R. B. (2013). Soccer heading is associated with white matter microstructural and cognitive abnormalities. *Radiology,* 268 (3), 850–857.

22   Barnes, D. E.; Kaup, A.; Kirby, K. A.; Byers, A. L.; Diaz-Arrastia, R.; Yaffe, K. (2014). Traumatic brain injury and risk of dementia in older veterans. *Neurology,* 83 (4), 312–319; Gardner, R. C.; Yaffe, K. (2014). Traumatic brain injury may increase risk of young onset dementia. *Annals of Neurology,* 75 (3), 339. LoBue, C.; Denney, D., Hynan, L. S.; Rossetti, H. C.; Lacritz, L. H.; Hart jr. J.; Womack, K. B.; Woon, F. L.; Cullum, C. M. (2016). Self-reported traumatic brain injury and mild cognitive impairment: Increased risk and earlier age of diagnosis. *Journal of Alzheimer's Disease,* 51 (3), 727–736.

23   Bateman, R. J.; Xiong, C., Benzinger, T. L.; Fagan, A. M.; Goate, A.; Fox, N. C.; Marcus, D.S., Cairns, N.J., Xie, X.; Blazey, T. M.; Holtzman, D. M. (2012). Clinical and biomarker changes in dominantly inherited Alzheimer's disease. *New England Journal of Medicine,* 367 (9), 795–804.

24   Cummings, J. L.; Morstorf, T.; Zhong, K. (2014). Alzheimer's disease drug-development pipeline: few candidates, frequent failures. *Alzheimer's Research & Therapy,* 6 (4), 37.

25   Tanzi, R. E.; Bertram, L. (2005). Twenty years of the Alzheimer's disease amyloid hypothesis: A genetic perspective. *Cell,* 120 (4), 545–555. Drachman, D. A. (2014). The amyloid hypothesis, time to move on: Amyloid is the downstream result, not cause, of Alzheimer's disease. *Alzheimer's & Dementia,* 10 (3), 372–380. de la Torre, J. C. (2012). A turning point for Alzheimer's disease? *Biofactors,* 38 (2), 78–83.

26   Laurijssens, B.; Aujard, F.; Rahman, A. (2013). Animal models of Alzheimer's disease and drug development. *Drug Discovery Today: Technologies,* 10 (3), e319–e327.

27   Zhang, S.; Lv, Z.; Zhang, S.; Liu, L.; Li, Q.; Gong, W.; Sha, H.; Wu, H. (2017). Characterization of human induced pluripotent stem cell (iPSC) line from a 72-year-old male patient with later onset Alzheimer's disease. *Stem Cell Research,* 19, 34–36. Zhang, W.; Jiao, B.; Zhou, M.; Zhou, T.; Shen, L. (2016). Modeling Alzheimer's disease with induced pluripotent stem cells: Current challenges and future concerns. *Stem Cells International,* 2016:7828049.

28   de la Torre, J. C. (2010). Alzheimer's disease is incurable but preventable. *Journal of Alzheimer's Disease,* 20 (3), 861–870.

29   Ornish, D.; Brown, S. E.; Billings, J. H.; Scherwitz, L. W.; Armstrong, W. T.; Ports, T. A.; McLanahan, S. M.; Kirkeeide, R. L.; Gould, K. L.; Brand, R. J. (1990). Can lifestyle changes reverse coronary heart disease? The Lifestyle Heart Trial. *The Lancet,* 336 (8708), 129–133. Ornish, D.; Scherwitz, L. W.; Billings, J. H.; Gould, K. L.; Merritt, T. A.; Sparler, S.; Armstrong, W. T.; Ports, T. A.; Kirkeeide, R. L.; Hogeboom, C.; Brand, R. J. (1998). Intensive lifestyle changes for reversal of coronary heart disease. *JAMA,* 280 (23), 2001–2007.

30   Diabetes Prevention Program Research Group. (2002). Reduction in the incidence of type 2 diabetes with lifestyle intervention or metformin. *New England Journal of Medicine,* 2002 (346), 393–403.

31   Ratner, R. E., and Diabetes Prevention Program Research Group, D. (2006). An update on the diabetes prevention program. *Endocrine Practice,* 12 (Suppl. 1), 20–24.

32   Butler, T. L.; Fraser, G. E.; Beeson, W. L.; Knutsen, S. F.; Herring, R. P.; Chan, J.; Sabaté, J.; Montgomery, S.; Haddad, E.; Preston-Martin, S.; Bennett, H. (2008). Cohort profile: The Adventist Health Study-2 (AHS-2). *International Journal of Epidemiology,* 37 (2), 260–265.

33   Fraser, G. E.; Shavlik, D. J. (2001). Ten years of life: Is it a matter of choice? *Archives of Internal Medicine,* 161 (13), 1645–1652.

34   Tonstad, S.; Butler, T.; Yan, R.; Fraser, G. E. (2009). Type of vegetarian diet, body weight, and prevalence of type 2 diabetes. *Diabetes Care,* 32 (5), 791–796.

35   Tantamango-Bartley, Y.; Jaceldo-Siegl, K.; Jing, F. A. N.; Fraser, G. (2012). Vegetarian diets and the incidence of cancer in a low-risk population. *Cancer Epidemiology, Biomarkers and Prevention,* 22 (2), 286-294.

36   Singh, P. N.; Sabaté, J.; Fraser, G. E. (2003). Does low meat consumption increase life expectancy in humans? *The American Journal of Clinical Nutrition,* 78 (3), 526S–532S.

37   Giem, P.; Beeson, W. L.; Fraser, G. E. (1993). The incidence of dementia and intake of animal products: Preliminary findings from the Adventist Health Study. *Neuroepidemiology,* 12 (1), 28–36.

38   Fraser, G. E.; Sabate, J.; Beeson, W. L.; Strahan, T. M. (1992). A possible protective effect of nut consumption on risk of coronary heart disease: The Adventist Health Study. *Archives of Internal Medicine,* 152 (7), 1416–1424. Fraser, G. E.; Beeson, W. L.; Phillips, R. L. (1991). Diet and lung cancer in California Seventh-day Adventists. *American Journal of Epidemiology,* 133 (7), 683–693. Mills, P. K.; Beeson, W. L.; Abbey, D. E.; Fraser, G. E.; Phillips, R. L. (1988). Dietary habits and past medical history as related to fatal pancreas cancer risk among Adventists. *Cancer,* 61 (12), 2578–2585.

39   Buettner, D. (2012). *The Blue Zones: 9 Lessons for Living Longer from the People Who've Lived the Longest.* National Geographic Books.

40   Barrett-Connor, E.; Kritz-Silverstein, D. (1999). Gender differences in cognitive function with age: the Rancho Bernardo study. *Journal of the American Geriatrics Society,* 47 (2), 159–164. Edelstein, S. L.; Kritz-Silverstein, D.; Barrett-Connor, E. (1998). Prospective association of

smoking and alcohol use with cognitive function in an elderly cohort. *Journal of Women's Health,* 7 (10), 1271–1281.

41 Joshipura, K. J.; Ascherio, A.; Manson, J. E.; Stampfer, M. J.; Rimm, E. B.; Speizer, F. E.; Hennekens, C. H.; Spiegelman, D.; Willett, W. C. (1999). Fruit and vegetable intake in relation to risk of ischemic stroke. *JAMA,* 282 (13), 1233–1239.

42 Fung, T. T.; Rexrode, K. M.; Mantzoros, C. S.; Manson, J. E.; Willett, W. C.; Hu, F. B. (2009). Mediterranean diet and incidence of and mortality from coronary heart disease and stroke in women. *Circulation,* 119 (8), 1093–1100.

43 Fitzpatrick, A. L.; Kuller, L. H.; Lopez, O. L.; Diehr, P.; O'Meara, E. S.; Longstreth, W. T.; Luchsinger, J. A. (2009). Midlife and late-life obesity and the risk of dementia: Cardiovascular health study. *Archives of Neurology,* 66 (3), 336–342.

44 Luchsinger, J. A.; Tang, M. X.; Shea, S.; Mayeux, R. (2004). Hyperinsulinemia and risk of Alzheimer disease. *Neurology,* 63 (7), 1187–1192.

45 Alzheimer's Association. (2017). 2017 Alzheimer's disease facts and figures. *Alzheimer's & Dementia,* 13 (4), 325–373: Norton, M. C.; Smith, K. R.; Østbye, T.; Tschanz, J. T.; Corcoran, C.; Schwartz, S.; Piercy, K. W.; Rabins, P. V.; Steffens, D. C.; Skoog, I.; Breitner, J. (2010). Greater risk of dementia when spouse has dementia? The Cache County study. *Journal of the American Geriatrics Society,* 58 (5), 895–900.

46 Sherzai, A.; Heim, L. T.; Boothby, C.; Sherzai, A. D. (2012). Stroke, food groups, and dietary patterns: A systematic review. *Nutrition Reviews,* 70 (8), 423–435. Sherzai, A. Z.; Tagliati, M.; Park, K.; Pezeshkian, S.; Sherzai, D. (2016). Micronutrients and risk of Parkinson's disease: A systematic review. *Gerontology and Geriatric Medicine, 2,* 2333721416644286.

47 Scarmeas, N.; Stern, Y.; Tang, M. X.; Mayeux, R.; Luchsinger, J. A. (2006). Mediterranean diet and risk for Alzheimer's disease. *Annals of Neurology,* 59 (6), 912–921.

48 Scarmeas, N.; Stern, Y.; Mayeux, R.; Manly, J. J.; Schupf, N.; Luchsinger, J. A. (2009). Mediterranean diet and mild cognitive impairment. *Archives of Neurology,* 66 (2), 216–225.

49 Alcalay, R. N.; Gu, Y.; Mejia-Santana, H.; Cote, L.; Marder, K. S.; Scarmeas, N. (2012). The association between Mediterranean diet adherence and Parkinson's disease. *Movement Disorders,* 27 (6), 771–774.

50 Tan, Z. S.; Beiser, A. S.; Au, R.; Kelly-Hayes, M.; Vasan, R. S.; Auerbach, S.; Murabito, J.; Pikula, A.; Wolf, P. A.; Seshadri, S. S. (2010). Physical activity and the risk of dementia: The Framingham Study. *Alzheimer's & Dementia,* 6 (4), S68.

51 Rothman, S. M.; Mattson, M. P. 2010. Adverse stress, hippocampal networks, and Alzheimer's disease. *Neuromolecular Medicine,* 12 (1), 56–70.

52 Kang, J. E.; Lim, M. M.; Bateman, R. J.; Lee, J. J.; Smyth, L. P.; Cirrito, J. R.; Fujiki, N.; Nishino, S.; Holtzman, D. M. (2009). Amyloid-β dynamics are regulated by orexin and the sleep-wake cycle. *Science,* 326 (5955), 1005–1007.

53   Stern, Y.; Gurland, B.; Tatemichi, T. K.; Tang, M. X.; Wilder, D.; Mayeux, R. (1994). Influence of education and occupation on the incidence of Alzheimer's disease. *JAMA*, 271 (13), 1004–1010. Stern, Y.; Alexander, G. E.; Prohovnik, I.; Mayeux, R. (1992). Inverse relationship between education and parietotemporal perfusion deficit in Alzheimer's disease. *Annals of Neurology*, 32 (3), 371–375. Ott, A.; Breteler, M. M.; Van Harskamp, F.; Claus, J. J.; Van Der Cammen, T. J.; Grobbee, D. E.; Hofman, A. (1995). Prevalence of Alzheimer's disease and vascular dementia: association with education. The Rotterdam study. *British Medical Journal*, 310 (6985), 970–973.

54   Morris, M. C.; Tangney, C. C.; Wang, Y.; Sacks, F. M.; Bennett, D. A.; Aggarwal, N. T. (2015). MIND diet associated with reduced incidence of Alzheimer's disease. *Alzheimer's & Dementia*, 11 (9), 1007–1014.

55   Sherzai, A. Z.; Ma, H.; Horn-Ross, P.; Canchola, A. J.; Voutsinas, J.; Willey, J. Z.; Gu, Y.; Scarmeas, N.; Sherzai, D.,; Bernstein, L.; Elkind, M. S. (2015). Abstract MP85: Mediterranean Diet and Incidence of Stroke in the California Teachers Study. *Circulation*, 131 (Suppl. 1), AMP85.

56   Norton, S.; Matthews, F. E.; Barnes, D. E.; Yaffe, K.; Brayne, C. (2014). Potential for primary prevention of Alzheimer's disease: An analysis of population-based data. *The Lancet Neurology*, 13 (8), 788–794.

57   Gardener, H.; Dong, C.; Rundek, T.; McLaughlin, C.; Cheung, K.; Elkind, M.; Sacco, R.; Wright, C. (2017). Diet Clusters in Relation to Cognitive Performance and Decline in the Northern Manhattan Study (S15. 003). *Neurology*, 88 (16), S15–003.

58   Simons, M.; Keller, P.; Dichgans, J.; Schulz, J. B. (2001). Cholesterol and Alzheimer's disease Is there a link? *Neurology*, 57 (6), 1089–1093.

59   Morris, M. C.; Evans, D. A.; Bienias, J. L.; Tangney, C. C.; Bennett, D. A.; Aggarwal, N.; Schneider, J.; Wilson, R. S. (2003). Dietary fats and the risk of incident Alzheimer's disease. *Archives of Neurology*, 60 (2), 194–200.

60   Solomon, A.; Kivipelto, M.; Wolozin, B.; Zhou, J.; Whitmer, R. A. (2009). Midlife serum cholesterol and increased risk of Alzheimer's and vascular dementia three decades later. *Dementia and Geriatric Cognitive Disorders*, 28 (1), 75–80.

61   Okereke, O. I. Rosner, B. A.; Kim, D. H.; Kang, J. H.; Cook, N. R.; Manson, J. E.; Buring, J. E.; Willett, W. C.; Grodstein, F. (2012). Dietary fat types and 4-year cognitive change in community-dwelling older women. *Annals of Neurology*, 72 (1), 124–134.

62   Song, M.; Fung, T. T.; Hu, F. B.; Willett, W. C.; Longo, V. D.; Chan, A. T.; Giovannucci, E. L. (2016). Association of animal and plant protein intake with all-cause and cause-specific mortality. *JAMA Internal Medicine*, 176 (10), 1453–1463.

63   Kelemen, L. E.; Kushi, L. H.; Jacobs, D. R.; Cerhan, J. R. (2005). Associations of dietary protein with disease and mortality in a prospective study of postmenopausal women. *American Journal of Epidemiology*, 161 (3), 239–249.

64   Jenkins, D. J.; Kendall, C. W.; Marchie, A.; Faulkner, D.; Vidgen, E.; Lapsley, K. G.; Trautwein, E. A.; Parker, T. L.; Josse, R. G.; Leiter, L. A.; Connelly, P. W. (2003). The effect of combining plant sterols, soy protein, viscous fibers, and almonds in treating hypercholesterolemia. *Metabolism*, 52 (11), 1478–1483.

65   Bazinet, R. P. Layé, S. (2014). Polyunsaturated fatty acids and their metabolites in brain function and disease. *Nature Reviews Neuroscience*, 15 (12), 771–785.

66   Dyall, S. C. (2015). Long chain omega-3 fatty acids and the brain: A review of the independent and shared effects of EPA, DPA and DHA. *Frontiers in Aging Neuroscience, 7*, 52.

67   Pottala, J. V.; Yaffe, K.; Robinson, J. G.; Espeland, M. A.; Wallace, R.; Harris, W. S. (2014). Higher RBC EPA+ DHA corresponds with larger total brain and hippocampal volumes WHIMS-MRI Study. *Neurology*, 82 (5), 435–442.

68   Tan, Z. S.; Harris, W. S.; Beiser, A. S.; Au, R.; Himali, J. J.; Debette, S.; Pikula, A.; DeCarli, C.; Wolf, P. A.; Vasan, R. S.; Robins, S. J. (2012). Red blood cell omega-3 fatty acid levels and markers of accelerated brain aging. *Neurology*, 78 (9), 658–664.

69   Witte, A. V.; Kerti, L.; Hermannstädter, H. M.; Fiebach, J. B.; Schreiber, S. J.; Schuchardt, J. P.; Hahn, A.; Flöel, A. (2013). Long-chain omega-3 fatty acids improve brain function and structure in older adults. *Cerebral Cortex*. doi:10.1093/cercor/bht163.

70   Willett, W. C. (2011). Ask the Doctor. I have started noticing more coconut oil at the grocery store and have heard it is better for you that a lot of other oils. Is that true? *Harvard Health Letter*, 36 (7), 7.

71   Dyerberg, J.; Bang, H. O.; Hjorne, N. (1975). Fatty acid composition of the plasma lipids in Greenland Eskimos. *The American Journal of Clinical Nutrition*, 28 (9), 958–966.

72   Fodor, J. G.; Helis, E.; Yazdekhasti, N.; Vohnout, B. (2014). "Fishing" for the origins of the "Eskimos and heart disease" story: facts or wishful thinking? *Canadian Journal of Cardiology*, 30 (8), 864–868.

73   Keys, A.; Menotti, A.; Aravanis, C.; Blackburn, H.; Djordevič, B. S.; Buzina, R.; Dontas, A. S.; Fidanza, F.; Karvonen, M. J.; Kimura, N.; Mohaček, I. (1984). The seven countries study: 2,289 deaths in 15 years. *Preventive Medicine*, 13 (2), 141–154.

74   Scarmeas, N.; Luchsinger, J. A.; Mayeux, R.; Stern, Y. (2007). Mediterranean diet and Alzheimer disease mortality. *Neurology*, 69 (11), 1084–1093. Gu, Y.; Luchsinger, J. A.; Stern, Y.; Scarmeas, N. (2010). Mediterranean diet, inflammatory and metabolic biomarkers, and risk of Alzheimer's disease. *Journal of Alzheimer's Disease*, 22 (2), 483–492.

75   Wengreen, H.; Munger, R. G.; Cutler, A.; Quach, A.; Bowles, A.; Corcoran, C.; Tschanz, J. T.; Norton, M. C.; Welsh-Bohmer, K. A. (2013). Prospective study of dietary approaches to stop hypertension — and Mediterranean-style dietary patterns and age-related cognitive change: The Cache County Study on Memory, Health and Aging. *The American Journal of Clinical Nutrition*, 98 (5), 1263–1271.

76   Morris, M. C.; Tangney, C. C.; Wang, Y., Sacks, F. M.; Bennett, D. A.; Aggarwal, N. T. (2015). MIND diet associated with reduced incidence of Alzheimer's disease. *Alzheimer's & Dementia*, 11 (9), 1007–1014. Morris, M. C.; Tangney, C. C.; Wang, Y.; Sacks, F. M.; Barnes, L. L.; Bennett, D. A.; Aggarwal, N. T. (2015). MIND diet slows cognitive decline with aging. *Alzheimer's & Dementia*, 11 (9), 1015–1022. Morris, M. C.; Tangney, C. C.; Wang, Y.; Barnes, L. L.; Bennett, D. A.; Aggarwal, N. (2014). MIND diet score more predictive than DASH or Mediterranean diet scores. *Alzheimer's & Dementia: The Journal of the Alzheimer's Association*, 10 (4), P166.

77   Devore, E. E.; Kang, J. H.; Breteler, M.; Grodstein, F. (2012). Dietary intakes of berries and flavonoids in relation to cognitive decline. *Annals of Neurology*, 72 (1), 135–143.

78   Kokubo, Y.; Iso, H.; Ishihara, J.; Okada, K.; Inoue, M.; Tsugane, S. (2007). Association of dietary intake of soy, beans, and isoflavones with risk of cerebral and myocardial infarctions in Japanese populations. *Circulation*, 116 (22), 2553–2562.

79   Kang, J. H.; Ascherio, A.; Grodstein, F. (2005). Fruit and vegetable consumption and cognitive decline in aging women. *Annals of Neurology*, 57 (5), 713–720.

80   Arendash, G. W.; Cao, C. (2010). Caffeine and coffee as therapeutics against Alzheimer's disease. *Journal of Alzheimer's Disease*, 20 (S1), 117–126. Liu, Q. P.; Wu, Y. F.; Cheng, H. Y.; Xia, T.; Ding, H.; Wang, H.; Wang, Z. M.; Xu, Y. (2016). Habitual coffee consumption and risk of cognitive decline/dementia: A systematic review and meta-analysis of prospective cohort studies. *Nutrition*, 32 (6), 628–636. Sugiyama, K.; Tomata, Y.; Kaiho, Y.; Honkura, K.; Sugawara, Y.; Tsuji, I. (2016). Association between coffee consumption and incident risk of disabling dementia in elderly Japanese: The Ohsaki Cohort 2006 Study. *Journal of Alzheimer's Disease*, 50 (2), 491–500.

81   Berr, C.; Portet, F.; Carriere, I.; Akbaraly, T. N.; Feart, C.; Gourlet, V.; Combe, N.; Barberger-Gateau, P.; Ritchie, K. (2009). Olive oil and cognition: results from the three-city study. *Dementia and Geriatric Cognitive Disorders*, 28 (4), 357–364.

82   Muthaiyah, B.; Essa, M. M.; Chauhan, V.; Chauhan, A. (2011). Protective effects of walnut extract against amyloid beta peptide-induced cell death and oxidative stress in PC12 cells. *Neurochemical research*, 36 (11), 2096–2103. Poulose, S. M.; Miller, M. G.; Shukitt-Hale, B. (2014). Role of walnuts in maintaining brain health with age. *The Journal of Nutrition*, 144 (4), 561S–566S. Shytle, R. D.; Tan, J.; Bickford, P. C.; Rezai-Zadeh, K.; Hou, L.´; Zeng, J.; Sanberg, P. R.; Sanberg, C. D.; Alberte, R. S.; Fink, R. C.; Roschek, B. jr. (2012). Optimized turmeric extract reduces β-amyloid and phosphorylated tau protein burden in Alzheimer's transgenic mice. *Current Alzheimer Research*, 9 (4), 500–506. Ringman, J. M.; Frautschy, S. A.; Cole, G. M.; Masterman, D. L.; Cummings, J. L. (2005). A potential role of the curry spice curcumin in Alzheimer's disease. *Current Alzheimer Research*, 2 (2), 131–136. Shytle, R. D.; Bickford, P. C.; Rezai-Zadeh, K.; Hou, L.; Zeng, J.; Tan, J.; Sanberg, P. R.; Sanberg, C. D.; Roschek, J.; Fink, R. C.; Alberte, R. S. (2009). Optimized turmeric extracts have potent anti-amyloidogenic effects. *Current Alzheimer Research*, 6 (6), 564–571.

83   Eckert, G. P.; Franke, C.; Nöldner, M.; Rau, O.; Wurglics, M.; Schubert-Zsilavecz, M.; Müller, W.E. (2010). Plant derived omega-3-fatty acids protect mitochondrial function in the

brain. *Pharmacological Research,* 61 (3), 234–241. Bradbury, J. (2011). Docosahexaenoic acid (DHA): An ancient nutrient for the modern human brain. *Nutrients,* 3 (5), 529–554. Valenzuela, R. W.; Sanhueza, J.; Valenzuela, A. (2012). Docosahexaenoic acid (DHA), an important fatty acid in aging and the protection of neurodegenerative diseases. *Journal of Nutritional Therapeutics,* 1 (1), 63–72. Witte, A. V.; Kerti, L.; Hermannstädter, H. M.; Fiebach, J. B.; Schreiber, S. J.; Schuchardt, J. P.; Hahn, A.; Flöel, A. (2013). Long chain omega-3 fatty acids improve brain function and structure in older adults. *Cerebral Cortex,* 24 (11), 3059–3068.

84   Tomata, Y.; Sugiyama, K., Kaiho, Y., Honkura, K., Watanabe, T., Zhang, S., Sugawara, Y., and Tsuji, I., 2016. Green tea consumption and the risk of incident dementia in elderly Japanese: The Ohsaki Cohort 2006 Study. *The American Journal of Geriatric Psychiatry,* 24(10), 881–889.

85   Flight, I.; Clifton, P. (2006). Cereal grains and legumes in the prevention of coronary heart disease and stroke: A review of the literature. *European Journal of Clinical Nutrition,* 60 (10), 1145–1159. McKeown, N. M.; Meigs, J. B.; Liu, S.; Wilson, P. W.; Jacques, P. F. (2002). Whole-grain intake is favorably associated with metabolic risk factors for type 2 diabetes and cardiovascular disease in the Framingham Offspring Study. *The American Journal of Clinical Nutrition,* 76 (2), 390–398. Mellen, P. B.; Walsh, T. F.; Herrington, D. M. (2008). Whole grain intake and cardiovascular disease: A meta-analysis. *Nutrition, Metabolism and Cardiovascular Diseases,* 18 (4), 283–290. Ross, A. B.; Bruce, S. J.; Blondel-Lubrano, A.; Oguey-Araymon, S.; Beaumont, M.; Bourgeois, A.; Nielsen-Moennoz, C.; Vigo, M.; Fay, L. B.; Kochhar, S.; Bibiloni, R. (2011). A whole-grain cereal-rich diet increases plasma betaine, and tends to decrease total and LDL-cholesterol compared with a refined-grain diet in healthy subjects. *British Journal of Nutrition,* 105 (10), 1492–1502. Ye, E. Q.; Chacko, S. A.; Chou, E. L.; Kugizaki, M.; Liu, S. (2012). Greater whole-grain intake is associated with lower risk of type 2 diabetes, cardiovascular disease, and weight gain. *The Journal of Nutrition,* 142 (7), 1304–1313; Montonen, J.; Knekt, P.; Järvinen, R.; Aromaa, A.; Reunanen, A. (2003). Whole grain and fiber intake and the incidence of type 2 diabetes. *The American Journal of Clinical Nutrition,* 77 (3), 622–629.

86   Johnson, R. K.; Appel, L. J.; Brands, M.; Howard, B. V.; Lefevre, M.; Lustig, R. H.; Sacks, F.; Steffen, L. M.; Wylie-Rosett, J. (2009). Dietary sugars intake and cardiovascular health. *Circulation,* 120 (11), 1011–1020. Francis, H. M.; Stevenson, R. J. (2011). Higher reported saturated fat and refined sugar intake is associated with reduced hippocampal-dependent memory and sensitivity to interoceptive signals. *Behavioral Neuroscience,* 125 (6), 943. Kanoski, S. E.; Davidson, T. L. (2011). Western diet consumption and cognitive impairment: Links to hippocampal dysfunction and obesity. *Physiology & Behavior,* 103 (1), 59–68. Moreira, P. I. (2013). High-sugar diets, type 2 diabetes and Alzheimer's disease. *Current Opinion in Clinical Nutrition & Metabolic Care,* 16 (4), 440–445.

87   Pase, M. P.; Himali, J. J.; Jacques, P. F.; DeCarli, C.; Satizabal, C. L.; Aparicio, H.; Vasan, R. S.; Beiser, A. S.; Seshadri, S. (2017). Sugary beverage intake and preclinical Alzheimer's disease in the community. *Alzheimer's & Dementia.* doi:10.1016/j.jalz.2017.01.024.

88   Willette, A. A.; Bendlin, B. B.; Starks, E. J.; Birdsill, A. C.; Johnson, S. C.; Christian, B. T.; Okonkwo, O. C.; La Rue, A.; Hermann, B. P.; Koscik, R. L.; Jonaitis, E. M. (2015). Association of insulin resistance with cerebral glucose uptake in late middle–aged adults at risk for Alzheimer disease. *JAMA Neurology,* 72 (9), 1013–1020.

89   Sherzai, A.; Yu, J.; Talbot, K.; Shaheen, M.; Sherzai, D. (2016). Abstract P167: Insulin Resistance and Cognitive Status Among Adults 50 Years and Older: Data from National Health and Nutrition Examination Survey (NHANES). *Circulation*, 133, AP167.

90   Gomm, w.; von Holt, K.; Thomé, F.; Broich, K.; Maier, W.; Fink, A.; Doblhammer, G. und Haenisch, B. (2016). Association of proton pummp inhibitors with risk of dementia: a pharmacoepidemiological claims data analysis. *JAMA Neurology*, 73 (4), 410-416.

91   Cepeda, M. S.; Katz, E. G.; Blacketer, C. (2016). Microbiome-gut-brain axis: Probiotics and their association with depression. *The Journal of Neuropsychiatry and Clinical Neurosciences*, 29 (1), 39–44.

92   Daneschvar, H. L.; Aronson, M. D.; Smetana, G. W. (2015). Do statins prevent Alzheimer's disease? A narrative review. *European Journal of Internal Medicine*, 26 (9), 666–669. Rockwood, K.; Kirkland, S.; Hogan, D. B.; MacKnight, C.; Merry, H.; Verreault, R.; Wolfson, C.; McDowell, I. (2002). Use of lipid-lowering agents, indication bias, and the risk of dementia in community-dwelling elderly people. *Archives of Neurology*, 59 (2), 223–227. Liang, T.; Li, R.; Cheng, O. (2015). Statins for treating Alzheimer's disease: truly ineffective? *European Neurology*, 73 (5-6), 360–366. Zissimopoulos, J. M.; Barthold, D.; Brinton, R. D.; Joyce, G. (2017). Sex and race differences in the association between statin use and the incidence of Alzheimer disease. *JAMA Neurology*, 74 (2), 225–232.

93   Querido, J. S.; Sheel, A.W. (2007). Regulation of cerebral blood flow during exercise. *Sports Medicine*, 37 (9), 765–782.

94   Thompson, P. D.; Buchner, D.; Piña, I. L.; Balady, G. J.; Williams, M .A.; Marcus, B. H.; Berra, K., Blair, S. N.; Costa, F.; Franklin, B.; Fletcher, G. F. (2003). Exercise and physical activity in the prevention and treatment of atherosclerotic cardiovascular disease. *Arteriosclerosis, Thrombosis, and Vascular Biology*, 23 (8), e42–e49. Palmefors, H.; DuttaRoy, S.; Rundqvist, B.; Börjesson, M. (2014). The effect of physical activity or exercise on key biomarkers in atherosclerosis — a systematic review. *Atherosclerosis*, 235 (1), 150–161. Chomistek, A. K.; Manson, J. E.; Stefanick, M. L.; Lu, B.; Sands-Lincoln, M.; Going, S. B.; Garcia, L.; Allison, M. A.; Sims, S. T.; LaMonte, M. J.; Johnson, K.C. (2013). Relationship of sedentary behavior and physical activity to incident cardiovascular disease: Results from the Women's Health Initiative. *Journal of the American College of Cardiology*, 61 (23), 2346–2354.

95   Sofi, F.; Valecchi, D.; Bacci, D.; Abbate, R.; Gensini, G. F.; Casini, A.; Macchi, C. (2011). Physical activity and risk of cognitive decline: A meta-analysis of prospective studies. *Journal of Internal Medicine*, 269 (1), 107–117.

96   Frederiksen, K. S.; Verdelho, A.; Madureira, S.; Bäzner, H.; O'Brien, J. T.; Fazekas, F.; Scheltens, P.; Schmidt, R.; Wallin, A.; Wahlund, L. O.; Erkinjunttii, T. (2015). Physical activity in the elderly is associated with improved executive function and processing speed: the LADIS Study. *International Journal of Geriatric Psychiatry*, 30 (7), 744–750.

97   Tan, Z. S.; Beiser, A. S.; Au, R.; Kelly-Hayes, M.; Vasan, R. S.; Auerbach, S.; Murabito, J.; Pikula, A.; Wolf, P. A.; Seshadri, S. S. (2010). Physical activity and the risk of dementia: The Framingham Study. *Alzheimer's & Dementia*, 6 (4), S68.

98   Weuve, J.; Kang, J. H.; Manson, J. E.; Breteler, M. M.; Ware, J. H.; Grodstein, F. (2004). Physical activity, including walking, and cognitive function in older women. *JAMA*, 292 (12), 1454–1461.

99   Erickson, K. I.; Voss, M. W.; Prakash, R. S.; Basak, C.; Szabo, A.; Chaddock, L.; Kim, J. S.; Heo, S.; Alves, H.; White, S. M.; Wojcicki, T. R. (2011). Exercise training increases size of hippocampus and improves memory. *Proceedings of the National Academy of Sciences*, 108 (7), 3017–3022.

100   Gottesman, R. F.; Schneider, A. L.; Albert, M.; Alonso, A.; Bandeen-Roche, K.; Coker, L.; Coresh, J.; Knopman, D.; Power, M. C.; Rawlings, A.; Sharrett, A. R. (2014). Midlife hypertension and 20-year cognitive change: the atherosclerosis risk in communities neurocognitive study. *JAMA Neurology*, 71 (10), 1218–1227. Kivipelto, M.; Helkala, E. L.; Laakso, M. P.; Hanninen, T.; Hallikainen, M.; Alhainen, K.; Iivonen, S.; Mannermaa, A.; Tuomilehto, J.; Nissinen, A.; Soininen, H. (2002). Apolipoprotein E ε4 allele, elevated midlife total cholesterol level, and high midlife systolic blood pressure are independent risk factors for late-life Alzheimer disease. *Annals of Internal Medicine*, 137 (3), 149–155.

101   Torres, E. R.; Merluzzi, A. P.; Zetterberg, H.; Blennow, K.; Carlsson, C. M.; Okonkwo, O. C.; Asthana, S.; Johnson, S. C.; Bendlin, B. B. (2016). Lifetime recreational physical activity is associated with CSF amyloid in cognitively asymptomatic adults. *Alzheimer's & Dementia*, 12 (7), P591–P592.

102   Rajab, A. S.; Crane, D. E.; Middleton, L. E.; Robertson, A. D.; Hampson, M.; MacIntosh, B. J. (2014). A single session of exercise increases connectivity in sensorimotor-related brain networks: a resting-state fMRI study in young healthy adults. *Frontiers in Human Neuroscience*, 8, 625.

103   Gómez-Pinilla, F.; Ying, Z.; Roy, R. R.; Molteni, R.; Edgerton, V. R. (2002). Voluntary exercise induces a BDNF-mediated mechanism that promotes neuroplasticity. *Journal of Neurophysiology*, 88 (5), 2187–2195. Cotman, C. W.; Berchtold, N. C.; Christie, L. A. (2007). Exercise builds brain health: Key roles of growth factor cascades and inflammation. *Trends in Neurosciences*, 30 (9), 464–472. Huang, T.; Larsen, K. T.; Ried-Larsen, M.; Møller, N. C.; Andersen, L. B. (2014). The effects of physical activity and exercise on brain-derived neurotrophic factor in healthy humans: A review. *Scandinavian Journal of Medicine Science in Sports*, 24 (1), 1–10. de Melo Coelho, F. G.; Gobbi, S.; Andreatto, C. A. A.; Corazza, D. I.; Pedroso, R. V.; Santos-Galduróz, R. F. (2013). Physical exercise modulates peripheral levels of brain-derived neurotrophic factor (BDNF): A systematic review of experimental studies in the elderly. *Archives of Gerontology and Geriatrics*, 56 (1), 10–15.

104   Maass, A.; Düzel, S.; Brigadski, T.; Goerke, M.; Becke, A.; Sobieray, U.; Neumann, K.; Lövdén, M.; Lindenberger, U.; Bäckman, L.; Braun-Dullaeus, R. (2016). Relationships of peripheral IGF-1, VEGF and BDNF levels to exercise-related changes in memory, hippocampal perfusion and volumes in older adults. *Neuroimage*, 131, 142–154.

105   Hammonds, T. L.; Gathright, E. C.; Goldstein, C. M.; Penn, M. S.; Hughes, J. W. (2016). Effects of exercise on c-reactive protein in healthy patients and in patients with heart disease: A meta-analysis. *Heart & Lung: The Journal of Acute and Critical Care*, 45 (3), 273–282.

106   Yokoyama, J.; Sturm, V.; Bonham, L.; Klein, E.; Arfanakis, K.; Yu, L.; Coppola, G.; Kramer, J.; Bennett, D.; Miller, B.; Dubal, D. B. (2015). Variation in longevity gene KLOTHO is associated with greater cortical volumes in aging. *Annals of Clinical and Translational Neurology*, 2 (3), 215–230.

107   Matsubara, T.; Miyaki, A.; Akazawa, N.; Choi, Y.; Ra, S. G.; Tanahashi, K.; Kumagai, H.; Oikawa, S.; Maeda, S. (2013). Aerobic exercise training increases plasma Klotho levels and reduces arterial stiffness in postmenopausal women. *American Journal of Physiology-Heart and Circulatory Physiology*, 306 (3), H348–H355.

108   Bolandzadeh, N.; Tam, R.; Handy, T. C.; Nagamatsu, L. S.; Hsu, C. L.; Davis, J. C.; Dao, E.; Beattie, B. L.; Liu-Ambrose, T. (2015). Resistance Training and White Matter Lesion Progression in Older Women: Exploratory Analysis of a 12-Month Randomized Controlled Trial. *Journal of the American Geriatrics Society*, 63 (10), 2052–2060. Nagamatsu, L. S.; Handy, T. C.; Hsu, C. L.; Voss, M.; Liu-Ambrose, T. (2012). Resistance training promotes cognitive and functional brain plasticity in seniors with probable mild cognitive impairment. *Archives of Internal Medicine*, 172 (8), 666–668.

109   Yarrow, J. F.; White, L. J.; McCoy, S. C.; Borst, S.E. (2010). Training augments resistance exercise induced elevation of circulating brain derived neurotrophic factor (BDNF). *Neuroscience Letters*, 479 (2), 161–165.

110   Liu-Ambrose, T.; Nagamatsu, L. S.; Voss, M. W.; Khan, K. M.; Handy, T. C. (2012). Resistance training and functional plasticity of the aging brain: A 12-month randomized controlled trial. *Neurobiology of Aging*, 33 (8), 1690–1698.

111   Vincent, K. R.; Braith, R. W.; Bottiglieri, T.; Vincent, H. K.; Lowenthal, D. T. (2003). Homocysteine and lipoprotein levels following resistance training in older adults. *Preventive Cardiology*, 6 (4), 197–203.

112   Mavros, Y.; Gates, N.; Wilson, G. C.; Jain, N.; Meiklejohn, J.; Brodaty, H.; Wen, W.; Singh, N.; Baune, B. T.; Suo, C.; Baker, M. K. (2016). Mediation of Cognitive Function Improvements by Strength Gains After Resistance Training in Older Adults with Mild Cognitive Impairment: Outcomes of the Study of Mental and Resistance Training. *Journal of the American Geriatrics Society*, 65 (3), 550–559.

113   Bossers, W. J.; van der Woude, L. H.; Boersma, F.; Hortobágyi, T.; Scherder, E. J.; van Heuvelen, M. J. (2015). A 9-week aerobic and strength training program improves cognitive and motor function in patients with dementia: a randomized, controlled trial. *The American Journal of Geriatric Psychiatry*, 23 (11), 1106–1116.

114   Sungkarat, S.; Boripuntakul, S.; Chattipakorn, N.; Watcharasaksilp, K.; Lord, S. R. (2016). Effects of tai chi on cognition and fall risk in older adults with mild cognitive impairment: a randomized controlled trial. Journal of the *American Geriatrics Society*, 65 (4), 721–727.

115   Mortimer, J. A.; Ding, D.; Borenstein, A. R.; DeCarli, C.; Guo, Q.; Wu, Y.; Zhao, Q.; Chu, S. (2012). Changes in brain volume and cognition in a randomized trial of exercise and social interaction in a community-based sample of non-demented Chinese elders. *Journal of Alzheimer's Disease*, 30 (4), 757–766.

116   Del Moral, M. C. O.; Dominguez, J. C.; Natividad, B. P. (2016). An observational study on the cognitive effects of ballroom dancing among Filipino elderly with MCI. *Alzheimer's & Dementia*, 12 (7), P791.

117   Hoang, T. D.; Reis, J.; Zhu, N.; Jacobs, D. R.; Launer, L. J.; Whitmer, R. A.; Sidney, S.; Yaffe, K. (2016). Effect of early adult patterns of physical activity and television viewing on midlife cognitive function. *JAMA Psychiatry*, 73 (1), 73–79.

118   Klaren, R. E.; Hubbard, E. A.; Wetter, N. C.; Sutton, B. P.; Motl, R. W. (2017). Objectively measured sedentary behavior and brain volumetric measurements in multiple sclerosis. *Neurodegenerative Disease Management*, 7 (1), 31–37.

119   McLaughlin, K. J.; Gomez, J. L.; Baran, S. E.; Conrad, C. D. (2007). The effects of chronic stress on hippocampal morphology and function: an evaluation of chronic restraint paradigms. Brain Research, 1161, 56–64. Tynan, R. J.; Naicker, S.; Hinwood, M.; Nalivaiko, E.; Buller, K. M.; Pow, D. V.; Day, T. A.; Walker, F.R. (2010). Chronic stress alters the density and morphology of microglia in a subset of stress-responsive brain regions. *Brain, Behavior, and Immunity*, 24 (7), 1058–1068.

120   Heim, C.; Binder, E. B. (2012). Current research trends in early life stress and depression: Review of human studies on sensitive periods, gene–environment interactions, and epigenetics. *Experimental Neurology*, 233 (1), 102–111.

121   Slavich, G. M.; Irwin, M. R. (2014). From stress to inflammation and major depressive disorder: A social signal transduction theory of depression. *Psychological Bulletin*, 140 (3), 774–815.

122   Lupien, S. J.; de Leon, M.; De Santi, S.; Convit, A.; Tarshish, C.; Nair, N. P. V.; Thakur, M.; McEwen, B. S.; Hauger, R. L.; Meaney, M. J. (1998). Cortisol levels during human aging predict hippocampal atrophy and memory deficits. *Nature Neuroscience*, 1 (1), 69–73.

123   Torres, S. J.; Nowson, C.A. (2007). Relationship between stress, eating behavior, and obesity. *Nutrition*, 23 (11), 887–894.

124   Clapp, W. C.; Rubens, M. T.; Sabharwal, J.; Gazzaley, A. (2011). Deficit in switching between functional brain networks underlies the impact of multitasking on working memory in older adults. *Proceedings of the National Academy of Sciences*, 108 (17), 7212–7217.

125   Goyal, M.; Singh, S.; Sibinga, E. M.; Gould, N. F.; Rowland-Seymour, A.; Sharma, R.; Berger, Z.; Sleicher, D.; Maron, D. D.; Shihab, H. M.; Ranasinghe, P. D. (2014). Meditation programs for psychological stress and well-being: a systematic review and meta-analysis. *JAMA Internal Medicine*, 174 (3), 357–368.

126   Lazar, S. W.; Kerr, C. E.; Wasserman, R. H.; Gray, J. R.; Greve, D. N.; Treadway, M. T.; McGarvey, M.; Quinn, B. T.; Dusek, J. A.; Benson, H.; Rauch, S. L. (2005). Meditation experience is associated with increased cortical thickness. *Neuroreport*, 16 (17), 1893–1897.

127   Pagnoni, G.; Cekic, M. (2007). Age effects on gray matter volume and attentional performance in Zen meditation. *Neurobiology of Aging*, 28 (10), 1623–1627.

128   A 2015 study at UCLA showed that meditation: Kurth, F.; Cherbuin, N.; Luders, E. (2015). Reduced age-related degeneration of the hippocampal subiculum in long-term meditators. *Psychiatry Research: Neuroimaging*, 232 (3), 214–218.

129   Taren, A. A., Creswell, J. D.; Gianaros, P.J. (2013). Dispositional mindfulness co-varies with smaller amygdala and caudate volumes in community adults. PLoS One, 8 (5), e64574. Taren, A. A.; Gianaros, P. J.; Greco, C. M.; Lindsay, E. K.; Fairgrieve, A.; Brown, K. W.; Rosen, R. K.; Ferris, J. L.; Julson, E.; Marsland, A. L.; Bursley, J. K. (2015). Mindfulness meditation training alters stress-related amygdala resting state functional connectivity: A randomized controlled trial. *Social Cognitive and Affective Neuroscience*, 10 (12), 1758–1768.

130   Mathersul, D. C.; Rosenbaum, S. (2016). The Roles of Exercise and Yoga in Ameliorating Depression as a Risk Factor for Cognitive Decline. Evidence-Based Complementary and Alternative Medicine, 2016, 4612953. Oken, B. S.; Zajdel, D.; Kishiyama, S.; Flegal, K.; Dehen, C.; Haas, M.; Kraemer, D. F.; Lawrence, J.; Leyva, J. (2006). Randomized, controlled, six-month trial of yoga in healthy seniors: Effects on cognition and quality of life. *Alternative Therapies in Health and Medicine*, 12 (1), 40–47.

131   Koelsch, S.; Fuermetz, J.:; Sack, U.; Bauer, K.; Hohenadel, M.; Wiegel, M.; Kaisers, U.; Heinke, W. (2011). Effects of music listening on cortisol levels and propofol consumption during spinal anesthesia. *Frontiers in Psychology*, 2, 58.

132   Waldinger, R. J.; Schulz, M.S. (2010). What's love got to do with it? Social functioning, perceived health, and daily happiness in married octogenarians. *Psychology and Aging*, 25 (2), 422–431.

133   Boyle, P. A.; Buchman, A. S.; Barnes, L. L.; Bennett, D. A. (2010). Effect of a purpose in life on risk of incident Alzheimer disease and mild cognitive impairment in community-dwelling older persons. *Archives of General Psychiatry*, 67 (3), 304–310. Kaplin, A.; Anzaldi, L. (2015, May). New movement in neuroscience: A purpose-driven life. *Cerebrum*, 7.

134   Landrigan, C. P.; Rothschild, J .M.; Cronin, J. W.; Kaushal, R.; Burdick, E.; Katz, J. T.; Lilly, C. M.; Stone, P. H.; Lockley, S. W.; Bates, D. W.; Czeisler, C.A. (2004). Effect of reducing interns' work hours on serious medical errors in intensive care units. *New England Journal of Medicine*, 351 (18), 1838–1848.

135   Diekelmann, S.; Born, J. (2010). The memory function of sleep. *Nature Reviews Neuroscience*, 11 (2), 114–126. Smith, C. (1995). Sleep states and memory processes. *Behavioural Brain Research*, 69 (1), 137–145.

136   Rouch, I.; Wild, P.; Ansiau, D.; Marquié, J. C. (2005). Shiftwork experience, age and cognitive performance. *Ergonomics*, 48 (10), 1282–1293.

137   Cho, K. (2001). Chronic "jet lag" produces temporal lobe atrophy and spatial cognitive deficits. *Nature Neuroscience*, 4 (6), 567–568. Drummond, S. P.; Brown, G. G.; Gillin, J. C.; Stricker, J. L.; Wong, E. C.; Buxton, R. B. (2000). Altered brain response to verbal learning following sleep deprivation. *Nature*, 403 (6770), 655–657.

138   Mullington, J. M.; Haack, M.; Toth, M.; Serrador, J. M.; Meier-Ewert, H. K. (2009). Cardiovascular, inflammatory, and metabolic consequences of sleep deprivation. *Progress in*

Cardiovascular Diseases, 51 (4), 294–302. Haack, M.; Sanchez, E.; Mullington, J .M. (2007). Elevated inflammatory markers in response to prolonged sleep restriction are associated with increased pain experience in healthy volunteers. *Sleep*, 30 (9), 1145–1152. Clark, I. A.; Vissel, B. (2014). Inflammation-sleep interface in brain disease: TNF, insulin, orexin. *Journal of Neuroinflammation,* 11 (1), 51.

139   Ferrie, J. E.; Shipley, M. J.; Akbaraly, T. N.; Marmot, M. G.; Kivimaki, M.; Singh-Manoux, A. (2011). Change in sleep duration and cognitive function: findings from the Whitehall II Study. *Sleep,* 34 (5), 565–573.

140   Kang, J. E.; Lim, M. M.; Bateman, R. J.; Lee, J. J.: Smyth, L. P.; Cirrito, J. R.; Fujiki, N.; Nishino, S.; Holtzman, D. M. (2009). Amyloid-β dynamics are regulated by orexin and the sleep-wake cycle. *Science,* 326 (5955), 1005–1007.

141   Xie, L.; Kang, H.; Xu, Q.; Chen, M. J.; Liao, Y.; Thiyagarajan, M.; O'Donnell, J.; Christensen, D. J.; Nicholson, C.; Iliff, J.J.; Takano, T. (2013). Sleep drives metabolite clearance from the adult brain. *Science,* 342 (6156), 373–377. Ooms, S.; Overeem, S.; Besse, K.; Rikkert, M. O.; Verbeek, M.; Claassen, J.A. (2014). Effect of 1 night of total sleep deprivation on cerebrospinal fluid β-amyloid 42 in healthy middle-aged men: A randomized clinical trial. *JAMA Neurology,* 71 (8), 971–977.

142   Kapur, V .K.; Redline, S.; Nieto, F. J.; Young, T. B.; Newman, A. B.; Henderson, J. A. (2002). The relationship between chronically disrupted sleep and healthcare use. *Sleep,* 25 (3), 289–296.

143   Gamaldo, C. E.; Shaikh, A. K.; McArthur, J. C. (2012). The sleep-immunity relationship. *Neurologic Clinics,* 30 (4), 1313–1343. Bollinger, T.; Bollinger, A.; Oster, H.; Solbach, W. (2010). Sleep, immunity, and circadian clocks: A mechanistic model. *Gerontology,* 56 (6), 574–580.

144   Ford, D. E.; Cooper-Patrick, L. (2001). Sleep disturbances and mood disorders: An epidemiologic perspective. *Depression and Anxiety,* 14 (1), 3–6.

145   Brown, F. C.; Buboltz jr., W. C.; Soper, B. (2002). Relationship of sleep hygiene awareness, sleep hygiene practices, and sleep quality in university students. *Behavioral Medicine,* 28 (1), 33–38.

146   Mauss, I. B.; Troy, A. S.; LeBourgeois, M. K. (2013). Poorer sleep quality is associated with lower emotion-regulation ability in a laboratory paradigm. *Cognition & Emotion,* 27 (3), 567–576.

147   Durmer, J. S.; Dinges, D.F . (2005, March). Neurocognitive consequences of sleep deprivation. *Seminars in Neurology,* 25 (1), 117–129. Copyright © 2005 by Thieme Medical Publishers, Inc., 333 Seventh Avenue, New York, NY 10001, USA.

148   Maquet, P. (2001). The role of sleep in learning and memory. *Science,* 294 (5544), 1048–1052. Curcio, G.; Ferrara, M.; De Gennaro, L. (2006). Sleep loss, learning capacity and academic performance. *Sleep Medicine Reviews,* 10 (5), 323–337. Yang, G.; Lai, C. S. W.; Cichon, J.; Ma, L.; Li, W.; Gan, W. B. (2014). Sleep promotes branch-specific formation of dendritic spines after learning. *Science,* 344 (6188), 1173–1178.

149   Ayalon, R. D.; Friedman, F. (2008). The effect of sleep deprivation on fine motor coordination in obstetrics and gynecology residents. *American Journal of Obstetrics and Gynecology, 199* (5), 576, e1–5.

150   Wallen, G. R.; Brooks, M. A. T.; Whiting, M. B.; Clark, R.; Krumlauf, M. M. C.; Yang, L.; Schwandt, M. L.; George, D. T.; Ramchandani, V. A. (2014). The prevalence of sleep disturbance in alcoholics admitted for treatment: A target for chronic disease management. *Family & Community Health, 37* (4), 288–297.

151   Green, M. J.; Espie, C. A.; Popham, F.; Robertson, T.; Benzeval, M. (2017). Insomnia symptoms as a cause of type 2 diabetes Incidence: A 20 year cohort study. *BMC Psychiatry, 17* (1), 94. Bonnet, M. H.; Burton, G. G.; Arand, D. L. (2014). Physiological and medical findings in insomnia: Implications for diagnosis and care. *Sleep Medicine Reviews, 18* (2), 111–122.

152   Wu, M. P.; Lin, H. J.; Weng, S. F.; Ho, C. H.; Wang, J. J.; Hsu, Y. W. (2014). Insomnia subtypes and the subsequent risks of stroke. *Stroke, 45* (5), 1349–1354.

153   Calhoun, A. H.; Ford, S. (2007). Behavioral sleep modification may revert transformed migraine to episodic migraine. *Headache: The Journal of Head and Face Pain, 47* (8), 1178–1183.

154   Hasler, G.; Buysse, D. J.; Klaghofer, R.; Gamma, A.; Ajdacic, V.; Eich, D.; Rössler, W.; Angst, J. (2004). The association between short sleep duration and obesity in young adults: a 13-year prospective study. *Sleep, 27* (4), 661–666.

155   Bellesi, M.; de Vivo, L.; Chini, M.; Gilli, F;, Tononi, G.; Cirelli, C. (2017). Sleep Loss Promotes Astrocytic Phagocytosis and Microglial Activation in Mouse Cerebral Cortex. *Journal of Neuroscience, 37* (21), 5263–5273.

156   de Gage, S. B.; Bégaud, B.; Bazin, F.; Verdoux, H.; Dartigues, J. F.; Pérès, K.; Kurth, T.; Pariente, A. (2012). Benzodiazepine use and risk of dementia: Prospective population based study. *British Medical Journal, 345,* e6231.

157   Stern, Y. (2002). What is cognitive reserve? Theory and research application of the reserve concept. *Journal of the International Neuropsychological Society, 8* (03), 448–460. Alexander, G. E.; Furey, M. L.; Grady, C. L.; Pietrini, P.; Brady, D. R.; Mentis, M.J.; Schapiro, M. B. (1997). Association of premorbid intellectual function with cerebral metabolism in Alzheimer's disease: Implications for the cognitive reserve hypothesis. *American Journal of Psychiatry, 154* (2), 165–172. Meng, X.; D'Arcy, C. (2012). Education and dementia in the context of the cognitive reserve hypothesis: A systematic review with meta-analyses and qualitative analyses. *PloS One, 7* (6), e38268. Scarmeas, N.; Stern, Y. (2003). Cognitive reserve and lifestyle. *Journal of Clinical and Experimental Neuropsychology, 25* (5), 625–633. Stern, Y.; Albert, S.; Tang, M. X.; Tsai, W. Y. (1999). Rate of memory decline in AD is related to education and occupation cognitive reserve? *Neurology, 53* (9), 1942–1942.

158   Edwards, J. D.; Xu, H.; Clark, D.; Ross, L. A.; Unverzagt, F. W. (2016). The ACTIVE study: what we have learned and what is next? Cognitive training reduces incident dementia across ten years. *Alzheimer's & Dementia, 12* (7), 212.

159   Dresler, M.; Shirer, W. R.; Konrad, B. N.; Müller, N. C.; Wagner, I. C.; Fernández, G.; Czisch, M.; Greicius, M. D. (2017). Mnemonic training reshapes brain networks to support superior memory. *Neuron,* 93 (5), 1227–1235.

160   Maguire, E. A.; Woollett, K.; Spiers, H. J. (2006). London taxi drivers and bus drivers: A structural MRI and neuropsychological analysis. *Hippocampus,* 16 (12), 1091–1101. Woollett, K.; Spiers, H. J.; Maguire, E. A. (2009). Talent in the taxi: A model system for exploring expertise. *Philosophical Transactions of the Royal Society B: Biological Sciences,* 364 (1522), 1407–1416.

161   Craik, F. I.; Bialystok, E.; Freedman, M. (2010). Delaying the onset of Alzheimer disease: Bilingualism as a form of cognitive reserve. *Neurology,* 75 (19), 1726–1729.

162   Woumans, E.; Santens, P.; Sieben, A.; Versijpt, J.; Stevens, M.; Duyck, W. (2015). Bilingualism delays clinical manifestation of Alzheimer's disease. *Bilingualism: Language and Cognition,* 18 (03), 568–574.

163   Perani, D.; Farsad, M.; Ballarini, T.; Lubian, F.; Malpetti, M.; Fracchetti, A.; Magnani, G.; March, A.; Abutalebi, J. (2017). The impact of bilingualism on brain reserve and metabolic connectivity in Alzheimer's dementia. *Proceedings of the National Academy of Sciences,* 114 (7), 1690–1695.

164   Estanga, A.; Ecay-Torres, M.; Ibañez, A.; Izagirre, A.; Villanua, J.; Garcia-Sebastian, M.; Gaspar, M. T. I.; Otaegui-Arrazola, A.; Iriondo, A.; Clerigue, M.; Martinez-Lage, P. (2017). Beneficial effect of bilingualism on Alzheimer's disease CSF biomarkers and cognition. *Neurobiology of Aging,* 50, 144–151.

165   Sluming, V.; Barrick, T.; Howard, M.; Cezayirli, E.; Mayes, A.; Roberts, N. (2002). Voxel-based morphometry reveals increased gray matter density in Broca's area in male symphony orchestra musicians. *Neuroimage,* 17 (3), 1613–1622. Gaser, C.; Schlaug, G. (2003). Gray matter differences between musicians and nonmusicians. *Annals of the New York Academy of Sciences,* 999(1), 514–517.

166   Verghese, J.; Lipton, R. B.; Katz, M. J.; Hall, C. B.; Derby, C. A.; Kuslansky, G.; Ambrose, A. F.; Sliwinski, M.; Buschke, H. (2003). Leisure activities and the risk of dementia in the elderly. *New England Journal of Medicine,* 2003 (348), 2508–2516.

167   Roe, C. M.; Xiong, C.; Miller, J. P.; Morris, J. C. (2007). Education and Alzheimer disease without dementia support for the cognitive reserve hypothesis. *Neurology,* 68 (3), 223–228. Cobb, J. L.; Wolf, P. A.; Au, R.; White, R.; D'Agostino, R. B. (1995). The effect of education on the incidence of dementia and Alzheimer's disease in the Framingham Study. *Neurology,* 45 (9), 1707–1712. Amieva, H; Mokri, H.; Le Goff, M.; Meillon, C.; Jacqmin-Gadda, H.; Foubert-Samier, A.; Orgogozo, J. M.; Stern, Y.; Dartigues, J. F. (2014). Compensatory mechanisms in higher-educated subjects with Alzheimer's disease: A study of 20 years of cognitive decline. *Brain,* 137 (4), 1167–1175.

168   da Silva, E. M.; Farfel, J.; Apolinario, D.; Magaldi, R.; Nitrini, R.; Jacob-Filho, W. (2011). Formal education after 60 years improves cognitive performance. *Alzheimer's & Dementia,* 7 (4), S503.

169   Boots, E. A.; Schultz, S. A.; Oh, J. M.; Racine, A. M.; Koscik, R. L.; Gallagher, C. L.; Carlsson, C. M.; Rowley, H. A.; Bendlin, B. B.; Asthana, S.; Sager, M. A. (2016). Occupational complexity, cognitive reserve, and white matter hyperintensities: Findings from the Wisconsin Registry for Alzheimer's Prevention. *Alzheimer's & Dementia, 12* (7), P130.

170   Sun, F. W.; Stepanovic, M. R.; Andreano, J.; Barrett, L. F.; Touroutoglou, A.; Dickerson, B .C. (2016). Youthful brains in older adults: Preserved neuroanatomy in the default mode and salience networks contributes to youthful memory in superaging. *Journal of Neuroscience, 36* (37), 9659–9668.

171   Coyle, H.; Traynor, V.; Solowij, N. (2015). Computerized and virtual reality cognitive training for individuals at high risk of cognitive decline: systematic review of the literature. *The American Journal of Geriatric Psychiatry, 23* (4), 335–359.

172   Lin, F.R., Metter, E.J., O'Brien, R.J., Resnick, S.M., Zonderman, A.B., and Ferrucci, L. (2011). Hearing loss and incident dementia. *Archives of Neurology, 68*(2), 214–220.

173   Valentijn, S. A.; Van Boxtel, M. P.; Van Hooren, S. A.; Bosma, H.; Beckers, H. J.; Ponds, R. W.; Jolles, J. (2005). Change in sensory functioning predicts change in cognitive functioning: Results from a 6-year follow-up in the Maastricht Aging Study. *Journal of the American Geriatrics Society, 53* (3), 374–380.

174   Burggraaf, J. L. I.; Elffers, T. W.; Segeth, F .M.; Austie, F. M. C.; Plug, M. B.; Gademan, M. G. J.; Maan, A. C.; Man, S.; de Muynck, M.; Soekkha, T.; Simonsz, A. (2013). Neurocardi-ological differences between musicians and control subjects. *Netherlands Heart Journal, 21*(4), 183–188. Kunikullaya, K. U.; Goturu, J.; Muradi, V.; Hukkeri, P. A.: Kunnavil, R.; Doreswamy, V.; Prakash, V. S.; Murthy, N. S. (2016). Combination of music with lifestyle modification versus lifestyle modification alone on blood pressure reduction — A randomized controlled trial. *Complementary Therapies in Clinical Practice, 23*, 102–109.

175   Holwerda, T. J.. van Tilburg, T. G.; Deeg, D. J.; Schutter, N.; Van, R.; Dekker, J.; Stek, M. L.; Beekman, A. T.; Schoevers, R. A. (2016). Impact of loneliness and depression on mortality: results from the Longitudinal Aging Study Amsterdam. *The British Journal of Psychiatry, 209* (2), 127–34.

176   Poulain, M.; Herm, A.; Pes, G. (2013). The Blue Zones: Areas of exceptional longevity around the world. *Vienna Yearbook of Population Research, 11*, 87–108.

177   Waldinger, R. J.; Schulz, M. S. (2010). What's love got to do with it? Social functioning, perceived health, and daily happiness in married octogenarians. *Psychology and Aging, 25* (2), 422–431.

178   Sternberg, E. M. (2001). *The Balance Within: The Science Connecting Health and Emotions.* New York: Macmillan.

179   Wilson, R. S.; Krueger, K. R.; Arnold, S. E.; Schneider, J. A.; Kelly, J. F.; Barnes, L. L.; Tang, Y.; Bennett, D.A. (2007). Loneliness and risk of Alzheimer disease. *Archives of General Psychiatry, 64* (2), 234–240.

180   Lipnicki, D. M.; Sachdev, P. S.; Crawford, J.; Reppermund, S.; Kochan, N. A.; Trollor, J. N.; Draper, B.; Slavin, M. J.; Kang, K.; Lux, O.; Mather, K. A. (2013). Risk factors for late-life cognitive decline and variation with age and sex in the Sydney Memory and Ageing Study. *PloS One*, 8 (6), e65841.

181   Liu, C. C.; Kanekiyo, T.; Xu, H.; Bu, G. (2013). Apolipoprotein E and Alzheimer disease: Risk, mechanisms and therapy. *Nature Reviews Neurology*, 9 (2), 106–118.

182   Mielke, M. M.; Vemuri, P.; Rocca, W. A. (2014). Clinical epidemiology of Alzheimer's disease: assessing sex and gender differences. *Journal of Clinical Epidemiology*, 6, 37–48.

183   White, L.; Petrovitch, H.; Ross, G. W.; Masaki, K. H.; Abbott, R. D; Teng, E. L.; Rodriguez, B.L;, Blanchette, P. L.; Havlik, R. J.; Wergowske, G.; Chiu, D. (1996). Prevalence of dementia in older Japanese-American men in Hawaii: The Honolulu-Asia aging study. *JAMA*, 276 (12), 955–960.

184   Grant, W. B. (2014). Trends in diet and Alzheimer's disease during the nutrition transition in Japan and developing countries. *Journal of Alzheimer's Disease*, 38 (3), 611–620.

185   Chan, K. Y.; Wang, W.; Wu, J. J.; Liu, L.; Theodoratou, E.; Car, J.; Middleton, L.; Russ, T. C.; Deary, I. J.; Campbell, H.; Rudan, I. (2013). Epidemiology of Alzheimer's disease and other forms of dementia in China, 1990–2010: A systematic review and analysis. *The Lancet*, 381 (9882), 2016–2023.

186   Mathuranath, P. S.; George, A.; Ranjith, N.; Justus, S.; Kumar, M. S.; Menon, R. ; Sarma, P.S. ; Verghese, J. (2012). Incidence of Alzheimer's disease in India: A 10 years follow-up study. *Neurology India*, 60 (6), 625–630.

187   Hong, M. Y.; Lumibao, J.; Mistry, P.; Saleh, R.; Hoh, E. (2015). Fish oil contaminated with persistent organic pollutants reduces antioxidant capacity and induces oxidative stress without affecting its capacity to lower lipid concentrations and systemic inflammation in rats. *The Journal of Nutrition*, 145 (5), 939–944. Shaw, S. D.; Brenner, D.; Berger, M. L.; Carpenter, D. O.; Kannan, K. (2007). PCBs, PCDD/Fs, and organo-chlorine pesticides in farmed Atlantic salmon from Maine, Eastern Canada, and Norway, and wild salmon from Alaska. *Environmental Science & Technology*, 41 (11), 4180. Wenstrom, K. D. (2014). The FDA's new advice on fish: It's complicated. *American Journal of Obstetrics and Gynecology*, 211 (5), 475–478. Gribble, M. O.; Karimi, R.; Feingold, B. J.: Nyland, J. F.; O'Hara, T. M.; Gladyshev, M. I.; Chen, C. Y. (2016). Mercury, selenium and fish oils in marine food webs and implications for human health. *Journal of the Marine Biological Association of the United Kingdom*, 96 (01), 43–59.

188   Turner, B. L.; Thompson, A. L. (2013). Beyond the Paleolithic prescription: Incorporating diversity and flexibility in the study of human diet evolution. *Nutrition Reviews*, 71 (8), 501–510. Milton, K. (2000). Back to basics: Why foods of wild primates have relevance for modern human health. *Nutrition*, 16 (7), 480–483. Konner, M.; Eaton, S.B. (2010). Paleolithic nutrition twenty-five years later. *Nutrition in Clinical Practice*, 25 (6), 594–602.

189   Newport, M. T.; VanItallie, T. B.; Kashiwaya, Y.; King, M. T.; Veech, R.L. (2015). A new way to produce hyperketonemia: Use of ketone ester in a case of Alzheimer's disease. *Alzheimer's & Dementia*, 11 (1), 99–103.

190   Vergnaud, A. C.; Norat, T.; Romaguera, D.; Mouw, T.; May, A. M.; Travier, N.; Luan, J
.A.; Wareham, N.; Slimani, N.; Rinaldi, S.; Couto, E. (2010). Meat consumption and prospective
weight change in participants of the EPIC-PANACEA study. *The American Journal of Clinical
Nutrition*, 92 (2), 398–407.

191   Maki, K. C.; Van Elswyk, M. E.; Alexander, D. D.; Rains, T. M.; Sohn, E. L.; McNeill, S.
(2012). A meta -analysis of randomized controlled trials that compare the lipid effects of beef
versus poultry and/or fish consumption. *Journal of Clinical Lipidology*, 6 (4), 352–361.

192   Ronan, L.; Alexander-Bloch, A. F.; Wagstyl, K.; Farooqi, S.; Brayne, C.; Tyler, L. K.;
Fletcher, P. C. (2016). Obesity associated with increased brain age from midlife. *Neurobiology of
Aging*, 47, 63–70. Luchsinger, J. A.; Tang, M. X.; Shea, S.; Mayeux, R. (2002). Caloric intake and
the risk of Alzheimer disease. *Archives of Neurology*, 59 (8), 1258–1263.

193   Akbari, E.; Asemi, Z.; Kakhaki, R. D.; Bahmani, F.; Kouchaki, E.; Tamtaji, O. R.; Hamidi,
G.A.; Salami, M. (2016). Effect of probiotic supplementation on cognitive function and meta-
bolic status in Alzheimer's disease: a randomized, double-blind and controlled trial. *Frontiers in
Aging Neuroscience*, 10 (8), 256.

194   Islam, M. M.; Iqbal, U.; Walther, B.; Atique, S.; Dubey, N. K.; Nguyen, P. A.; Poly, T. N.;
Masud, J. H. B.; Li, Y. C.; Shabbir, S. A. (2016). Benzodiazepine Use and Risk of Dementia in
the Elderly Population: A Systematic Review and Meta-Analysis. *Neuroepidemiology*, 47 (3–4),
181–191.

195   Baker, L. D. (2016). Exercise and memory decline. *Alzheimer's & Dementia*, 12 (7),
P220–P221.

196   Osorio, R. S.; Gumb, T.; Pirraglia, E.; Varga, A. W.; Lu, S. E.; Lim, J.; Wohlleber, M. E.;
Ducca, E. L.; Koushyk, V.; Glodzik, L.; Mosconi, L. (2015). Sleep-disordered breathing advanc-
es cognitive decline in the elderly. *Neurology*, 84 (19), 1964–1971. Lutsey, P. L.; Bengtson, L. G.;
Punjabi, N. M.; Shahar, E.; Mosley, T. H.; Gottesman, R. F.; Wruck, L. M.; MacLehose, R. F.;
Alonso, A. (2016). Obstructive sleep apnea and 15-year cognitive decline: The Atherosclerosis
Risk in Communities (ARIC) study. *Sleep*, 39 (2), 309–316. Gagnon, K.; Baril, A. A.; Gagnon, J.
F.; Fortin, M.; Decary, A.; Lafond, C.; Desautels, A.; Montplaisir, J.; Gosselin, N. (2014). Cogni-
tive impairment in obstructive sleep apnea. *Pathologie Biologie*, 62 (5), 233–240.

197   Sherzai, A. Z.; Willey, J. Z.; Vega, S.; Sherzai, D. (2015). The Association Between Chronic Obstructive Pulmonary Disease and Cognitive Status in an Elderly Sample Using the Third
National Health and Nutrition Examination Survey. *Circulation*, 131 (Suppl. 1), AP125.

198   Bubu, O. M.; Utuama, O.; Umasabor-Bubu, O. Q.; Schwartz, S. (2015). Obstructive sleep
apnea and Alzheimer's disease: A systematic review and meta-analytic approach. *Alzheimer's &
Dementia*, 11 (7), P452.

Register

Atrophie 24, 28, 45, 77, 108, 218, 240, 244, 269
Aufmerksamkeit 78, 111, 123, 138, 140, 146, 179, 181, 185, 208, 211, 214, 216f., 219f., 223, 227, 241, 249, 251, 267f., 271, 273ff., 278f., 281, 286ff., 294, 299, 301f.
 - verminderte 96, 211
Ausdauertraining 171f., 175–178, 183, 189, 199, 227, 257, 312f.
 - Vorteile von 175ff.
Avocados 108, 110, 119, 138, 153, 315, 318, 320, 322, 324, 327, 347

B
Bakterien 21, 24, 82
 - Darm- 121, 143
Ballaststoffe 118, 121, 131f., 137f., 143, 150, 314, 341, 346f.
Bauchspeicheldrüse 23, 46, 129
BDNF (Brain-derived Neurotrophic Factor) 25, 38, 63, 177ff., 212, 222, 240, 313, 372f.
Beeinträchtigung, leichte kognitive (LKB/MCI) 49, 61f., 70, 78, 80, 85, 95, 106, 111, 124, 127, 131, 142, 144, 172, 174, 180, 183, 192, 209, 215, 227, 234, 237, 271, 287, 311
 - rückgängig machen durch Bewegung 180
 - vaskuläre kognitive 83
Belastbarkeit 47f. ,181
 - kognitive 39, 210, 253, 277
Benzodiazepine 144, 377, 381
Berufe, anspruchsvolle 92, 277ff.
Beschäftigung, kognitiv anspruchsvolle 71
Beta-Amyloid 24, 33, 40, 120, 142, 212, 362, 366, 369, 376
Betacarotin 119
Beweglichkeit 183, 197, 201ff., 228, 281
Bewegung 12, 14ff., 27, 35, 38, 46, 49–53, 55, 58, 60, 67, 71f., 77, 81ff., 90f, 96, 98f., 110, 115, 137, 166, 168ff., 172, 174, 177f., 180–183, 185–193, 195f., 198f., 202, 204, 212ff., 216, 248f., 260, 262, 264, 268, 273ff., 282, 285, 287, 289, 309f.
 - Vorteile von 180ff.
Bewegungsmangel 13, 23, 36, 38f., 310
Bewegungsprogramm 48, 180, 183, 192f., 196, 201, 205f.
 - Ausrüstung 196f.
 - Gegenanzeigen 195
 - Hindernisse, Umgang mit 203f.
 - im Büro und zu Hause ... 205
 - Selbsteinschätzung 192ff.
 - Übungsprogramm gestalten 195–198
 - Wochenplan 206f.
 - Ziele, tägliche 198f.
Beziehungspflege 222, 228, 304
Bildung (formale)34, 61, 64, 71, 277, 309
Blattgemüse 90, 105, 109, 115, 119, 132, 154
Blaubeeren 119, 133, 153f., 160, 164f., 340f.
blaue Zone 55, 222, 285

IMPRESSUM

1. Auflage
© der deutschsprachigen Ausgabe 2019 by Südwest Verlag, einem Unternehmen der
Verlagsgruppe Random House GmbH, Neumarkter Straße 28, 81673 München

Die Originalausgabe erschien 2017 unter dem Titel „The Alzheimer's Solution:
A Breakthrough Program to Prevent and Reverse the Symptoms of Cognitive Decline
at Every Age" bei HarperCollins.
Copyright © Dean Sherzai and Ayesha Sherzai 2017

The right of Dean Sherzai and Ayesha Sherzai to be identified as the authors of this work
has been asserted in accordance with the Copyright, Designs and Patents Act, 1988.

Projektleitung: Nina Sahm
Übersetzung: Christina Knüllig, Text und Profil
Redaktion: Susanne Schneider
Layout und Satz: trans texas publishing GmbH, Köln
Bildredaktion: Sabine Kestler
Bildnachweis: Istockphoto: 21, 27, 361 (Jolygon), 80 (blueringmedia); Shutterstock:
U1 (Nishihama); Wikimedia/creative commons: 177 (Mikhail Kalinin)
Umschlaggestaltung für die deutschsprachige Ausgabe: *zeichenpool, München
Druck und Bindung: GGP Media GmbH, Pößneck

Printed in Germany

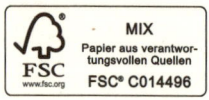

Verlagsgruppe Random House FSC ® N001967

ISBN 978-3-517-09739-8
www.suedwest-verlag.de